早★わ★か★り
解剖学
ハンドブック

大阪大学教授
吉田 篤
監修

医学博士
左 明
著

はじめに

複雑な解剖学的構造を
オールカラー・独自の色づけで表現！

　解剖学は医療・看護を志す者にとっては基本の学問である。しかしながら、多くの学生は、人体の構造の複雑さに圧倒されて、その学習を難しいと感じてしまっている。特に、初めて解剖学を学ぶ学生にとっては、最低限として何を理解しておくべきかがわからない、というのが現実であろう。昨年の末ごろ、理学療法士をめざすことになった我が息子も、解剖学の難しさを力説した。これが本書を執筆する決意につながった。

　本書は、学ぶ者の立場になって、シンプルな言葉遣いで、重要なところをポイント形式でまとめてある。理学療法士・作業療法士・柔道整復師・鍼灸師・マッサージ師のための教科書や国家試験を踏まえて内容を設定しているため、この一冊を持っていれば、日ごろの勉強から学校でのテストや国家試験対策まで、十分に対応できるはずである。また、重要な語句はオレンジ色の文字で表し、目を引くようにしてあるほか、備えつけの赤いシートを使えば、試験勉強での暗記にも役立つようになっている。骨格などの構造物に独自の手法で色づけをして表現することで、オールカラーのイラストは、よりイメージしやすく、理解もしやすくなっている。

　さらに、携帯できることを考慮して、あえてハンドブックサイズにしてある。常に手にとって目を通すのは、解剖学を理解するための早道に違いない。

　本書が我が息子と同様に医療をめざすみなさんのカバンやポケットの友になり、お役に立てば幸いである。

　最後に、執筆に際し、親切に指導をしていただいた大阪大学大学院歯学研究科の吉田篤教授をはじめ、本の出版にあたって、丁寧に対応していただいたナツメ出版企画株式会社山路和彦さん、文研ユニオンの方々に心からの感謝を申し上げたい。

左　明

CONTENTS

第1章 解剖学の基礎知識

解剖学とは	8
体表の区分と運動を表す用語	10
方向と位置を表す用語❶	12
方向と位置を表す用語❷	14
人体の構成	16
細胞❶　大きさと形状	17
細胞❷　構成要素	18
細胞❸　分裂	20
組織❶　上皮組織①	22
組織❷　上皮組織②〈腺と膜〉	24
組織❸　結合組織①	26
組織❹　結合組織②〈血液とリンパ〉	28
組織❺　結合組織③〈軟骨組織〉と筋組織	30
組織❻　造血	32
系統	33
人体の発生❶　性決定	34
人体の発生❷　胚子前期	36
人体の発生❸　胚子期	38
人体の発生❹　胎生期	40
人体の発生❺　胎盤と臍帯	41
◆第1章確認問題	42

第2章 骨格系

骨の構成と機能	44
骨の肉眼的構造	46
骨の形状による分類と顕微構造	48
骨の発生と成長	50
骨の連結の様式	52
滑膜性関節の構造	54
滑膜性関節の分類	56
頭蓋骨❶　頭蓋骨の上面と新生児の頭蓋冠	58
頭蓋骨❷　頭蓋骨の前面と上顎骨	60
頭蓋骨❸　頭蓋骨の側面と側頭骨の外面	62

頭蓋骨❹	外頭蓋底と舌骨	64
頭蓋骨❺	内頭蓋底と蝶形骨の上面	66
頭蓋骨❻	鼻腔と下顎骨	68
脊柱の骨❶	脊柱と頸椎の特徴	70
脊柱の骨❷	胸椎と腰椎の特徴	72
脊柱の骨❸	仙椎→仙骨と尾椎→尾骨の特徴	74
胸郭・胸骨の特徴		75
肋骨と斜角筋隙		76
椎骨の連結		78
脊柱の運動		80
胸郭の連結		82
顎関節と頭関節		84
上肢帯の骨　鎖骨・肩甲骨		86
自由上肢骨❶	上腕骨	88
自由上肢骨❷	前腕の骨	90
自由上肢骨❸	手の骨と手根管	92
上肢帯の連結と肩甲骨の運動		94
自由上肢骨の連結❶	肩関節	96
自由上肢骨の連結❷	肘関節・前腕骨の連結	98
自由上肢骨の連結❸	手の関節	100
下肢帯の骨　寛骨		102
骨盤		104
自由下肢骨❶	大腿の骨	106
自由下肢骨❷	下腿の骨	108
自由下肢骨❸	足の骨と足円蓋	110
自由下肢骨❹	距骨と踵骨の詳細	112
下肢帯の連結		114
自由下肢骨の連結❶	股関節	116
自由下肢骨の連結❷	膝関節・下腿骨の連結	118
自由下肢骨の連結❸	足の関節	120
◆第2章確認問題		122

第3章　筋系

筋肉の基礎知識	124
筋の補助装置と感覚器	126

CONTENTS

骨格筋の筋構造 128
表情筋と咀嚼筋 130
頸部の筋❶　浅頸筋・側頸筋と舌骨筋群 132
頸部の筋❷　深頸筋群と頸部における三角 134
胸部の筋　浅・深胸筋群と横隔膜 136
腹部の筋　腹部の筋と鼠径管 138
背部の筋　浅背筋・深背筋と後頭下筋群 140
上肢の筋❶　上肢帯の筋と上腕の筋 142
上肢の筋❷　前腕の筋 144
上肢の筋❸　手の(内在)筋 146
下肢の筋❶　下肢帯の筋 148
下肢の筋❷　大腿の筋 150
下肢の筋❸　下腿の筋 152
下肢の筋❹　足の筋 154
◆第3章確認問題 156

第4章　神経系

神経系の区分と神経系の細胞 158
神経線維・シナプスと神経系の構成 160
神経系の発生と脳室系 162
脳脊髄液と髄膜 164
大脳(終脳)❶　概要 166
大脳(終脳)❷　大脳皮質の機能局在 168
大脳(終脳)❸　大脳基底核と大脳髄質 170
間脳と脳幹の全景 172
中脳と橋 174
延髄 176
小脳 178
脊髄 180
脳神経 182
脊髄神経❶　脊髄神経全景 186
脊髄神経❷　頸神経叢と腕神経叢 188
脊髄神経❸　(腕神経叢)神経束の分枝 190
脊髄神経❹　胸神経前枝と腰神経叢・仙骨神経叢 ... 192
脊髄神経❺　坐骨神経 194

脊髄神経❻　皮節(デルマトーム)	195
上行性伝導路❶　体性感覚の伝導路	196
上行性伝導路❷　特殊感覚の伝導路	198
下行性伝導路	200
反射弓と関連痛	202
自律神経系	204
自律神経の走行	206
◆第4章確認問題	208

第5章 循環器系

循環器系の基礎知識	210
心臓	212
動脈系	214
静脈系	218
リンパ管系	222
◆第5章確認問題	224

第6章 消化器系

消化器系の働きと構成	226
歯・舌と消化管の基本的構造	228
腹部消化管	230
肝臓と胆嚢	232
膵臓	234
腹膜	235
◆第6章確認問題	236

第7章 呼吸器系

呼吸器系の働きと構成	238
喉頭	240
気管・気管支・肺胞	242
胸膜と縦隔	244
◆第7章確認問題	246

CONTENTS

第8章 泌尿器系
- 泌尿器の働きと構成 ・・・・・・・・・・・・・・・・・・・・・ 248
- 腎臓 ・・・・・・・・・・・・・・・・・・・・・・・・・・・・・・・・・・・ 250
- 尿路 ・・・・・・・・・・・・・・・・・・・・・・・・・・・・・・・・・・・ 252
- ◆第8章確認問題 ・・・・・・・・・・・・・・・・・・・・・・・ 254

第9章 生殖器系
- 生殖器の働きと構成　男性の生殖器❶ ・・・・ 256
- 男性の生殖器❷ ・・・・・・・・・・・・・・・・・・・・・・・・ 258
- 女性の生殖器❶ ・・・・・・・・・・・・・・・・・・・・・・・・ 260
- 女性の生殖器❷ ・・・・・・・・・・・・・・・・・・・・・・・・ 262
- ◆第9章確認問題 ・・・・・・・・・・・・・・・・・・・・・・・ 264

第10章 感覚器系
- 外皮 ・・・・・・・・・・・・・・・・・・・・・・・・・・・・・・・・・・・ 266
- 視覚器❶　眼球壁 ・・・・・・・・・・・・・・・・・・・・・・ 268
- 視覚器❷　眼球内容物と眼球付属器 ・・・・・・ 270
- 平衡聴覚器・味覚器・嗅覚器 ・・・・・・・・・・・・・ 272
- ◆第10章確認問題 ・・・・・・・・・・・・・・・・・・・・・・ 274

第11章 内分泌系
- 内分泌系の働きと構成 ・・・・・・・・・・・・・・・・・・ 276
- 視床下部ホルモンと下垂体 ・・・・・・・・・・・・・・ 278
- 甲状腺・副甲状腺 ・・・・・・・・・・・・・・・・・・・・・・ 280
- 副腎 ・・・・・・・・・・・・・・・・・・・・・・・・・・・・・・・・・・・ 281
- ◆第11章確認問題 ・・・・・・・・・・・・・・・・・・・・・・ 282

第12章 ふろく
- 筋の起始・停止・支配神経 ・・・・・・・・・・・・・・・ 284
- 運動用語 ・・・・・・・・・・・・・・・・・・・・・・・・・・・・・・ 308
- 確認問題解答 ・・・・・・・・・・・・・・・・・・・・・・・・・・ 312
- さくいん ・・・・・・・・・・・・・・・・・・・・・・・・・・・・・・・・ 313

第 1 章
解剖学の基礎知識

解剖学の基礎知識 ▶ 解剖学とは

解剖学とは

◆解剖学は人体の形態、構造、発生を理解することを目的とする学問である。研究方法として肉眼観察と顕微鏡観察がある。

1 研究方法からの解剖学の分類
- 肉眼解剖学
  - 系統解剖学：人体は骨格系、筋系など10個の器官系より構成される（次ページ参照）。これらの系統に従って記述される解剖学が系統解剖学である。本書では、系統ごとに章を設ける。
  - 局所解剖学：筋系や循環器系などの系が、人体の各部でどのような関係になっているのかを研究する。
  - 体表解剖学：骨・筋・靱帯・神経・血管などを体表から詳細に触察する。
- 顕微鏡解剖学（組織学）：細胞や組織の構造を、光学顕微鏡、電子顕微鏡及び分子生物学的手法を用い、研究・記載する。
- 発生学：受精卵から出生するまでの過程を研究する。

2 目的からの解剖学の分類
- 正常解剖学：人体の正常な構造を学び、研究することを目的とする解剖学。
- 病理解剖学：病因の解明を目的とする解剖学。
- 司法解剖学：死因を法的に判定することを目的とする解剖学。

3 解剖学的姿勢
　解剖学では、人体についての記述は、すべて解剖学的姿勢を基本にする。
　解剖学的姿勢とは、直立し、頭・目・足指を前に向け、上肢は手掌を前に向けて下げた姿勢をいう。

第1章 解剖学の基礎知識

人体の系統

- 骨格系
- 筋系
- 神経系
- 循環器系
- 呼吸器系
- 消化器系
- 泌尿器系
- 生殖器系
- 感覚器系
- 内分泌系

解剖学的姿勢

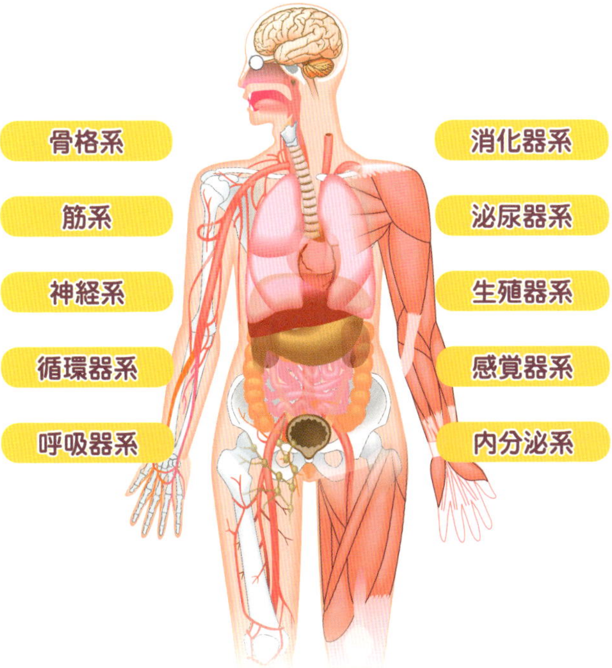

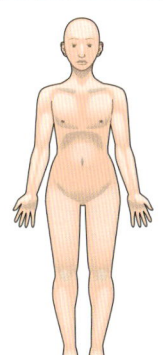

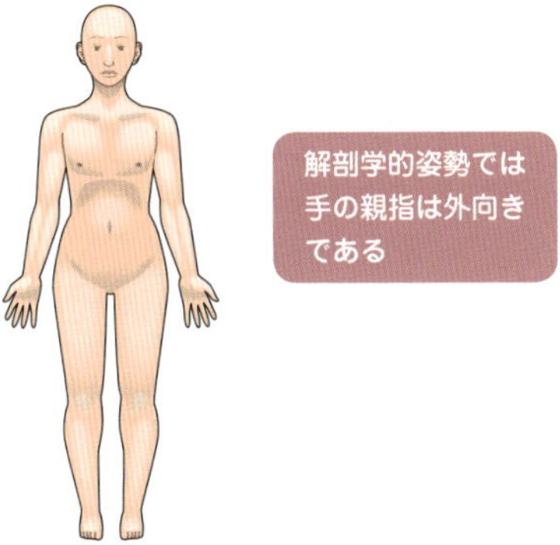

解剖学的姿勢では手の親指は外向きである

解剖学の基礎知識 ▶ 解剖学用語

体表の区分と運動を表す用語

◆人体はいくつかの区分線により、下記のように大別される。また、人体の運動を表す用語も規定されている。

1 人体の区分
- 体幹：頭（狭義の頭と顔）・頸（狭義の頸と項）・胸・腹・背
- 体肢（四肢）：上肢（上腕・前腕・手）・下肢（大腿・下腿・足）

2 人体の区分線
- 頭と顔：鼻根―眉―外耳孔
- 頭（頭、顔）と頸：下顎骨下縁―乳様突起―外後頭隆起
- 頸と胸：胸骨上縁―鎖骨上縁―肩峰―第7頸椎の棘突起
- 胸と腹：胸骨下端（剣状突起）―肋骨弓―第12胸椎の棘突起
- 上肢と体幹：三角胸筋溝―三角筋の起始縁―腋窩
- 下肢と体幹：鼠径溝―上前腸骨棘―腸骨稜―尾骨―殿裂―陰部大腿溝

3 運動用語（ P.308 ）
- 屈曲：関節を曲げる（関節の角度を小さくする）運動
- 伸展：関節を伸ばす（関節の角度を大きくする）運動
- 外転：四肢を身体の正中線から離すように動かす運動
- 内転：四肢を身体の正中線に近づける運動
- 挙上：上に挙げる運動
- 下制：下に降ろす運動
- 回旋：体肢や体幹はその骨の長軸を軸とするねじる運動
  - 内旋：解剖学的姿勢で体肢の前面を体幹に向ける運動
  - 外旋：解剖学的姿勢で体肢の前面を外方に向ける運動
  - 回内：肘関節屈曲位で手掌を下に向ける運動（前腕内旋）
  - 回外：肘関節屈曲位で手掌を上に向ける運動（前腕外旋）
  - 内反：足底を他方の足に向ける運動（足の内返し）
  - 外反：足底を外側に向ける運動（足の外返し）

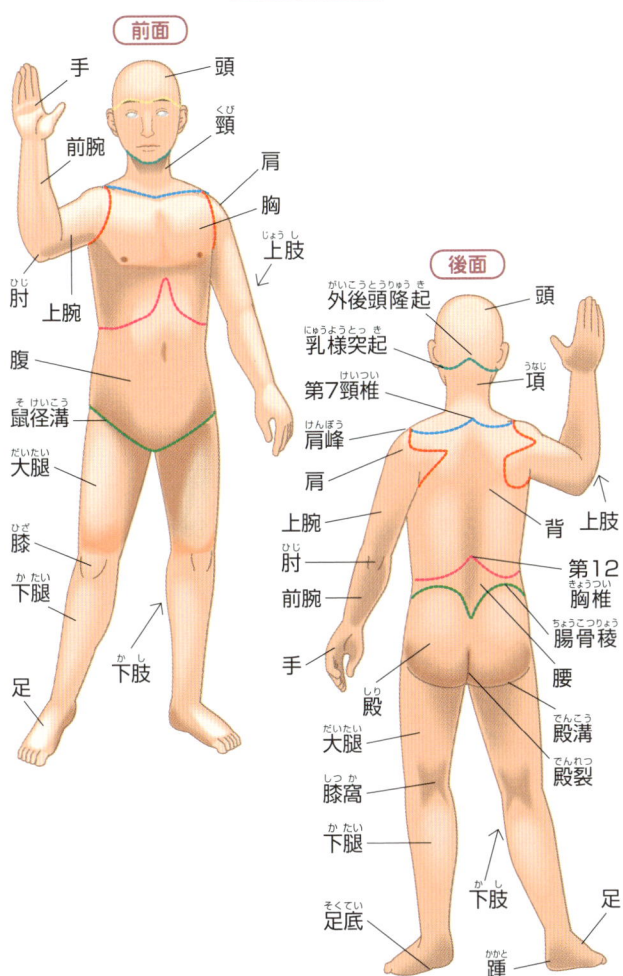

人体の区分

- **対立**：母指でほかの指を触る運動
- **括約**：孔などを閉じる運動（例 瞳孔の縮小）
- **散大**：孔などを広げる運動（例 瞳孔の散大）

解剖学の基礎知識 ▶ 解剖学用語

方向と位置を表す用語❶

◆実際に目の前にいる対象者(被験者)の姿勢と関係なく、解剖学は解剖学的姿勢を基準に人体を記述する。

1 3つの面
- 前頭面(前額面・冠状面)：人体を前後に分ける面、無数
- 水平面(横断面)：地面と平行な面、無数
- 垂直面(矢状面)：人体を左右に分ける面、無数
  - 正中矢状面(正中面)：身体を左右に2等分する面、1つ

2 相対的な位置を表す用語
- 上方・下方(頭方・尾方)
- 前方・後方(腹側・背側)
- 内側・外側：2点のうちで正中面に近いのは内側、反対は外側
  - 尺側・橈側：前腕では尺側＝内側、橈側＝外側
  - 脛側・腓側：下腿では脛側＝内側、腓側＝外側
- 近位・遠位(体肢に使う表現)：2点のうちで体幹に近いのは近位、遠いのは遠位
- 掌側・背側(手)
- 底側・背側(足)

3 体壁や内臓によく使う用語
- 体壁の内面・外面
- 内臓の前面・後面
- 内臓の内側面・外側面
- 内：腔または器官の中心に近い位置(深)
- 外：腔または器官の中心から遠い位置(浅)

人体の方向と位置

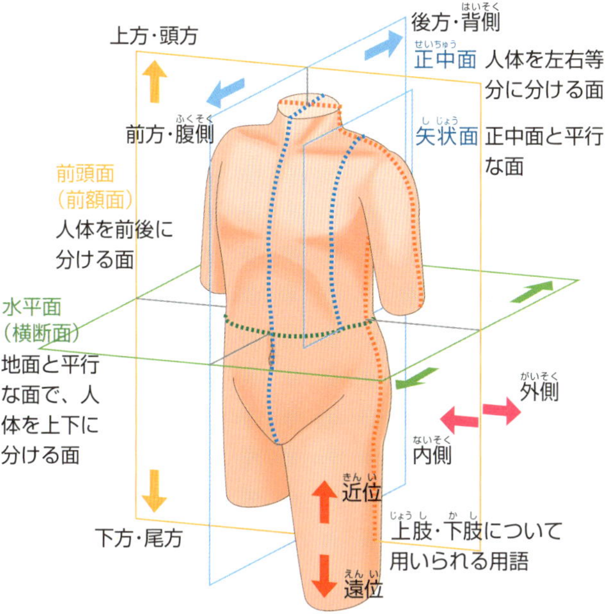

- 上方・頭方
- 後方・背側
- 正中面：人体を左右等分に分ける面
- 前方・腹側
- 矢状面：正中面と平行な面
- 前頭面（前額面）：人体を前後に分ける面
- 水平面（横断面）：地面と平行な面で、人体を上下に分ける面
- 外側
- 内側
- 下方・尾方
- 近位
- 遠位

上肢・下肢について用いられる用語

断面図

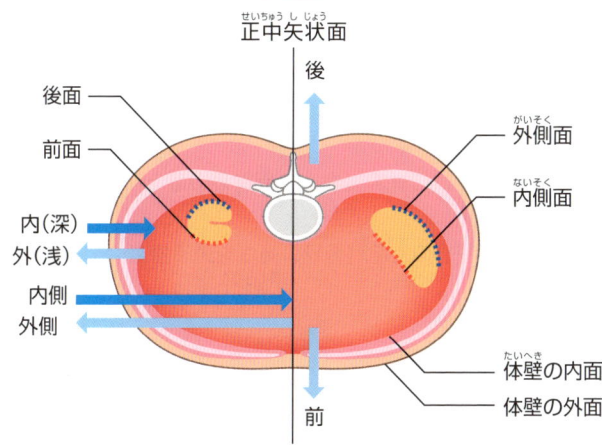

- 正中矢状面
- 後
- 後面
- 前面
- 外側面
- 内側面
- 内（深）
- 外（浅）
- 内側
- 外側
- 前
- 体壁の内面
- 体壁の外面

解剖学の基礎知識 ▶ 解剖学用語

方向と位置を表す用語❷

◆記載の便宜のために、次のような垂直線や体幹の横断的レベルを示す水平線(面)を定めている。

1 人体を縦に区切る線
- **前正中線**:胸骨の正中を通る線
- **胸骨線**:胸骨の側縁を通る線
- **乳頭線**(鎖骨中線):乳頭または鎖骨の中点を通る垂直線
- **後正中線**:脊柱の正中線
- **椎骨傍線**:椎骨横突起の先端を通る線
- **肩甲線**:肩甲骨の下角を通る垂直線
- **前腋窩線**:腕を上げるときに、前腋窩ヒダを通る垂直線
- **後腋窩線**:腕を上げるときに、後腋窩ヒダを通る垂直線
- **中腋窩線**:前腋窩ヒダと後腋窩ヒダとの中央を通る垂直線

2 体幹の横断レベルを示す目安
- **隆椎**:第7頸椎の棘突起
- **胸骨角**:胸骨柄と胸骨体の結合部、第2肋骨レベル
- **幽門平面**:恥骨結合の上縁と胸骨の頸切痕とを結ぶ垂直線の中央を横切る面、第1腰椎の高さ
- **肋骨下線**(肋骨下平面):肋骨弓下縁の最下位を通る線、第2〜3腰椎間円板の高さ
- **稜上平面**(ヤコビー線):左右の腸骨稜の最上部を通る面、第4腰椎の高さ
- **棘間平面**:左右の上前腸骨棘の高さを通る面

人体の線と面

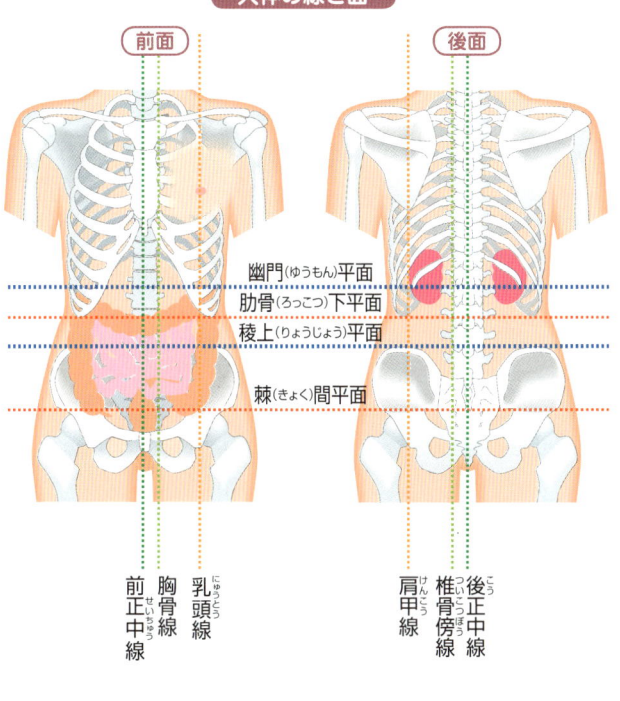

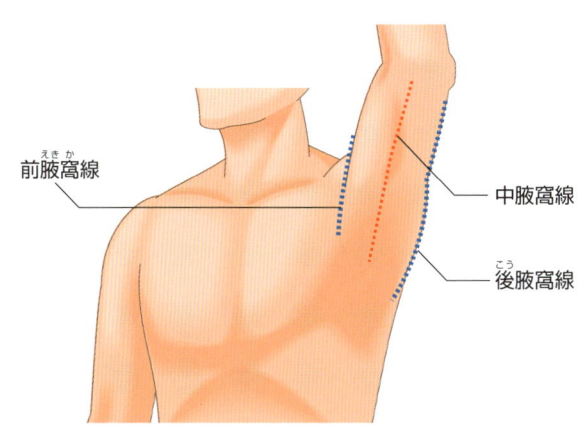

【前面】　【後面】

- 幽門(ゆうもん)平面
- 肋骨(ろっこつ)下平面
- 稜上(りょうじょう)平面
- 棘(きょく)間平面

前面：
- 前正中線
- 胸骨線
- 乳頭(にゅうとう)線

後面：
- 後正中線
- 椎骨傍線(ついこつぼうせん)
- 肩甲線(けんこうせん)

- 前腋窩線(えきか)
- 中腋窩線
- 後腋窩線(こう)

第1章　解剖学の基礎知識

解剖学の基礎知識 ▶ 人体の構成

人体の構成

◆細胞が集まって組織をつくり、組織から器官がつくられ、さらに系統を形成する。10個の系統で構成されるのが個体である。

　生命の最小単位である細胞が集まり組織をつくる。組織を素材として器官がつくられ、さらに器官系(系統)を形成していく。10個の系統が統合され、調和されているものが個体である。

人体の構成

構成単位	内容	例
細胞	細胞は生命の最小単位である	●上皮細胞 ●筋細胞 ●神経細胞 ●白血球
↓ 組織	同種類の細胞が集まり、組織をつくる	●上皮細胞→上皮組織 ●神経細胞・神経膠細胞→神経組織
↓ 器官	いくつかの組織が集まり、独立した働きを営む器官となる	●上皮組織・筋組織・結合組織→食道 ●肺胞上皮組織・平滑筋・弾性結合組織→肺
↓ 系統 (器官系)	いくつかの器官が集まり、系統をつくる	口腔・食道・胃・小腸・大腸・肝臓・膵臓・唾液腺→消化器系
↓ 個体	10系統が統合され、調和されているものが個体である	呼吸器系・消化器系・泌尿器系・生殖器系・循環器系・神経系・感覚器系・内分泌系

解剖学の基礎知識 ▶ 人体の構成（細胞）

細胞❶ 大きさと形状

◆人体は約60兆個の細胞から構成されている。細胞は、さまざまな大きさと形状をもつ。

　細胞の多くは、直径10～30μmである。
　きわめて大きいものは卵細胞で直径200μm、また、きわめて長いものは筋線維で長さが数cmに及び、神経線維では長さが1mにも達する。
　形の面では、扁平状、細長い円柱状、長い突起状など、さまざまな形状を呈する。

細胞の大きさと形状

単位	見える範囲	
1m = 1,000mm	肉眼	神経細胞の長さ 1m
		筋線維の長さ 数10mm
1mm = 1,000μm = 10^{-3}m		
0.1mm	光学顕微鏡	卵子 200μm／精子 60μm
		（顆粒）白血球 約10μm
1μm = 1,000nm = 10^{-6}m		
0.2μm	電子顕微鏡	細胞膜の厚さ 10nm
		DNA分子の幅 2nm
1nm = 10^{-9}m		
0.2nm		水素原子 0.1nm

解剖学の基礎知識 ▶ 人体の構成（細胞）

細胞❷ 構成要素

◆人体の細胞はさまざまな形や大きさを示すが、共通する構造物をもつ。細胞は細胞核、細胞質、細胞膜からなる。

1 細胞膜
- 脂質二重層、細胞内外の境界、10nm厚
- 介在タンパク質：細胞内外の物質輸送、受容体・酵素の働き
- 膜電位：膜の外側は正、内側は負に帯電

2 細胞質
- 細胞基質：均質、無構造で、水分・無機質・有機質が存在
- 細胞内小器官：特定の形と機能をもつ構造物
  - ゴルジ装置：タンパク質の成熟促進
  - ミトコンドリア：エネルギー（ATP）の産生
  - 中心小体：細胞分裂する際に紡錘糸をつくる
  - 小胞体
    - 滑面小胞体：脂質・糖の合成、Ca^{2+}の貯蔵
    - 粗面小胞体：リボソームが付く小胞体、タンパク質の合成
  - リボソーム：RNAとタンパク質からなる細胞内小器官、タンパク質合成の場所
  - リソソーム（ライソソーム、水解小体）：たくさんの加水分解酵素が含まれ、不要物を消化・分解

3 細胞核
- 核膜：細胞質と核を境界する二重の生体膜で、核膜孔が見られ、この孔を通じて核質と細胞質の物質交換が行われる
- 核質：核質にはDNA・mRNA（メッセンジャーRNA）・tRNA（運搬RNA）が存在
- 核小体：rRNA（リボソームRNA）が存在
- 数：通常1個、例外は無核（赤血球）、多核（骨格筋線維）

細胞の構成要素

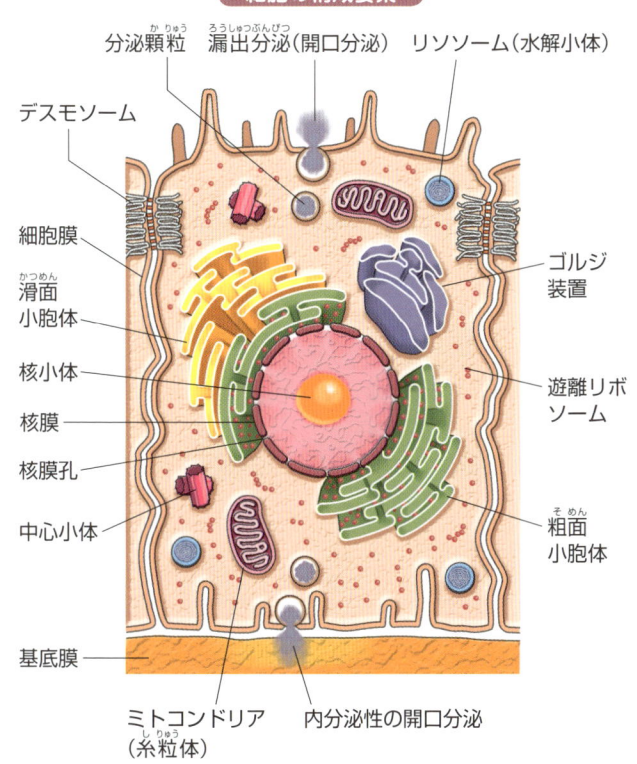

- 分泌顆粒
- 漏出分泌（開口分泌）
- リソソーム（水解小体）
- デスモソーム
- 細胞膜
- 滑面小胞体
- 核小体
- 核膜
- 核膜孔
- 中心小体
- 基底膜
- ミトコンドリア（糸粒体）
- 内分泌性の開口分泌
- ゴルジ装置
- 遊離リボソーム
- 粗面小胞体

細胞膜の構造

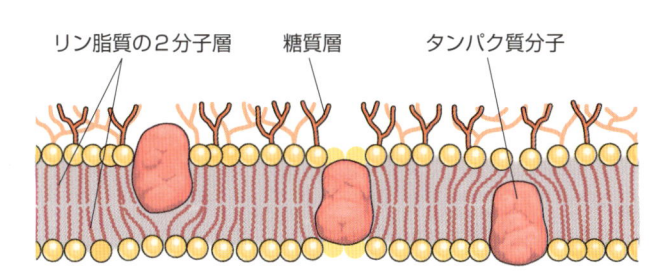

- リン脂質の2分子層
- 糖質層
- タンパク質分子

第1章 解剖学の基礎知識

解剖学の基礎知識 ▶ 人体の構成（細胞）

細胞❸ 分裂

◆細胞の増殖は細胞の分裂による。成熟した体では、皮膚の表皮細胞は絶えず増殖を続けているが、増殖しない細胞もある。

1 分裂の種類
- 体細胞の分裂：有糸(ゆうし)分裂
- 生殖細胞の分裂：減数分裂（染色体数が半減する有糸分裂）

2 細胞周期
- 分裂期：細胞分裂の時期（前期・中期・後期・終期）、DNAは染色体・染色分体の状態で存在
- 分裂間期：分裂していない時期、DNAは染色質（クロマチン）の状態で存在

3 分化
　人体の細胞はすべて、1つの受精卵がくり返し分裂して生まれたものである。このように、多細胞生物において、個々の細胞が構造的または機能的に変化することを分化という。

4 生体における分化と分裂の様子
　成体では、一度分化が終わると二度と分裂しない細胞もあれば、分化し続ける細胞もある。
- 分裂する細胞：腸の上皮細胞・皮膚の表皮細胞
- 必要に応じて分裂する細胞：肝(かん)細胞・平滑筋(へいかつ)細胞
- 分裂しない・分化しない細胞：神経・心筋・骨格筋細胞
- 分化するが、分裂しない細胞：赤血球・血小板

5 がん細胞
　細胞の分裂はよく統制されているが、この統制に従わないのはがん細胞となり、むやみに増殖し続ける。

6 細胞死
　細胞は常に増殖するだけではなく、正常の過程でも、一定のプログラムに基づいた細胞死（プログラム死）が起こる。

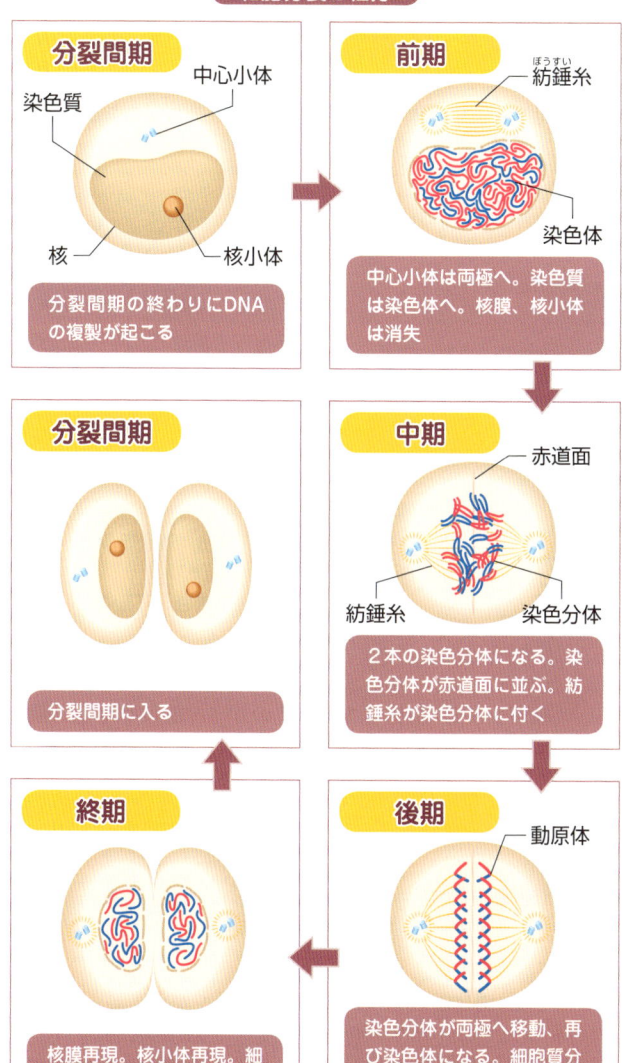

解剖学の基礎知識 ▶ 人体の構成（組織）

組織❶ 上皮組織①

◆組織は、同種類（形態と機能）の細胞集団とその間の有形、無形の構造物によりつくられる。

組織の種類

組織	内容
上皮組織	体や臓器の外側を守る組織で、内外の境界となる
結合組織 （支持組織）	●結合組織（狭義） ●特殊結合組織：軟骨組織・骨組織 P.48 ・液状組織（血液・リンパ）
筋組織	細胞の収縮能が高い ●骨格筋 P.128 ：横紋筋、随意筋 ●心筋：横紋筋、不随意筋 ●平滑筋：内臓・血管に存在、不随意筋
神経組織 P.158	情報の伝達とその補助

　身体内外すべての遊離面をおおうのが上皮組織である。細胞どうしがくっつきあい、細胞間隙に乏しい。血管が存在しない。

1 上皮組織の存在場所
- 外表面：皮膚の表皮
- 内表面：消化管・気道・尿路・生殖器の内膜、体腔の漿膜

2 上皮組織の機能
- 被蓋上皮：体表・粘膜面の保護
- 分泌上皮：腺上皮とも呼ばれ、分泌作用
- 吸収上皮：消化管の粘膜上皮で、栄養分や水分を吸収
- 呼吸上皮：肺胞上皮で、酸素や二酸化炭素の輸送機能
- 感覚上皮：鼻腔粘膜・網膜・舌・内耳・皮膚などに分布、外界からの刺激を受容

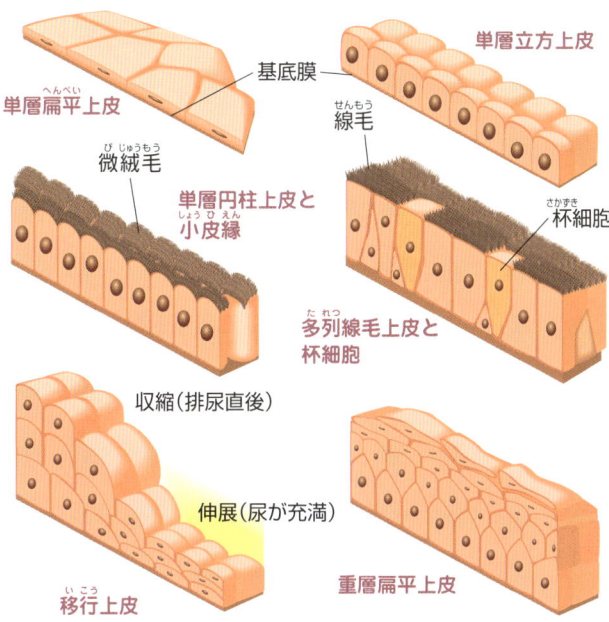

上皮組織の分類

- 単層扁平上皮
- 基底膜
- 単層立方上皮
- 微絨毛
- 単層円柱上皮と小皮縁
- 線毛
- 杯細胞
- 多列線毛上皮と杯細胞
- 収縮（排尿直後）
- 伸展（尿が充満）
- 移行上皮
- 重層扁平上皮

3 配列と形態による上皮組織の分類

- 単層
  - 単層扁平上皮
    - 血管・リンパ管の内面（内皮）
    - 体腔の漿膜（腹膜・胸膜・心膜）（中皮）
    - 肺胞上皮
  - 単層立方上皮：甲状腺濾胞・尿細管の上皮
  - 単層円柱上皮：胃腸・細気管支・卵管の粘膜上皮
  - 多列円柱上皮：気道・精管の粘膜上皮（表面には線毛）
- 重層
  - 重層扁平上皮：表皮、口腔・食道・腟・肛門の粘膜上皮
  - 重層円柱上皮：結膜・尿道の粘膜上皮
  - 移行上皮：腎盤・尿管・膀胱の粘膜上皮

解剖学の基礎知識 ▶ 人体の構成（組織）

組織❷ 上皮組織②〈腺と膜〉

◆腺とは、皮膚または粘膜の上皮組織が落ち込んで分泌作用を有する細胞群をいう。膜には上皮組織の存在が欠かせない。

1 腺
- 外分泌腺
  - 多くは導管をもち、分泌物は体表または器官内腔に分泌される　例 汗腺・脂腺・乳腺・肝臓・膵臓など
- 内分泌腺： P.276
  - 導管を持たず、分泌物(ホルモン)は血液または組織液に分泌される　例 甲状腺・下垂体・松果体・膵臓など

2 膜
膜は、上皮組織とそれより深層の疎性結合組織によってつくられる漿膜・滑膜・粘膜と、線維性結合組織によりつくられる線維膜とに区別される。
- 漿膜：胸膜・心膜・腹膜がこれに属する
  - 分泌物：漿液
    - 肺・心臓などが動くときに周囲との摩擦を減らす
- 滑膜：関節包、腱鞘、滑液包の内表面をなす薄い膜
  - 分泌物：滑液
    - 関節・筋・腱・皮膚の運動をよくする
- 粘膜：中空性器官(消化管・気道・尿路・生殖器)の内表面に分布する
  - 分泌物：粘液
    - 粘膜を保護する
- 線維膜(被膜または外膜)：内臓の表面をおおう線維に富んだ膜の総称
  - 分泌物：なし

外分泌腺と内分泌腺

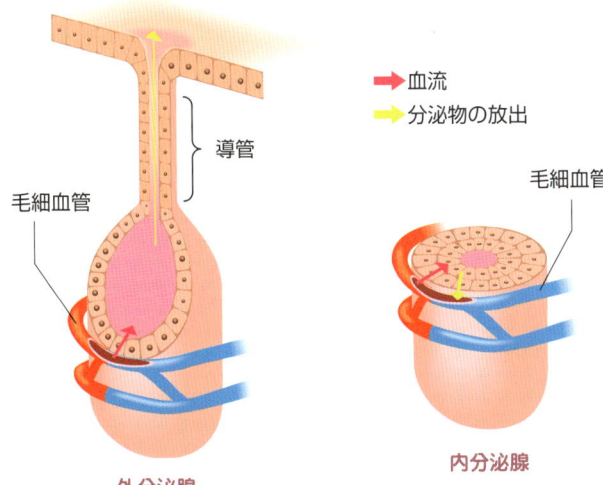

肝臓は体内にあるのに、なぜ外分泌腺なの？

　内分泌腺の内は内部環境、外分泌腺の外は外部環境に由来する。
　汗腺の分泌物は汗で、体表に放出するから、外分泌腺であることは理解しやすい。腸管や気管などの内腔はヒトを取り巻く外部環境に直結するので、厳密に言えば、外部環境に属する。一方、全身を構成する約60兆個の細胞を取り囲む組織液（間質液）は血液からくる。組織液は細胞に直接接している環境であり、人体の内部にある内部環境となる。
　肝臓は脂肪の消化に欠かせない胆汁を分泌する。胆汁は総胆管などを通し、十二指腸に放出されるから、肝臓は人体におけるいちばん大きな外分泌腺である。

解剖学の基礎知識 ▶ 人体の構成（組織）

組織❸ 結合組織①

◆結合組織は上皮組織、筋組織、神経組織、結合組織どうしを結合する組織である。細胞と細胞の隙間を埋めることもある。

1 結合組織（広義）の種類

結合組織（広義）＝結合組織（狭義）＋軟骨組織＋骨組織＋血液とリンパ

2 結合組織（狭義）の構成

- 細胞：種類は多いが、細胞数は少ない
  - 線維細胞：線維芽細胞（膠原線維や弾性線維・細網線維を産生）、線維細胞（活動をやめた線維芽細胞）
  - 大食細胞（マクロファージ）：食作用
  - 肥満細胞：ヒスタミンやヘパリンを分泌
    - ヒスタミン：血管を拡張、透過性を高める（炎症反応を起こす）
    - ヘパリン：血液凝固を防止
  - 形質細胞：抗体（γ-グロブリン）を産生、免疫機能に関与
  - 脂肪細胞：脂肪の合成・貯蔵・放出
- 細胞間質：量は多い
  - 基質＝細胞外液＝組織液：水分、無機質、有機質
  - 膠原線維＝コラーゲン線維：弾力性に乏しいが、引っ張りに対してきわめて強い。腱や腱膜、靱帯に多い
  - 弾性線維＝エラスチン線維：黄色の線維、弾力性に富む。動脈や肺、皮膚の弾力性は弾性線維によるもの
  - 細網線維：特殊な細い膠原線維、上皮の基底膜や骨髄、リンパ性組織のリンパ節、脾臓などに存在

3 結合組織（狭義）の種類

- 疎性結合組織：基質のなかに、線維成分と細胞がまばらに存在する。皮下組織や粘膜下組織、あるいは器官の間など、体内で

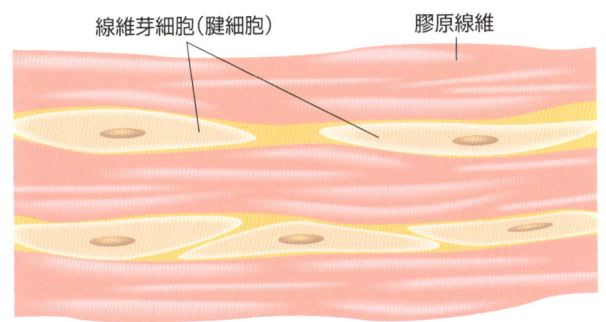

疎性結合組織と密性結合組織

疎性結合組織: 線維芽細胞、形質細胞、膠原線維、組織球、弾性線維、基質、肥満細胞

密性結合組織: 線維芽細胞(腱細胞)、膠原線維

最も広く分布している結合組織。臓器や細胞の隙間を埋める
- (緻)密性結合組織:疎性結合組織に比べて線維を大量に含むが、細胞は少ない。皮膚の真皮、腱(骨と筋との間に介在する組織)、靭帯(骨と骨を結ぶ組織)
- 脂肪組織:脂肪細胞を多く含む疎性結合組織である。皮下脂肪、内臓脂肪(大網、腸間膜)
- 細網組織:線維成分が細網線維の結合組織。リンパ節、扁桃腺、脾臓、骨髄
- 弾性組織:線維成分が弾性線維の結合組織。太い血管、脊柱の黄色靭帯

解剖学の基礎知識 ▶ 人体の構成（組織）

組織❹ 結合組織②〈血液とリンパ〉

◆血液とリンパは、液状細胞間質のなかに細胞が浮かんでいる流動性の組織である。血液は成人体重の7～8％を占める。

1 血液

成人男性、体重60kgの場合、血液量は約4.2～4.8ℓとなる。
- 血球：細胞成分、血液の約45％
  - 赤血球：男性500万個/m㎥、女性450万個/m㎥、直径7～8μm、中央がくぼんだ円盤状、核なし、寿命は約120日、細胞内にヘモグロビン（血色素）が多量、赤色
  - 白血球：5,000～8,000個/m㎥
    - 顆粒あり
      - 好中球：白血球の55％、細菌や異物を細胞内に取り込み消化する。直径10～12μm、分葉核
      - 好酸球：白血球の3％、直径10～14μm、分葉核
      - 好塩基球：白血球の0.5％、直径10μm
    - 顆粒なし：分葉核を持たない
      - 単球：白血球の5％、直径15～17μm
      - リンパ球：白血球の36.5％、直径6～16μm
        - Bリンパ球：抗体を産生（体液性免疫）
        - Tリンパ球：非自己細胞やウイルス感染細胞を破壊（細胞性免疫）
  - 血小板：13～35万個/m㎥、直径2～4μm、血液凝固、核なし、寿命約10日
- 血漿：血球を除いた血液成分、血液の約55％、淡黄色透明
  - 有機物：タンパク（アルブミン、フィブリノーゲン）、脂質（脂肪酸、コレステロール）、糖（ブドウ糖）、老廃物（尿素、尿酸）
  - 無機イオン：Na^+、K^+、Ca^{2+}、Cl^-、HCO_3^-
  - 水（91％）

血液の血球成分

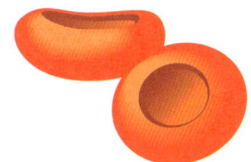
赤血球

血小板

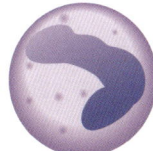
好中球（杆状核）

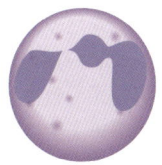
好中球（分葉核）

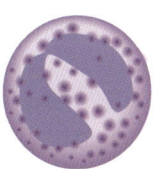
好酸球

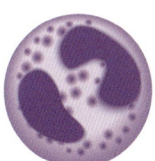
好塩基球

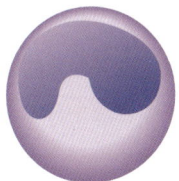
単球

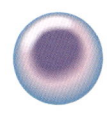
リンパ球

2 リンパ

リンパはリンパ管内を流れる無色透明な液体状の組織である。胸管内のリンパは脂肪滴を含み、例外的に乳白色を示す。
- 細胞成分：リンパ球
- 細胞間質：リンパ漿

注 血清は、血漿から凝固タンパク（フィブリノーゲン）や凝固因子を除いた液体である。すなわち、血清＝血漿－フィブリノーゲン

29

解剖学の基礎知識 ▶ 人体の構成(組織)

組織❺ 結合組織③〈軟骨組織〉と筋組織

◆軟骨組織や骨組織は、(広義の)結合組織に分類される。筋組織は特に、収縮能の優れた組織である。

1 軟骨組織

軟骨組織は**軟骨細胞**と**細胞間質**からなる。細胞間質には軟骨基質と線維成分(膠原線維、弾性線維)がある。

- **硝子(ガラス)軟骨**:基質に細い膠原線維、均質でガラス状、関節軟骨、肋軟骨、喉頭軟骨(喉頭蓋軟骨を除く)、気管・気管支軟骨
- **弾性軟骨**:基質に膠原線維+大量の弾性線維、黄色、不透明、耳介軟骨、外耳道の軟骨、喉頭蓋軟骨
- **線維軟骨**:基質に多量な太い膠原線維、外力に対して抵抗力が強い、椎間円板、恥骨結合、関節円板、関節半月、関節唇

2 筋組織

筋組織は機能的に**随意筋**と**不随意筋**に分けられ、また、組織学的に横紋の有無により、**横紋筋**と**平滑筋**に分類される。

筋組織の種類

筋種類	存在部位	作用	支配神経	随意性
骨格筋	骨に付着	関節・皮膚(皮筋)運動	体性運動神経	随意
心筋	心臓壁	心臓の運動	自律神経	不随意
平滑筋	内臓壁・血管壁・瞳孔括約筋など	内臓運動・血管径・瞳孔の調節など	自律神経	不随意

第1章 解剖学の基礎知識

軟骨組織

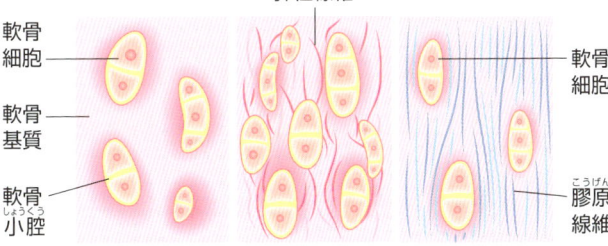

硝子軟骨　弾性軟骨　線維軟骨

（軟骨細胞、軟骨基質、軟骨小腔、弾性線維、膠原線維）

筋組織

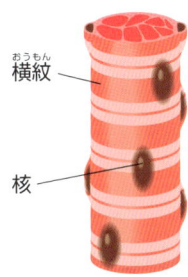
骨格筋
（横紋、核）

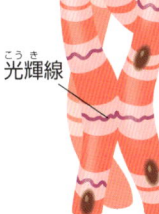
心筋
（光輝線）

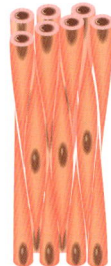
平滑筋

横紋	細胞の形状	細胞核	再生力	細胞分裂
あり	細長い円柱状	多核 細胞の辺縁	衛星細胞から再生	しない
あり	枝分かれ円柱状	単核 細胞の中央	しない	しない
なし	紡錘状	単核 細胞の中央	する	する

解剖学の基礎知識 ▶ 人体の構成（組織）

組織❻ 造血

◆胎生期では肝臓、脾臓、骨髄が造血機能を有するが、生後の造血は主に骨髄である。

すべての血球は、骨髄などに存在する血液幹細胞から発生し、末梢血管に流入する。さらに、必要に応じ、血球成分（赤血球を除く）が血管から離れて組織に入り、止血作用、免疫作用などを発揮する。

血球の発生

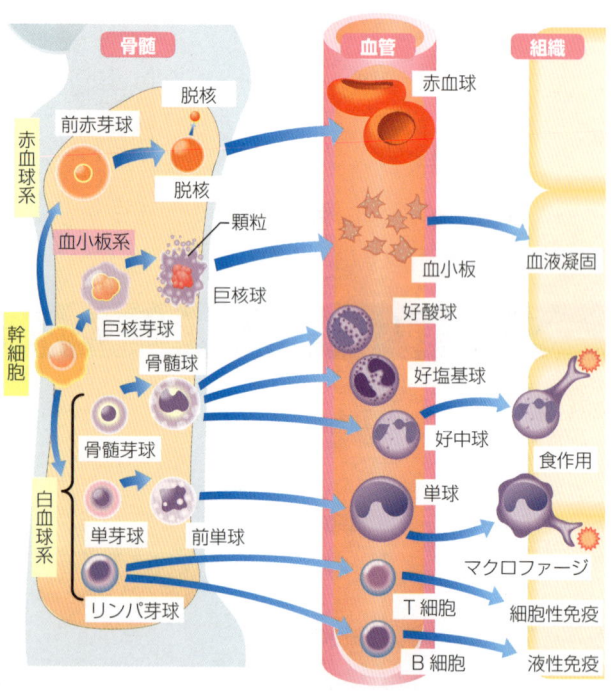

解剖学の基礎知識 ▶ 人体の構成（系統）

系統

◆共通の働きをもつ器官が集まり、**器官系**という系統がつくられる。10個の系統が統合され、調和されているものが**個体**である。

- 運動器系
  - **骨格系**：骨と軟骨からなり、関節により連結される
  - **筋系**：筋の収縮により運動の原動力を供給する
- **神経系**
  - **中枢**神経系：脳・脊髄
  - **末梢**神経系：脳神経・脊髄神経
- **脈管系**
  - 血管系
  - リンパ管系
- **消化器系**
  - 消化管
  - 消化腺：唾液腺・肝臓・膵臓
- **呼吸器系**
  - 気道：鼻から気管支まで
  - 肺
- **泌尿器系**：腎臓・尿路
- **生殖器系**：生殖腺（精巣♂、卵巣♀）・生殖路・付属生殖腺・外生殖器
  - 男性生殖器系
  - 女性生殖器系
- **内分泌器系**：ホルモンを分泌する器官系。下垂体、胸腺、松果体、甲状腺、副腎、生殖腺など
- **感覚器系**：嗅覚、視覚、平衡・聴覚、味覚の各器官、皮膚や筋・腱などの感覚受容器

解剖学の基礎知識 ▶ 人体の発生

人体の発生 ❶ 性決定

◆ ヒトの発生は受精によって始まる。受精後、分化と成長の過程を経て、約38(40－2＝38)週で出生を迎える。

ヒトの発生

週	期	過程
受精0〜2週	胚子前期：受精卵〜胚までの期間	受精→卵割→桑実胚→胞胚→着床→2層性胚盤
受精3〜8週	胚子期：胚〜胎児までの期間	3層性胚盤、神経管、鰓弓、体節などの器官の原基の形成
受精9〜38週	胎生期：胎児の期間	器官の形成

● 性決定と性染色体

ヒトのすべての細胞は、46個(23対)の染色体をもつ。半分は父方由来で、ほかの半分は母方由来である。

- 体細胞：46個(23対)
  - 常染色体：44個(22対)
  - 性染色体：2個(1対)、男性はXYで、女性はXX
- 生殖細胞：23個(常染色体22個＋性染色体1個)
  - 精子：22＋X、22＋Y、2種類
  - 卵子：22＋X、1種類

注 精子は2種類あり、卵子は1種類しかないので、ヒトの性決定は受精の瞬間、受精した精子の種類によって決められる。

ヒトの染色体

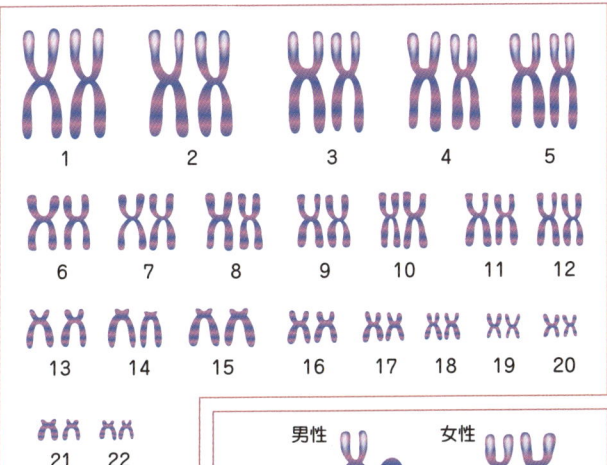

常染色体

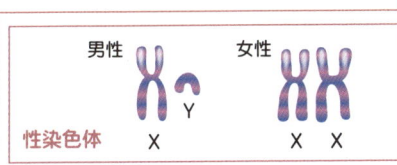

性染色体 男性 X Y 女性 X X

性決定と性染色体

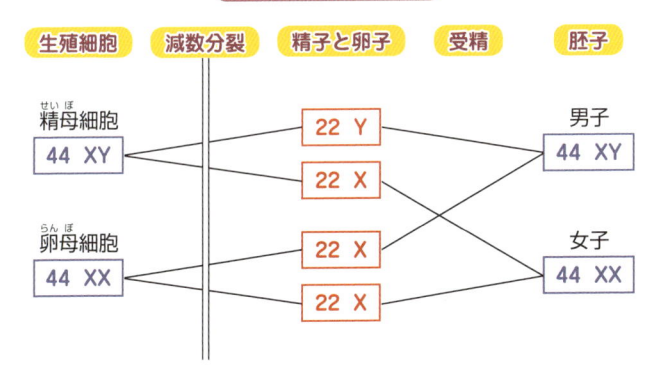

生殖細胞	減数分裂	精子と卵子	受精	胚子
精母細胞 44 XY		22 Y / 22 X		男子 44 XY
卵母細胞 44 XX		22 X / 22 X		女子 44 XX

第1章 解剖学の基礎知識

解剖学の基礎知識 ▶ 人体の発生

人体の発生❷ 胚子前期

◆ヒトの発生は受精によって始まる。生殖細胞は精巣と卵巣にあり、減数分裂を行い、精子と卵子になる。

1 受精～2層性胚盤

- 精子は外に出ると、通常約48時間までは受精能力をもって生きている
- 卵子は卵巣から排卵されたあと、約24時間以内に精子と出会えば、受精が成立し得る
- 受精：精子が卵子の細胞質内に侵入して受精が起こり、受精卵となる（受精の場所は卵管膨大部）
- 卵割：受精卵は2、4、8、16、32と分割を繰り返しながら、ゆっくりと子宮に向かって移動し、桑実胚を形成する
- 胞胚：分割した細胞が100くらいになると、細胞の間に内腔（卵黄嚢）ができ、胞胚と呼ばれる。胞胚は子宮の内膜に侵入し、着床する。着床時期は排卵後約1週間（妊娠が成立する）
  - 内細胞塊：胚子の本体になる
  - 栄養膜：胎盤の形成に関与する
- 2層性胚盤：内細胞塊が第8日目で2層の細胞層に分化する。上層は胚盤葉上層、下層は胚盤葉下層で、両者を合わせて2層性胚盤と呼ぶ

2 妊娠期間の数え方

- 受精卵の着床から、胎児とその付属物（胎盤など）が排出される分娩までの期間は、妊娠期間と呼ばれる
- 月経から数える場合：40週間、最終月経第1日を起点とする
- 受精から数える場合：38週間、月経2週間後に排卵が起こるため
- 着床から数える場合：37週間、受精して1週間後に着床するため

第1章 解剖学の基礎知識

受精の過程

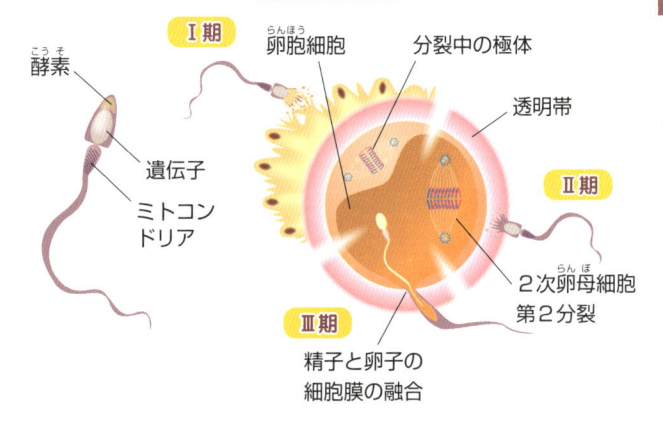

- 酵素
- 遺伝子
- ミトコンドリア
- 卵胞細胞
- 分裂中の極体
- 透明帯
- 2次卵母細胞 第2分裂
- Ⅰ期
- Ⅱ期
- Ⅲ期 精子と卵子の細胞膜の融合

受精〜2層性胚盤の過程

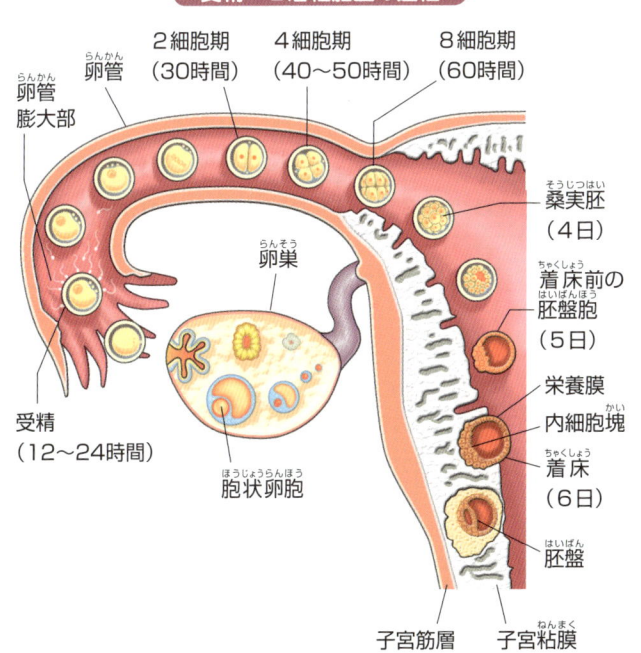

- 卵管膨大部
- 卵管
- 2細胞期（30時間）
- 4細胞期（40〜50時間）
- 8細胞期（60時間）
- 桑実胚（4日）
- 着床前の胚盤胞（5日）
- 卵巣
- 栄養膜
- 内細胞塊
- 着床（6日）
- 受精（12〜24時間）
- 胞状卵胞
- 胚盤
- 子宮筋層
- 子宮粘膜

解剖学の基礎知識 ▶ 人体の発生

人体の発生❸ 胚子期

◆第3週目では、2層性胚盤が3層性胚盤に変わり、各器官の原基を形成し、胚子まで発生する。

1 胚子期の分化と成長
● 3層性胚盤
- 第2週目から、胚盤葉上層の中央部が肥厚して原始線条ができる。原始線条の細胞が内方に陥入・増殖し、胚盤葉上層と胚盤葉下層との間に中胚葉をつくる。
- 胚盤葉下層は内胚葉に、胚盤葉上層は外胚葉になる。
- 第3週目に、外胚葉、中胚葉、内胚葉がそろう（3層性胚盤）

● 胚子（胚芽）：受精から第8週の終わりまでの個体
- 器官形成期：第3〜8週までの期間、器官原基の形成

2 各胚葉に由来する組織と器官
● 外胚葉
- 皮膚：皮膚の表皮、毛、爪、皮膚腺（皮脂腺、乳腺）
- 神経系全般：脳・脊髄・末梢神経（松果体・下垂体後葉・知覚神経節を含む）
- 感覚器：視・聴・平衡・味・嗅覚器の感覚上皮（受容器）

● 中胚葉
- 骨格系（骨と軟骨）・結合組織（皮膚の真皮・腹膜・胸膜・心膜）
- 筋系：横紋筋、平滑筋
- 循環器系：心臓、血管、リンパ管、血液
- 泌尿器・生殖器系の大部分：腎臓、精巣、卵巣、子宮

● 内胚葉
- 消化器系：胃、腸、肝臓、膵臓
- 呼吸器系：喉頭、気管、気管支、肺
- 尿路：膀胱、尿道
- 鰓弓由来の器官：頭面部に一部の骨、軟骨、筋など

3層性胚盤

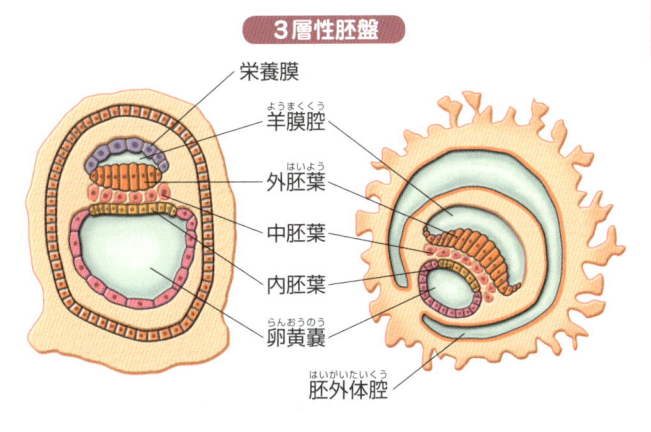

- 栄養膜
- 羊膜腔(ようまくくう)
- 外胚葉(がいはいよう)
- 中胚葉
- 内胚葉
- 卵黄嚢(らんおうのう)
- 胚外体腔(はいがいたいくう)

器官形成期の外形変化

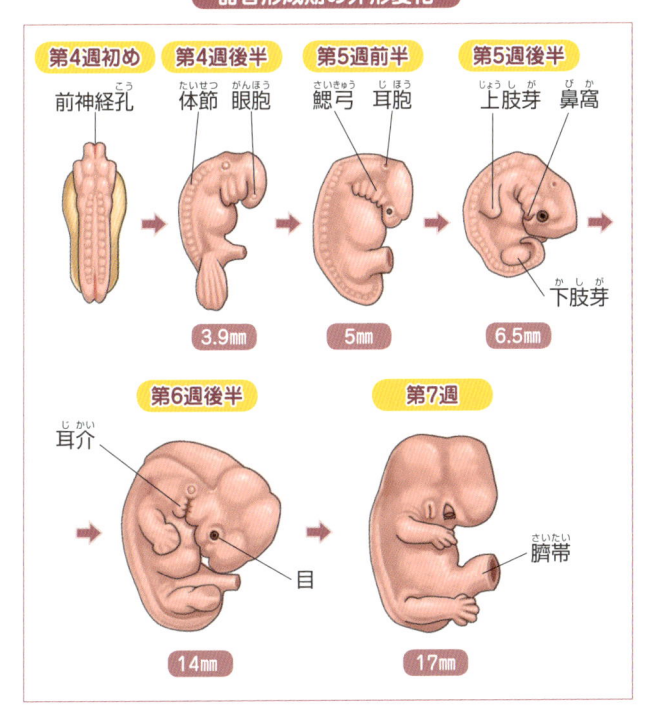

第4週初め
前神経孔(こう)

第4週後半
体節(たいせつ)／眼胞(がんほう)
3.9mm

第5週前半
鰓弓(さいきゅう)／耳胞(じほう)
5mm

第5週後半
上肢芽(じょうしが)／鼻窩(びか)
下肢芽(かしが)
6.5mm

第6週後半
耳介(じかい)／目
14mm

第7週
臍帯(さいたい)
17mm

第1章 解剖学の基礎知識

解剖学の基礎知識 ▶ 人体の発生

人体の発生❹ 胎生期

◆第9週から出生までの個体は胎児と呼ばれる。出生時の体重は約3,000g、身長は約50cmである。

胎生期における主な発生現象

妊娠月*	発生現象
4か月	●多くの骨に化骨核が出現 ●頭に毛髪が現れる ●口蓋が閉鎖する ●外生殖器から男女の判別が可能 ●羊水を嚥下し、手足の動きが活発
5か月	●うぶ毛が全身に生じる ●皮膚の表面に胎脂がたまり始める
6か月	●手指に爪が出現する　●乳頭が認められる
7か月	●眼瞼が再開する　●外耳道が開通する ●足指に爪が出現する　●精巣が下降する(♂) ●結腸に胎便が見られる
8か月	●皮下脂肪が増し、体がまるみを帯び始める ●精巣が陰嚢内へ下降する(♂) ●子宮外生活、おおむね可能となる
9か月	●頭毛が伸びてくる(1～5cm) ●背部以外でうぶ毛が消失し始める
10か月	●頭毛が約3cmとなる ●うぶ毛が消退し、背部・上腕部のみとなる ●爪が指の先端を超える ●大陰唇が小陰唇をおおう(♀)

＊妊娠月：最終月経の初日を妊娠0日として、4週間を1か月として数えた月

「理学療法士・作業療法士・言語聴覚士のための解剖学 第4版」(廣川書店、渡辺正仁監修) 2009, 19p. より抜粋・改変

解剖学の基礎知識 ▶人体の発生

人体の発生❺ 胎盤と臍帯

◆胎盤は、子宮に着床した胚胞の栄養膜と子宮内膜が協同してできたものである。ここでガス交換と物質交換を行う。

1 胎盤の構成
胎盤＝絨毛膜（栄養膜からなる）＋脱落膜（子宮内膜からなる）

2 臍帯
臍帯＝臍動脈（静脈血）2本＋臍静脈（動脈血）1本

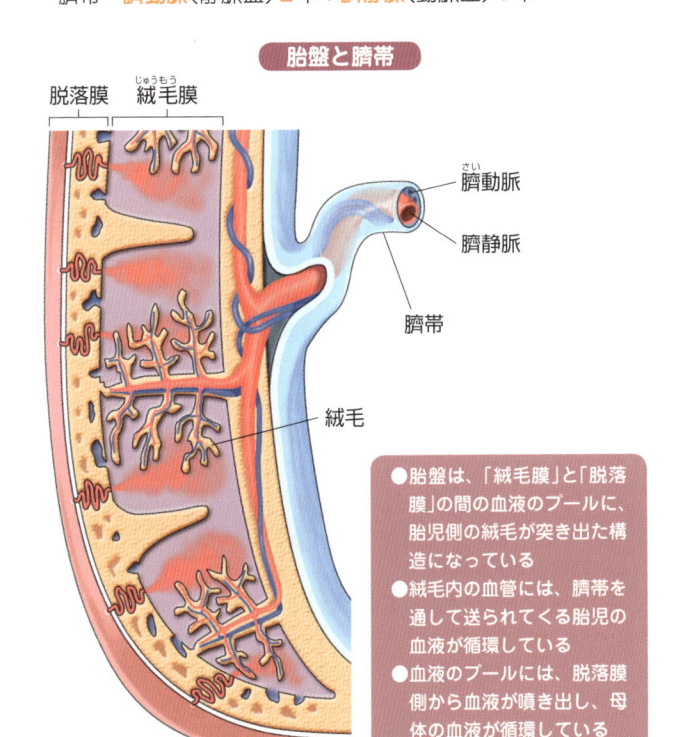

胎盤と臍帯

（図：脱落膜、絨毛膜、臍動脈、臍静脈、臍帯、絨毛）

- 胎盤は、「絨毛膜」と「脱落膜」の間の血液のプールに、胎児側の絨毛が突き出た構造になっている
- 絨毛内の血管には、臍帯を通して送られてくる胎児の血液が循環している
- 血液のプールには、脱落膜側から血液が噴き出し、母体の血液が循環している

第1章 確認問題

選択問題：質問に適した答えを、1つまたは2つ選びなさい。

1. 細胞の中で一定の働きをもつ構造を何と呼ぶか。（❶細胞核　❷細胞質　❸細胞小器官　❹小胞体　❺核小体）
2. ATPを産生するのはどれか。（❶小胞体　❷ミトコンドリア　❸ゴルジ装置　❹リボソーム　❺中心小体）
3. DNAの複製が起こる時期はどれか。（❶分裂間期　❷分裂期前期　❸分裂期中期　❹分裂期後期　❺分裂期終期）
4. 精子のもつ染色体はどれか。（❶44+XY　❷44+XX　❸22+X　❹22+Y　❺22+XY）
5. 移行上皮が見られるのはどれか。（❶肺　❷消化管　❸膀胱　❹尿管　❺口唇）
6. 外分泌腺の分泌場所で誤っているのはどれか。（❶体表　❷消化管の内腔　❸気管の内腔　❹血液　❺組織液）
7. 内分泌腺について正しいのはどれか。（❶器官内腔に分泌　❷分泌物はホルモン　❸導管あり　❹肝臓は一種の内分泌腺　❺膵臓は内分泌腺であり外分泌腺でもある）
8. 代表的な緻密性結合組織はどれか。（❶靭帯　❷腹膜　❸皮膚の表皮　❹皮膚の真皮　❺皮下組織）
9. 横紋筋で、不随意筋に分類されるのはどれか。（❶心筋　❷骨格筋　❸平滑筋　❹舌筋　❺表情筋）
10. 人体を前後に分ける面を何と呼ぶか。（❶水平面　❷垂直面　❸矢状面　❹前頭面　❺正中面）
11. ヤコビー線は（❶第1　❷第2　❸第3　❹第4　❺第5）腰椎の高さを通る。
12. 外胚葉から発生するのはどれか。（❶骨　❷脊髄　❸筋　❹心臓　❺子宮）
13. 胎生期で精巣下降が起こる時期はどれか。（❶4か月　❷5か月　❸6か月　❹7か月　❺8か月）

解答は312ページ

第2章
骨格系

骨格系 ▶ 骨格の基礎知識

骨の構成と機能

◆人体にはおよそ200個の骨があり、これらが互いに連結し、骨格をつくり、軟骨および靱帯とともに骨格系を形成する。

1 全身の骨格
- 体軸性骨格：頭(ず)蓋骨、脊柱(椎骨)、肋骨、胸骨
- 付属性骨格：上肢骨、下肢骨

2 骨の成分
骨格は成人では体重の約15〜18%を占める。
- 水分：20〜24%
- 固形成分
  - 1/3は有機成分：コラーゲン線維、糖蛋白など(骨に柔軟性を与える)
  - 2/3は無機成分：リン酸カルシウム、炭酸カルシウムなど(骨に強さを与える)

3 骨の機能
- 支持：体の骨組み
- 運動：筋によって関節運動、姿勢維持
- 保護：頭蓋腔・脊柱管・胸腔・腹腔・骨盤腔 P.47 をつくり、内臓を入れて保護
- カルシウムやリンの貯蔵庫、血中カルシウム濃度やリン濃度の恒常性維持
  - パラソルモン(上皮小体ホルモン)：骨融解促進→血中カルシウム↑
  - カルシトニン(甲状腺により分泌される)：骨新生促進→血中カルシウム↓
- 造血機能：(骨髄腔には骨髄が認められ)血球をつくる

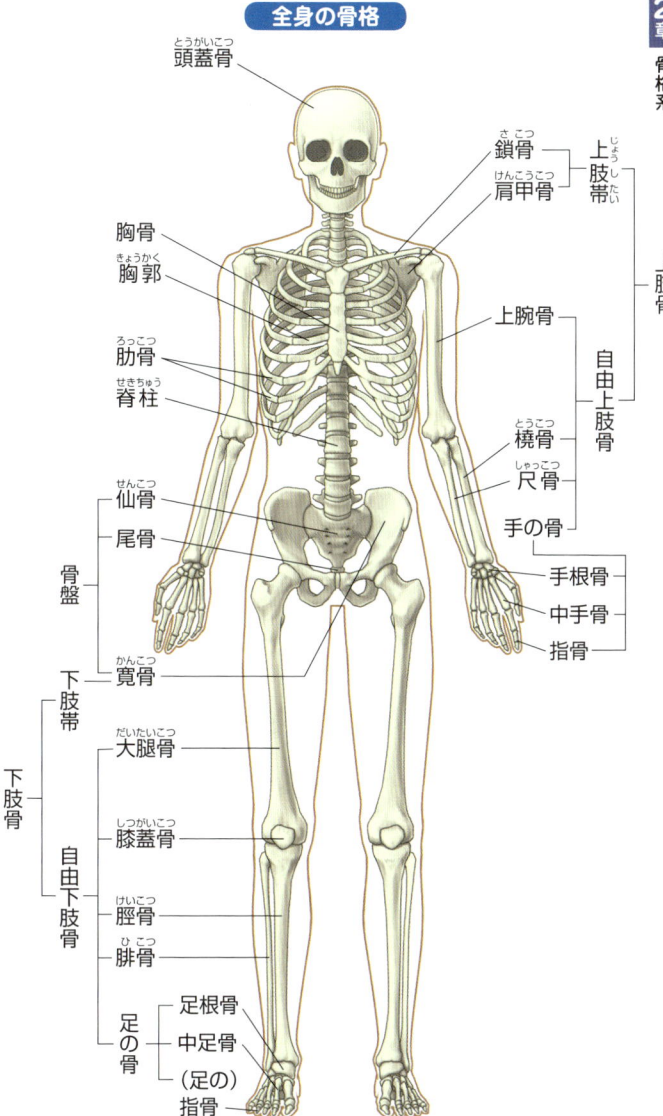

第2章 骨格系

全身の骨格

- 頭蓋骨（とうがいこつ）
- 鎖骨（さこつ）
- 肩甲骨（けんこうこつ）
- 上肢帯（じょうしたい）
- 胸骨
- 胸郭（きょうかく）
- 上腕骨
- 肋骨（ろっこつ）
- 脊柱（せきちゅう）
- 上肢骨
- 自由上肢骨
- 橈骨（とうこつ）
- 尺骨（しゃっこつ）
- 手の骨
- 仙骨（せんこつ）
- 尾骨
- 骨盤
- 手根骨
- 中手骨
- 指骨
- 寛骨（かんこつ）
- 下肢帯
- 下肢骨
- 大腿骨（だいたいこつ）
- 自由下肢骨
- 膝蓋骨（しつがいこつ）
- 脛骨（けいこつ）
- 腓骨（ひこつ）
- 足の骨
- 足根骨
- 中足骨
- （足の）指骨

骨格系 ▶ 骨格の基礎知識

骨の肉眼的構造

◆骨は形状によって成り立ちが異なるが、**骨膜・骨質・軟骨質・骨髄**からできている。

1 骨膜
- 定義：骨表面(関節面と筋の付着部を除く)の線維性膜、関節のところでは骨膜が関節包に移行
- 構造：内外の２層、外側線維層(知覚神経と血管が豊富)・内側細胞層(骨形成層、骨原性細胞と骨芽細胞が存在)
- 貫通線維：シャーピー線維により骨と結合
- 働き：骨の保護・発生・成長(骨の太さの成長)・再生(骨折時の骨修復)

2 骨質
- 表面は緻密質(緻密質・骨皮質)、内部は海綿質(海綿骨)
- 髄腔：骨質に囲まれた腔所

3 軟骨質
- 関節軟骨：骨端の他の骨との関節面をおおう硝子(ガラス)軟骨
- 骨端軟骨：骨端と骨幹の境界にある。成長期は硝子(ガラス)軟骨
  - 骨端線：成人で骨化した骨端軟骨
  - 働き：骨の長さの成長

4 骨髄
- 定義：髄腔及び海綿骨にある小さな腔所を満たしている細網組織
- 赤色骨髄：造血機能、赤色
- 黄色骨髄：造血機能停止、黄色(脂肪化)
- 赤色骨髄の分布
  - 発育期：すべての骨
  - 成人：椎骨・胸骨・寛骨あるいは頭頂骨などの扁平骨

第2章 骨格系

骨(長管骨)の構造

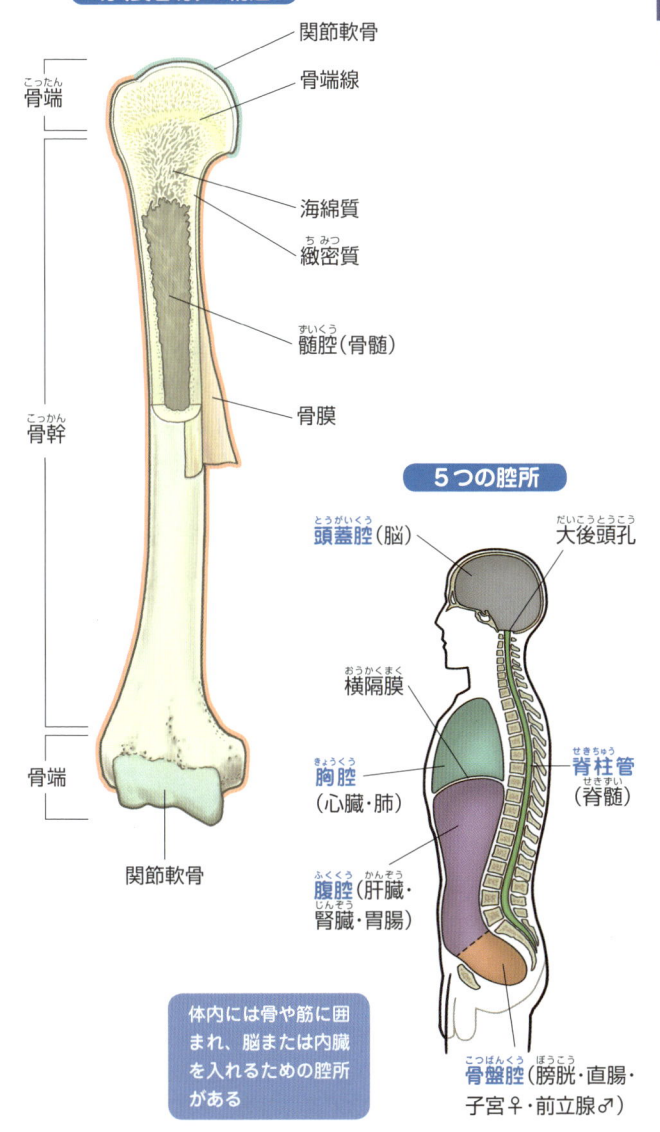

- 関節軟骨
- 骨端線
- 骨端
- 海綿質
- 緻密質
- 髄腔(骨髄)
- 骨幹
- 骨膜
- 骨端
- 関節軟骨

5つの腔所

- 頭蓋腔(脳)
- 大後頭孔
- 横隔膜
- 胸腔(心臓・肺)
- 脊柱管(脊髄)
- 腹腔(肝臓・腎臓・胃腸)
- 骨盤腔(膀胱・直腸・子宮♀・前立腺♂)

体内には骨や筋に囲まれ、脳または内臓を入れるための腔所がある

骨格系 ▶ 骨格の基礎知識

骨の形状による分類と顕微構造

◆骨組織は特殊化した結合組織である。骨質は骨の細胞及び基質で構成され、さまざまな形をしている。

1 形状による骨の分類
- 長骨：縦に細長い骨、骨端と骨幹が区別（大腿骨・指骨）
- 短骨：長軸、短軸ほぼ同じ骨（手根骨・足根骨）
- 扁平骨：扁平、板状の骨（胸骨・頭蓋骨の一部）
- 不規則骨：上記の三種に当てはまらない骨（肩甲骨・椎骨）
- 含気骨：外気の入り込む空洞を持つ骨（前頭骨・上顎骨）
- 種子骨：特定の腱や靱帯の中にある骨（膝蓋骨・豆状骨）

2 骨組織の構造
- 骨の細胞：骨原性細胞（間葉細胞に由来、骨芽細胞に分化）・骨芽細胞（骨基質を分泌）・骨細胞（石灰化した基質に囲まれた骨芽細胞、分泌作用が停止、突起をもつ、骨小腔の中に存在）・破骨細胞（骨の融解）
- 基質：規則性をもって走る膠原線維（コラーゲン線維、蛋白質の一種）とその間を満たすリン酸カルシウム、炭酸カルシウムなどの無機質

3 緻密質の構築
- ハバース層板：同方向に走る膠原線維によりできる薄い同心円状の骨層板
- ハバース管：ハバース層板の中央の管（血管・神経の通路）
- ハバース系（骨単位、オステオン）：ハバース系＝ハバース層板＋ハバース管
- フォルクマン管：ハバース管とほぼ直角に走る管（血管と神経の通路）、骨表面や髄腔あるいはほかのハバース管と連絡
- 介在層板：ハバース層板の相互間、同心円状をとらない層板
- 内基礎層板・外基礎層板：緻密質の内層と外層にある骨層板

第2章 骨格系

形状による骨の分類

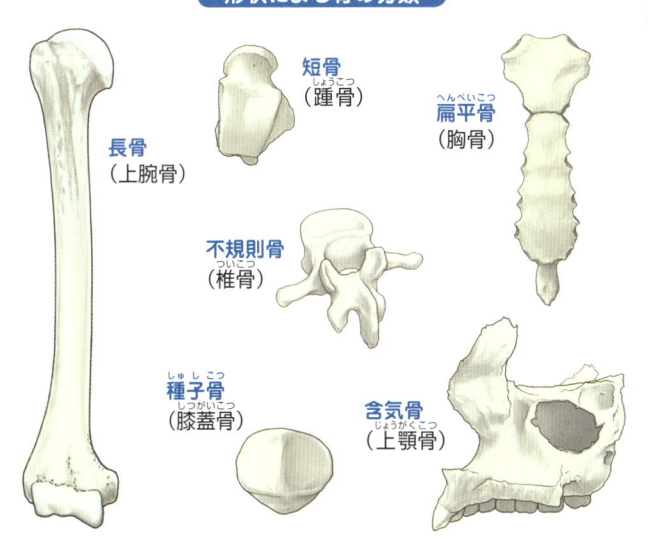

長骨（上腕骨）

短骨（踵骨）

扁平骨（胸骨）

不規則骨（椎骨）

種子骨（膝蓋骨）

含気骨（上顎骨）

骨の顕微構造

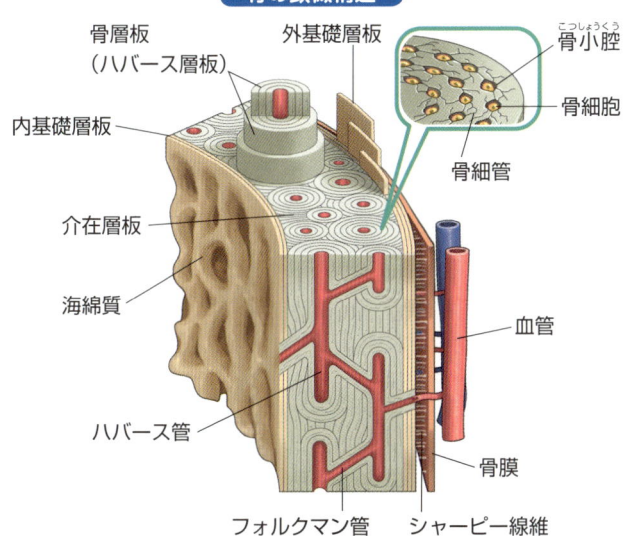

- 骨層板（ハバース層板）
- 外基礎層板
- 骨小腔
- 骨細胞
- 骨細管
- 内基礎層板
- 介在層板
- 海綿質
- 血管
- ハバース管
- 骨膜
- フォルクマン管
- シャーピー線維

骨格系 ▶ 骨格の基礎知識

骨の発生と成長

◆骨組織は中胚葉由来の間葉から発生する。骨の成長は骨端軟骨と骨膜で行われる。

1 骨発生の種類
- 軟骨性骨発生(置換骨、軟骨性骨)：軟骨組織が骨組織に置換される(骨の大部分)
- 膜性骨発生(付加骨、結合組織性骨)：結合組織中に骨組織がつくられる(板状の頭蓋骨・鎖骨など)

2 軟骨性骨発生の過程(例 長骨)
① 軟骨性原基(次ページ 1)の形成(硝子(ガラス)軟骨)
② 原始骨髄腔の形成(軟骨細胞の膨化・崩壊により) 3
③ 一次骨化中心の形成 4
  - 類骨の形成：原始骨髄腔で間葉細胞に由来する骨芽細胞が細胞間基質(コラーゲン線維)を分泌(類骨を形成)
  - 骨化：類骨にカルシウムやリンなど無機質が沈着
④ 骨端部で二次骨化中心の形成 5 6
  - 軟骨は、骨端軟骨と関節軟骨だけとなる 7
  - 25歳ころまでに骨端軟骨も骨組織に置き換わり、骨端線となる(骨の伸長は終わる)
⑤ 軟骨外骨化：一方、骨幹に相当する部位の軟骨膜から骨芽細胞ができ、骨の太さを増す 2〜7

3 骨の成長
- 骨端軟骨：骨の長さの成長
- 骨膜：骨の太さの成長＋骨折時の骨新生(骨の修復)

4 骨のリモデリング(再造形)
- 定義：破骨細胞による骨吸収と骨芽細胞による骨新生の繰り返しにより、古い部分が約3〜5か月のサイクルで新しい骨に生まれ変わる

第2章 骨格系

長骨の発生様式

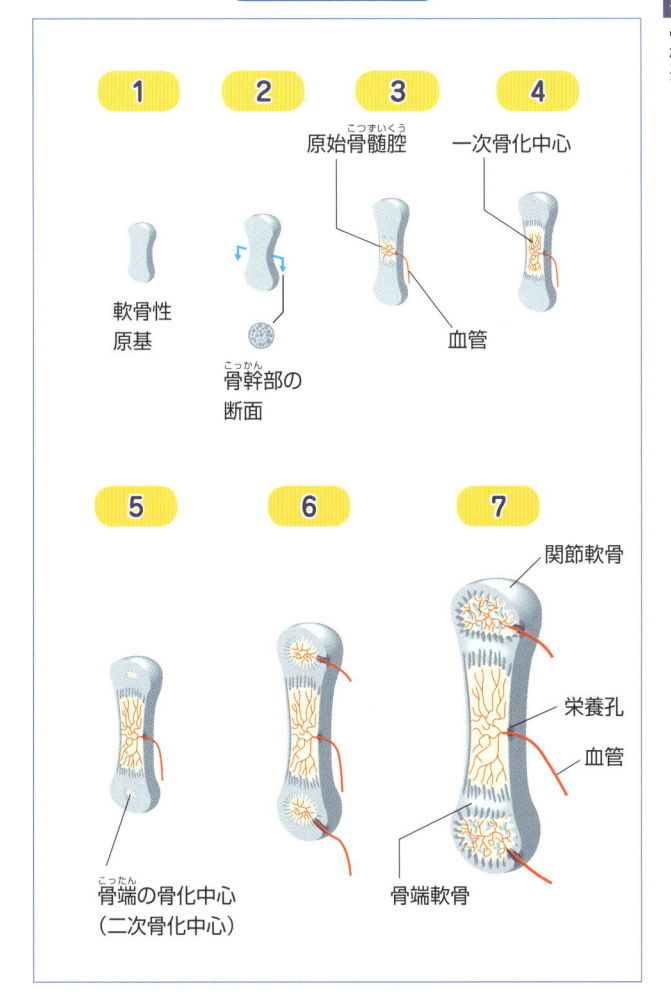

1 軟骨性原基

2 骨幹部の断面

3 原始骨髄腔 / 血管

4 一次骨化中心

5 骨端の骨化中心（二次骨化中心）

6

7 関節軟骨 / 栄養孔 / 血管 / 骨端軟骨

- 成　人：骨新生＝骨吸収、骨量維持
- 新生児：骨新生≫骨吸収、骨量増加
- 老　人：骨新生≪骨吸収、骨量減少傾向、骨粗鬆症

51

骨格系 ▶ 骨格の基礎知識

骨の連結の様式

◆2個もしくはそれ以上の骨のつながりを骨の連結、あるいは広義の関節という。

1 連結様式（接合部の介在物による区分）
- 不動性関節
  - **骨**結合：介在物は骨（成人期の腸骨、坐骨、恥骨の間）
  - **軟骨**結合：介在物は軟骨（恥骨結合・椎間円板）
  - **線維性**結合：介在物は線維性結合組織（縫合・靱帯）
- 可動性関節
  - **滑膜性関節**（狭義の関節）

2 軟骨結合
- （**硝子（ガラス）**）**軟骨**結合
  - 分布：坐骨・恥骨・腸骨間（小児期）・骨幹と骨端の間（成長期）・肋骨と胸骨間の肋軟骨
  - 特徴：しだいに**骨**に置換されていく
- **線維軟骨**結合
  - 分布：**恥骨**結合・**椎間**円板
  - 特徴：骨に変わることはない、可動性は（**硝子（ガラス）**）軟骨結合より大きい、加齢で連結が弱まり、結合が不安定化することがある

3 線維性結合
- **縫合**：わずかな結合組織、**可動性なし**
  - **鋸状**縫合：前頭骨・頭頂骨・後頭骨間
  - **鱗状**縫合：側頭骨・頭頂骨間
  - **直線**縫合：両側の鼻骨間
- **釘植**：可動性なし、歯根と歯槽の結合（歯根膜）
- **靱帯結合**：骨どうしを結ぶ多量な結合組織（脛腓靱帯）

4 滑膜性関節（詳細は P.54 ）

第2章 骨格系

線維性結合

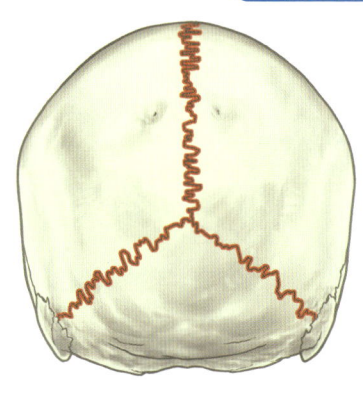

きょじょうほうごう
鋸状縫合

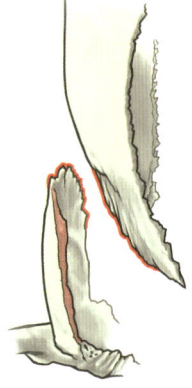

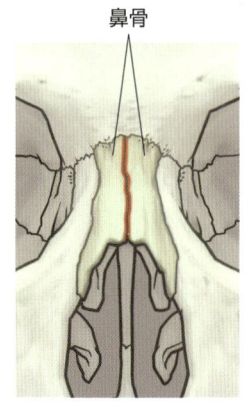

りん
鱗状縫合

鼻骨

ていしょく
釘植

歯根膜

直線縫合
（左右の鼻骨の間）

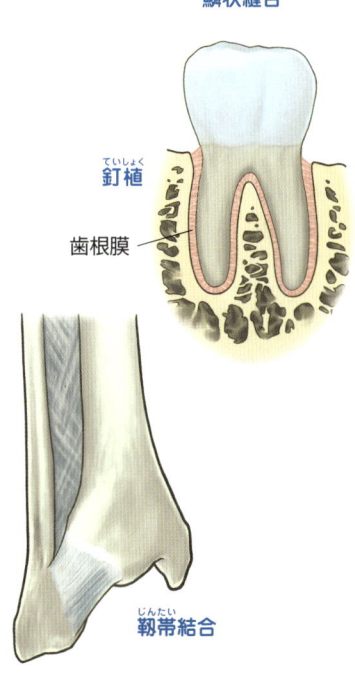

じんたい
靭帯結合

骨格系 ▶ 骨格の基礎知識

滑膜性関節の構造

◆関節は関節面、関節腔、そして両者をおおう関節包と、さらに必要に応じた特殊装置から構成される。

1 関節面
- 定義：関節する骨の相対面、関節頭(凸面)・関節窩(凹面)
- 関節軟骨：関節面をおおう硝子(ガラス)軟骨、厚さは1〜3mm
  - 働き：関節面の適合性を高める。外力に対する緩衝帯
  - 特徴：リンパ管、神経、血管をもたず、栄養は滑液から

2 関節包
- 定義：関節をつくる骨の骨膜は互いに連結して関節包となる
- 外層線維膜：骨膜に続く密性結合組織、丈夫で神経に富む
- 内層滑膜：関節面以外の関節腔の内面をおおう、血管に富む
  - 働き：滑液の分泌と吸収
  - 特徴：しばしば関節内に滑膜絨毛と滑膜ヒダをつくる

3 関節腔
- 定義：関節軟骨と関節包の滑膜によって囲まれた腔所
- 内容物：滑液
- 滑液の働き：潤滑油の役割、関節軟骨への栄養補給、関節内圧の維持で、関節にかかる力を分散

4 特殊装置
❶ 靱帯：骨と骨を結合する強靱な結合組織
- 働き：骨間連結の強固、関節包の補強、関節過度運動の制限、関節内への血管・神経の導入
- 関節包(外)靱帯：関節包外面の靱帯(側副靱帯)
- 関節内靱帯：関節内の靱帯(十字靱帯)

❷ 関節唇：関節窩縁にある線維性軟骨(肩関節、股関節)
- 働き：関節窩の深さや面積を補い、関節の適合性を増す

❸ 関節半月・関節円板：関節腔内にある線維性軟骨

滑膜性関節の一般構造(模型図)

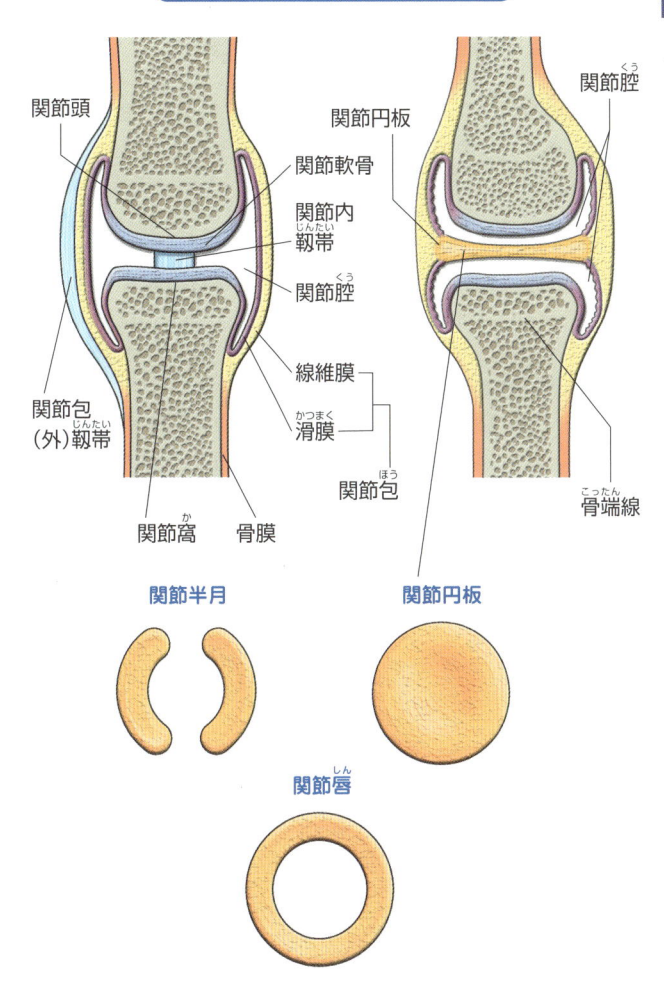

関節半月

関節円板

関節唇

- 働き:両関節面の適合性を高め、ショックを吸収、関節運動範囲を拡大する
- 特徴:関節円板は関節腔を2分する

骨格系 ▶ 骨格の基礎知識

滑膜性関節の分類

◆滑膜性関節は、関節する骨の数により単関節（2個の骨）と複関節（3個以上の骨）に区分されるほか、以下の区分方法もある。

1 運動軸の数による区分
- 一軸性関節：運動軸1つ、一方向のみの運動（指節間関節）
- 二軸性関節：運動軸2つ、二方向の運動（環椎後頭関節）
- 三(多)軸性関節：3つの運動軸（肩関節）、多方向の運動

2 関節面の形状による区分
- 球関節：関節頭と関節窩が半球状（肩関節）、三軸性関節
  - 臼状関節：関節窩が深い球関節（股関節）、三軸性関節
- 楕円関節：両関節面が楕円形（橈骨手根関節・環椎後頭関節）、長軸・短軸の二軸性関節
- 鞍(くら)関節：関節面が馬の鞍のような双曲面（母指の手根中手関節）、二軸性関節
- 蝶番関節：関節頭と関節窩が円柱状の一部で、その中心軸は骨の長軸と直交する。関節頭の表面には、骨の長軸と直交する導溝があり、関節窩にはこれに対応する隆起（導稜）がある（指節間関節・腕尺関節・距腿関節）
  - ラセン関節：導稜と導溝の方向が骨の長軸と直交しない蝶番関節、その運動がラセン状（腕尺関節・距腿関節）
- 車軸関節：関節頭が環状をなし、関節窩内で車輪のように回転運動を行う一軸性関節（橈尺関節・正中環軸関節）
- 平面関節：関節面が平面の関節、わずかなすべり運動（椎間関節・肩鎖関節）
  - 半関節：可動性のない平面関節（手根間関節・仙腸関節）
- 顆状関節：関節周囲の靱帯などにより回旋運動が制限される球関節（中手指節関節、中足指節関節）

滑膜性関節の例

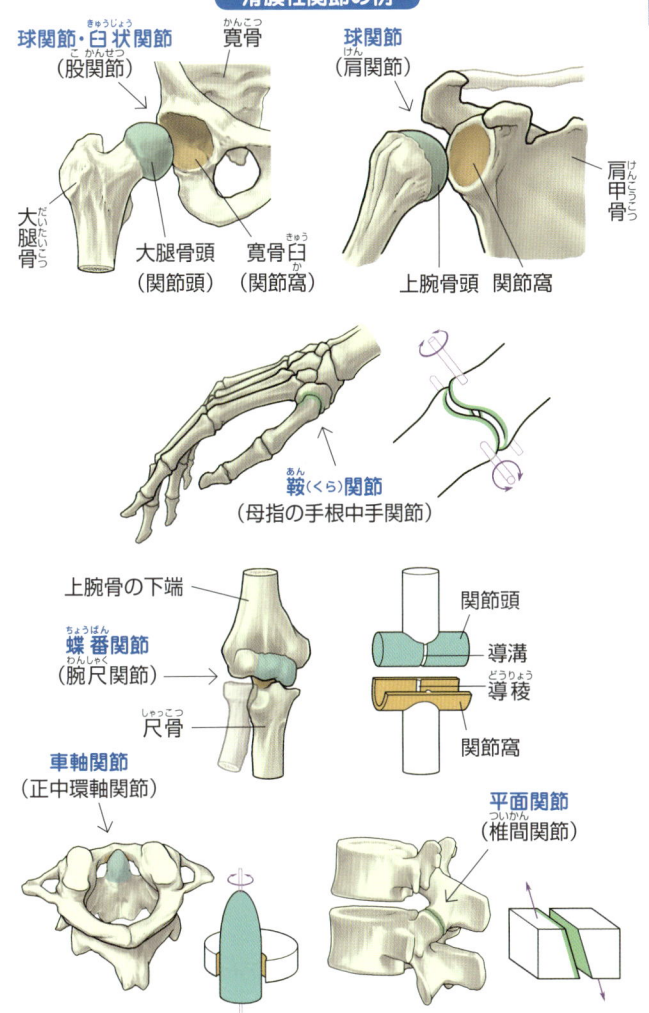

球関節・臼状関節
（股関節）

寛骨

大腿骨

大腿骨頭（関節頭）

寛骨臼（関節窩）

球関節
（肩関節）

肩甲骨

上腕骨頭　関節窩

鞍関節
（母指の手根中手関節）

上腕骨の下端

蝶番関節
（腕尺関節）

尺骨

関節頭
導溝
導稜
関節窩

車軸関節
（正中環軸関節）

平面関節
（椎間関節）

注 関節面の形態による分類に、すべての関節をあてはめることは困難である。教科書などの分類は便宜的なもの

骨格系 ▶ 頭蓋の骨

頭蓋骨❶ 頭蓋骨の上面と新生児の頭蓋冠

◆頭部にある骨は頭蓋骨と呼ばれる。これらの骨は脳を入れる頭蓋腔をつくる脳頭蓋と顔を形づくる顔面頭蓋に分けられる。

1 頭蓋の骨
- 脳頭蓋：前頭骨1、後頭骨1、頭頂骨2、側頭骨2、篩骨1、蝶形骨1（6種、8個）
- 顔面頭蓋：鋤骨1、上顎骨2、下顎骨1、涙骨2、口蓋骨2、鼻骨2、頬骨2、下鼻甲介2、舌骨1（9種、15個）

2 頭蓋の上面
　頭蓋の上面を頭蓋冠ともいう。前頭骨、頭頂骨、後頭骨、側頭骨からなる。おのおのの骨は縫合により連結される。これらの骨は扁平骨で、緻密質の外板、内板とその間にある海綿質の板間層の3層からなる。
- 3つの縫合：冠状縫合・矢状縫合・ラムダ（人字）縫合
- 頭頂孔：導出静脈が貫通（頭蓋内の静脈と頭皮の静脈を連絡）

3 新生児の頭蓋泉門
　新生児頭蓋骨の未骨化部を泉門という。泉門を囲む骨は胎生3か月で膜性骨発生の様式でつくられる。
- 大泉門：出生後2年前後で閉鎖
- 小泉門：出生後0.5年で閉鎖
- 前側頭泉門：出生後0.5年で閉鎖
- 後側頭泉門：出生後1.0年で閉鎖

注 泉門の閉鎖の時期が早すぎたり（脳の発育障害）、遅すぎたり（くる病・水頭症）、または膨隆（脳圧亢進：髄膜炎・脳腫瘍・水頭症）・陥没（脱水状態）すると、病的変化が起こりうる

第2章 骨格系

頭蓋骨（上面）

- 鼻骨
- 前頭骨
- 頬骨弓（きょうこつきゅう）
- 冠状縫合（かんじょうほうごう）
- 頭頂骨
- 矢状縫合（しじょう）
- 頭頂孔（こう）
- ラムダ縫合
- 後頭骨

新生児の頭蓋泉門

頭蓋冠

- 前頭骨
- 大泉門（だいせんもん）
- 頭頂骨
- 小泉門
- 後頭骨

頭蓋側面

- 頭頂骨
- 大泉門
- 前頭骨
- 小泉門
- 前側頭泉門
- 後頭骨
- 蝶形骨（ちょうけい）
- 上顎骨（じょうがく）
- 後側頭泉門（こう）
- 側頭骨
- 下顎骨（かがく）

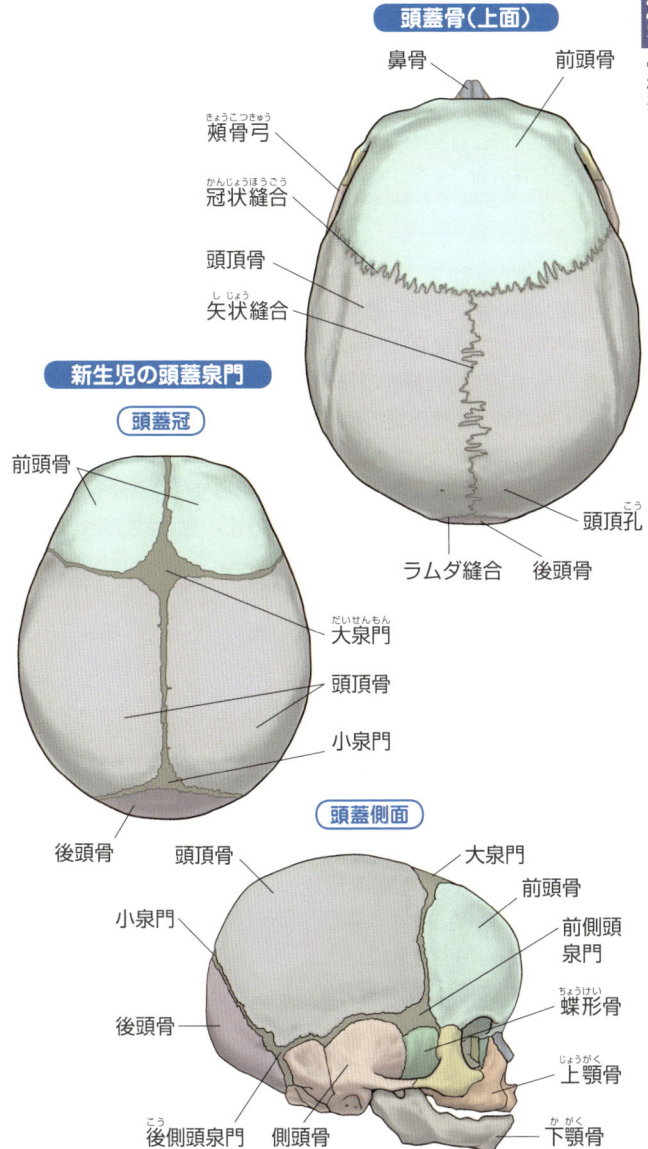

骨格系 ▶ 頭蓋の骨

頭蓋骨❷ 頭蓋骨の前面と上顎骨

◆頭蓋の前面は前頭骨、頬骨、上・下顎骨、蝶形骨などからなる。
上顎骨は顔面中央を占める骨で、眼窩・鼻腔・口腔に関与する。

1 頭蓋骨の前面

- 眼窩：前頭骨・上顎骨・頬骨・蝶形骨・篩骨・涙骨・口蓋骨で形成
  - 視神経管：視神経・眼動脈が走行
  - 上眼窩裂：動眼神経・滑車神経・外転神経・眼神経が走行
  - 下眼窩裂：上顎神経の枝の頬骨神経・眼窩下神経・眼窩下動静脈が走行
  - 眼窩上孔：眼窩上神経（眼神経の枝）が走行
  - 眼窩下孔：眼窩下神経（上顎神経の枝）・動静脈が走行
- 鼻腔
  - 梨状口：上顎骨・鼻骨で囲む孔
  - 鼻中隔：篩骨の垂直板＋鋤骨（一部）
  - 上・中鼻甲介：篩骨の一部
  - 下鼻甲介：単独の骨
  - 後鼻孔：咽頭に連続
- オトガイ孔：オトガイ神経・オトガイ動静脈が出る

2 上顎骨の外側面

- 上顎洞：上顎骨体内部の空洞、中鼻道に開口
- 前頭突起：鼻根の外側部を形成
- 頬骨突起：頬骨に向かう突起
- 口蓋突起：骨口蓋を形成
- 歯槽突起：歯槽（8個）が存在

第2章 骨格系

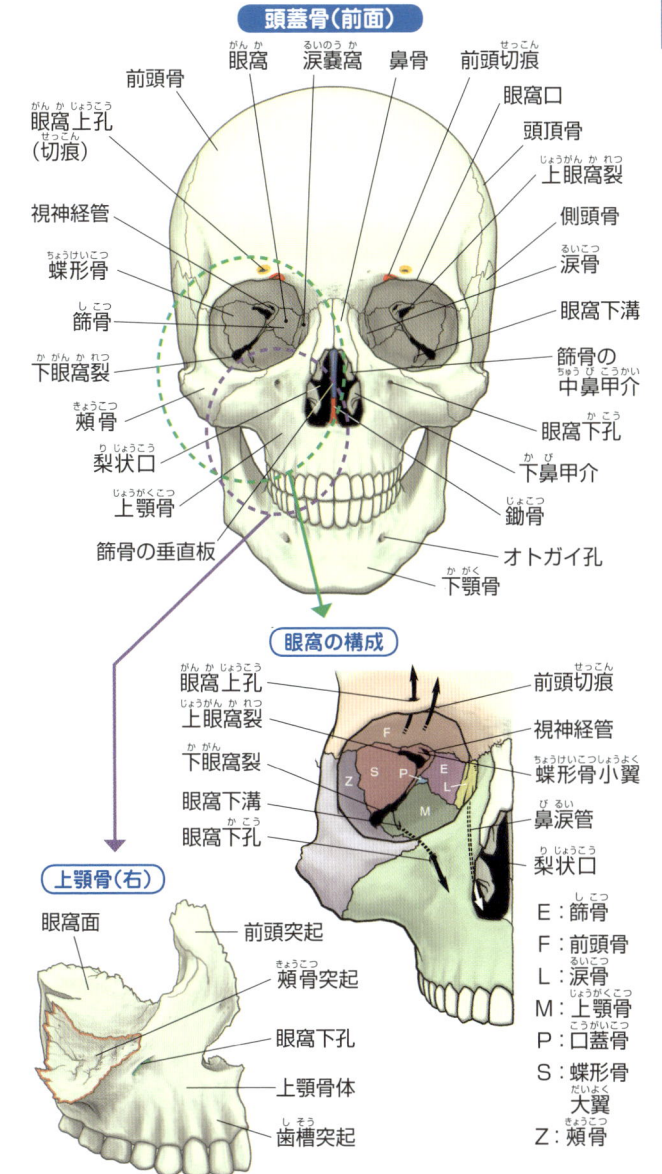

頭蓋骨（前面）

- 前頭骨
- 眼窩
- 涙嚢窩
- 鼻骨
- 前頭切痕
- 眼窩上孔（切痕）
- 眼窩口
- 頭頂骨
- 視神経管
- 上眼窩裂
- 蝶形骨
- 側頭骨
- 篩骨
- 涙骨
- 下眼窩裂
- 眼窩下溝
- 頬骨
- 篩骨の中鼻甲介
- 梨状口
- 眼窩下孔
- 上顎骨
- 下鼻甲介
- 篩骨の垂直板
- 鋤骨
- オトガイ孔
- 下顎骨

眼窩の構成

- 眼窩上孔
- 前頭切痕
- 上眼窩裂
- 視神経管
- 下眼窩裂
- 蝶形骨小翼
- 眼窩下溝
- 鼻涙管
- 眼窩下孔
- 梨状口

- E：篩骨
- F：前頭骨
- L：涙骨
- M：上顎骨
- P：口蓋骨
- S：蝶形骨大翼
- Z：頬骨

上顎骨（右）

- 眼窩面
- 前頭突起
- 頬骨突起
- 眼窩下孔
- 上顎骨体
- 歯槽突起

骨格系 ▶ 頭蓋の骨

頭蓋骨❸ 頭蓋骨の側面と側頭骨の外面

◆頭蓋骨の側面の上後部は脳頭蓋、前下部は顔面頭蓋である。側頭骨がほぼ中央に位置し、側頭部にある多くの構造をつくる。

1 側頭部
- **上側頭線**：側頭筋膜（側頭筋を包む厚い筋膜）が付着
- **下側頭線**：側頭筋が起始
- **側頭窩**：側頭骨鱗部＋蝶形骨大翼、側頭筋が起始
- **頬骨弓**：頬骨の側頭突起（前）＋側頭骨の頬骨突起（後）
  - **咬筋**が起始
  - **ドイツ水平線**（眼耳水平線、フランクフルト平面）
    - 外耳孔と眼窩下縁を結ぶ線、頬骨弓上縁に相当
    - X線学的な位置決定に利用
- **側頭下窩**：蝶形骨の翼状突起＋上顎骨体、側頭窩の下方のくぼみ
- **翼口蓋窩**：翼状突起と上顎骨体の間の裂け目

2 側頭骨（P.67）
- **岩様部**
  - **乳突部**：**乳様突起**[乳突洞（乳突蜂巣）を入れる突起・胸鎖乳突筋が停止]・**茎乳突孔**（顔面神経の出口 P.65）・**茎状突起**（茎突下顎靱帯・茎突舌骨筋・茎突舌筋が付着）
  - **錐体**：**骨迷路**（内耳、平衡聴覚器を内蔵）・**頸動脈管**（内頸動脈の通路）・**内耳孔**（内耳道の入口 P.67）
- **鼓室部**：側頭骨の中にある腔所、空気を含む
  - **外耳孔**：外耳道の入口
  - **耳小骨**を内蔵
- **鱗部**
  - **頬骨突起**：頬骨の側頭突起と頬骨弓を構成
  - **下顎窩**：**下顎骨**と顎関節を構成

第2章 骨格系

頭蓋骨（側面）

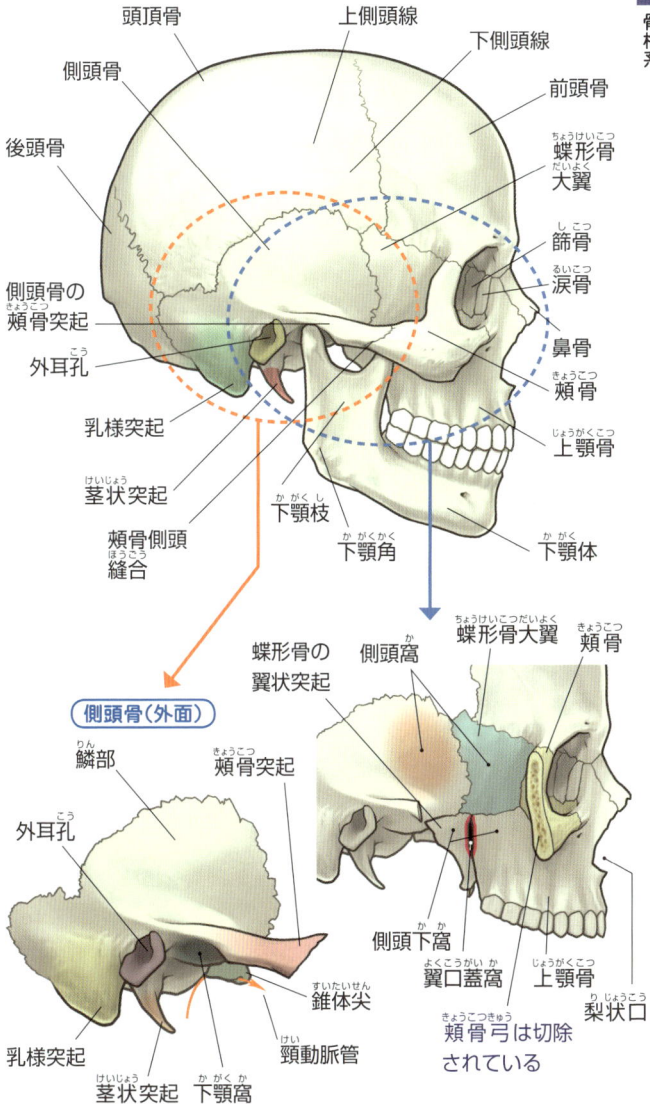

- 頭頂骨
- 上側頭線
- 下側頭線
- 側頭骨
- 前頭骨
- 後頭骨
- 蝶形骨大翼（ちょうけいこつだいよく）
- 篩骨（しこつ）
- 涙骨（るいこつ）
- 側頭骨の頬骨突起
- 外耳孔（こう）
- 鼻骨
- 頬骨（きょうこつ）
- 乳様突起
- 上顎骨（じょうがくこつ）
- 茎状突起（けいじょう）
- 下顎枝（かがくし）
- 頬骨側頭縫合（ほうごう）
- 下顎角（かがくかく）
- 下顎体（かがく）

側頭骨（外面）

- 鱗部（りんぶ）
- 頬骨突起（きょうこつ）
- 外耳孔（こう）
- 乳様突起
- 茎状突起（けいじょう）
- 錐体尖（すいたいせん）
- 頸動脈管（けい）
- 下顎窩（かがくか）

- 蝶形骨の翼状突起
- 側頭窩（か）
- 蝶形骨大翼（ちょうけいこつだいよく）
- 頬骨（きょうこつ）
- 側頭下窩（かか）
- 翼口蓋窩（よくこうがいか）
- 上顎骨（じょうがくこつ）
- 梨状口（りじょうこう）

頬骨弓は切除されている

骨格系 ▶ 頭蓋の骨

頭蓋骨❹ 外頭蓋底と舌骨

◆下顎骨（かがくこつ）・舌骨（ぜっこつ）を除く頭蓋の下面は**外頭蓋底**（とうがい）と呼ばれ、きわめて複雑な凹凸面で、前部・中部・後部に分けられる。

1 外頭蓋底
- 前部
  - **骨口蓋**：左右の**上顎骨**（口蓋突起）＋口蓋骨
  - **後鼻孔**：咽頭に接続
  - **鋤骨**・蝶形骨の**翼状突起**（内側・外側翼突筋が起始）
- 中部
  - **卵円孔**：下顎神経の通路
  - **棘孔**：中硬膜動脈・静脈の通路
  - **頸動脈管**：内頸動脈の通路
  - **頸静脈孔**：内頸静脈と舌咽・迷走・副神経が通過
  - **破裂孔**：線維軟骨で閉鎖されている孔
  - **茎状突起**：茎突下顎靱帯・茎突舌骨筋・茎突舌筋が付着
  - **茎乳突孔**：顔面神経管の出口、顔面神経の通路
  - **下顎窩**：下顎骨と顎関節を構成
- 後部（後頭骨がメイン）
  - **大（後頭）孔**：**脊柱管**に連続、延髄と椎骨動脈、副神経脊髄根が通る
  - **乳様突起**：胸鎖乳突筋が停止
  - **後頭顆**：環椎（第1頸椎）と**環椎後頭関節**を構成
  - **舌下神経管**：舌下神経の通路
  - **外後頭隆起**：僧帽筋が起始

2 舌骨
舌骨は喉頭の上方、舌根の下部にある小骨で、前部の**体**と後部の**大角**、体と大角の間にある**小角**に区分される。第3頸椎の高さに位置し、他の骨と直接には関節をつくらない。

外頭蓋底

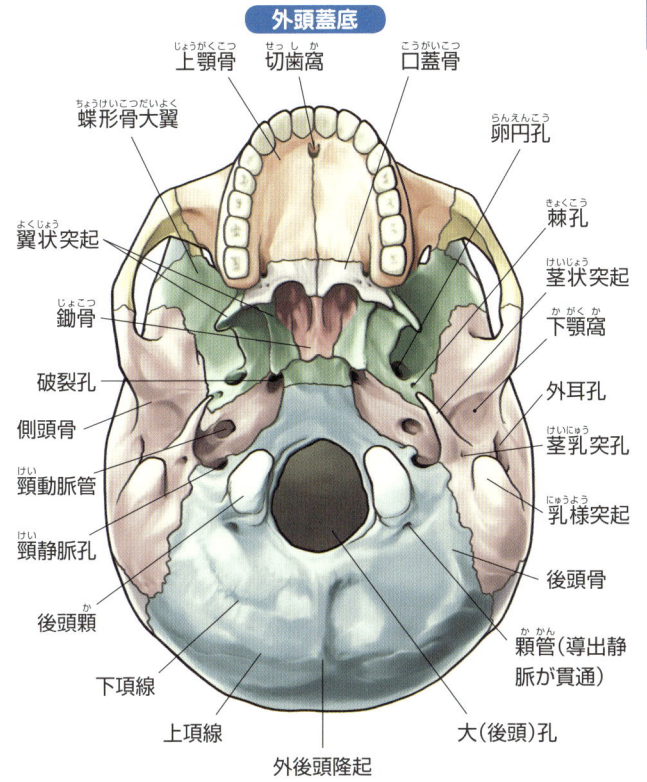

- 上顎骨
- 切歯窩
- 口蓋骨
- 蝶形骨大翼
- 卵円孔
- 翼状突起
- 棘孔
- 鋤骨
- 茎状突起
- 破裂孔
- 下顎窩
- 側頭骨
- 外耳孔
- 頸動脈管
- 茎乳突孔
- 頸静脈孔
- 乳様突起
- 後頭顆
- 後頭骨
- 下項線
- 顆管(導出静脈が貫通)
- 上項線
- 大(後頭)孔
- 外後頭隆起

舌骨(前上面)

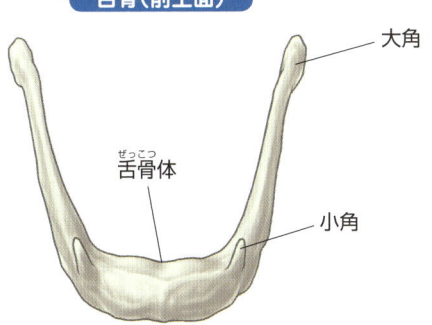

- 大角
- 舌骨体
- 小角

骨格系 ▶ 頭蓋の骨

頭蓋骨❺ 内頭蓋底と蝶形骨の上面

◆頭蓋底の内面を内頭蓋底という。内頭蓋底は全体としてくぼみ、脳をのせ、前・中・後頭蓋窩に分けられる。

- 前頭蓋窩：大脳の前頭葉を入れる部分
  - 鶏冠：篩骨の一部、脳硬膜が付着
  - 蝶形骨小翼
- 中頭蓋窩：大脳の側頭葉をいれる部分
  - 視神経管：視神経の通路
  - 上眼窩裂：大翼と小翼との間の隙間（通るものは P.60 ）
  - 下垂体窩：トルコ鞍の中央部、下垂体を入れるくぼみ
  - 正円孔：上顎神経の通路
  - 卵円孔：下顎神経の通路
  - 棘孔：中硬膜動・静脈の通路
  - 破裂孔：線維軟骨で閉鎖されている孔
- 後頭蓋窩：橋・延髄・小脳を入れる部分
  - 内耳孔：内耳神経・顔面神経の通路
  - 頸静脈孔：舌咽神経・迷走神経・副神経・内頸静脈の通路
  - 舌下神経管：舌下神経の通路
  - 大後頭孔：脊柱管に連なる部分（通るものは P.64 ）
- 蝶形骨
  - 体：蝶形骨洞（蝶形骨体内部の空洞）、トルコ鞍（下垂体窩）
  - 小翼：視神経管
  - 大翼：上眼窩裂（大翼と小翼との間の隙間）・正円孔・卵円孔・棘孔
  - 翼状突起：内側板・外側板

第2章 骨格系

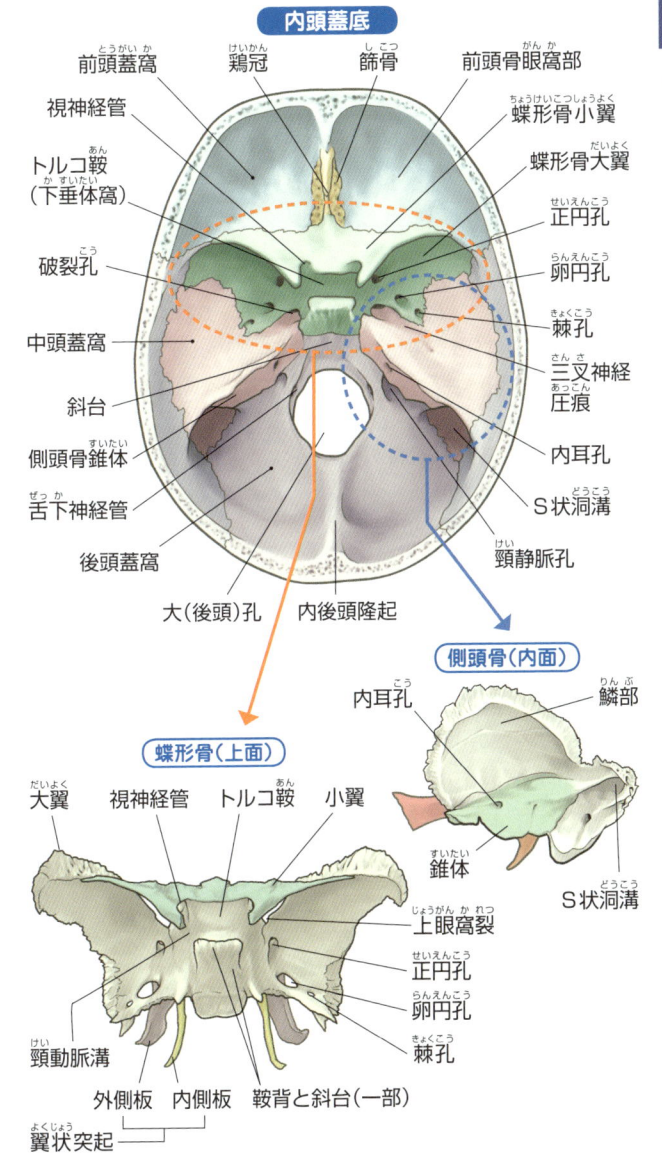

内頭蓋底

- 前頭蓋窩
- 鶏冠
- 篩骨
- 前頭骨眼窩部
- 視神経管
- 蝶形骨小翼
- トルコ鞍（下垂体窩）
- 蝶形骨大翼
- 正円孔
- 破裂孔
- 卵円孔
- 中頭蓋窩
- 棘孔
- 三叉神経圧痕
- 斜台
- 側頭骨錐体
- 内耳孔
- 舌下神経管
- S状洞溝
- 後頭蓋窩
- 頸静脈孔
- 大(後頭)孔
- 内後頭隆起

側頭骨（内面）

- 内耳孔
- 鱗部
- 錐体
- S状洞溝

蝶形骨（上面）

- 大翼
- 視神経管
- トルコ鞍
- 小翼
- 上眼窩裂
- 正円孔
- 卵円孔
- 棘孔
- 頸動脈溝
- 外側板
- 内側板
- 鞍背と斜台（一部）
- 翼状突起

骨格系 ▶ 頭蓋の骨

頭蓋骨❻ 鼻腔と下顎骨

◆鼻腔は4つの壁からなり、副鼻腔と交通する。下顎骨は顔面骨のうちで最も大きく、頑丈な骨である。

1 鼻腔
- 上壁：篩骨の篩板（多数の小孔）、嗅神経の通路
- 下壁：上顎骨（口蓋突起）＋口蓋骨（一部）
- 内側壁＝鼻中隔＝篩骨の垂直板（上）＋鋤骨（下）＋鼻中隔軟骨（前）
- 外側壁：上鼻甲介（篩骨の一部）・中鼻甲介（篩骨の一部）・下鼻甲介（独立した骨）
- 鼻道：総鼻道（鼻中隔の両側）・上鼻道・中鼻道・下鼻道（それぞれの鼻甲介の下）

2 副鼻腔
副鼻腔は鼻腔周辺の骨の内部の含気腔である。
- 上顎洞：2個、一番大きい、中鼻道に開口、蓄膿症になりやすい
- 篩骨洞：多数の小空洞、上鼻道・中鼻道に開口
- 前頭洞：2個、中鼻道に開口
- 蝶形骨洞：1個、上鼻道に開口

3 下顎骨
- 下顎体：オトガイ隆起・歯槽（歯根を入れる隙間）
- 下顎角：下顎体と下顎枝とが合する外角、成人110°
  - 咬筋粗面（下顎角の外面）：咬筋が停止
  - 翼突筋粗面（下顎角の内面）：内側翼突筋が停止
- 下顎枝
  - 関節突起：下顎頭（側頭骨と顎関節を構成）・下顎頸
  - 筋突起：側頭筋が停止
  - 下顎切痕：関節突起と筋突起の間

第2章 骨格系

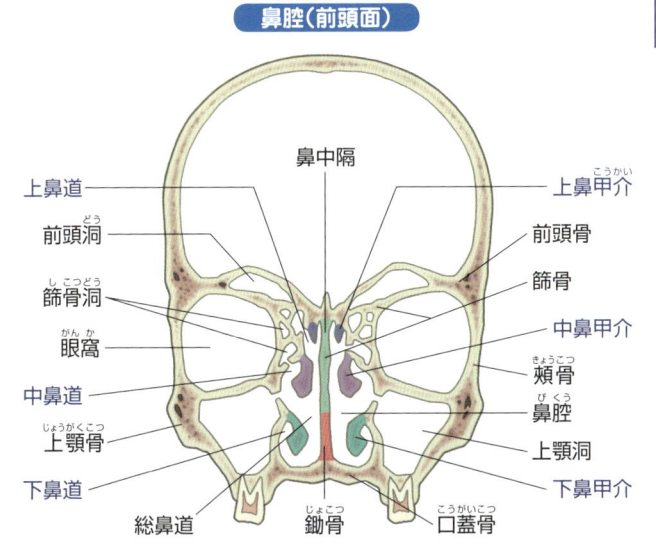

鼻腔（前頭面）

- 鼻中隔
- 上鼻道
- 上鼻甲介
- 前頭洞
- 前頭骨
- 篩骨洞
- 篩骨
- 眼窩
- 中鼻甲介
- 頰骨
- 中鼻道
- 鼻腔
- 上顎骨
- 上顎洞
- 下鼻道
- 下鼻甲介
- 総鼻道
- 鋤骨
- 口蓋骨

下顎骨

- 筋突起
- 下顎切痕
- 下顎孔
- 関節突起
- 翼突筋粗面
- 下顎頭
- 下顎頸
- 下顎枝
- オトガイ隆起
- 咬筋粗面
- 下顎角
- 下顎管（下顎孔からオトガイ孔に通じる下歯槽神経と動静脈を通す）
- オトガイ孔

骨格系 ▶ 脊柱と胸郭の骨

脊柱の骨❶ 脊柱と頸椎の特徴

◆脊柱は椎骨が上下に連結してできる骨格である。頸椎は他の椎骨より小さい。椎体は小さく、椎孔は三角形で比較的大きい。

1 脊柱
- 役割：体幹の中軸、脊髄を入れる脊柱管の形成
- 特徴：全体として緩やかなS字状、スプリングの働き
  - 前弯：頸部（生後3～6か月）、腰部（約生後12か月で形成）
  - 後弯：胸部・仙尾部（胎生期のまま）

2 椎骨の基本構造
- 椎体
- 椎弓
  - 椎弓板：横突起・棘突起・上関節突起・下関節突起
  - 椎弓根：上椎切痕（椎弓根上縁）・下椎切痕（椎弓根下縁）・椎間孔（上位椎骨の下椎切痕＋下位椎骨の上椎切痕）
- 椎孔：椎体と椎弓の間、上下の椎孔が連なり脊柱管を形成

3 頸椎（C1～7）の特徴
- 横突孔：椎骨動脈はC1～6、椎骨静脈はC1～7を通る
- 棘突起の形状：C1・C7以外は先端が2分
- 横突起の形状：C3～7は先端が2分＝前結節・後結節
- 第1頸椎＝環椎
  - 前弓：前結節・歯突起窩（軸椎と正中環軸関節を構成）
  - 後弓：後結節（棘突起に相当）
  - 外側塊
    - 上関節窩：後頭骨と環椎後頭関節を形成
    - 下関節窩：軸椎と外側環軸関節を構成
- 第2頸椎＝軸椎
  - 歯突起：環椎と正中環軸関節を構成
- 第7頸椎＝隆椎：棘突起は頸椎で最大、体表観察の目安

第2章 骨格系

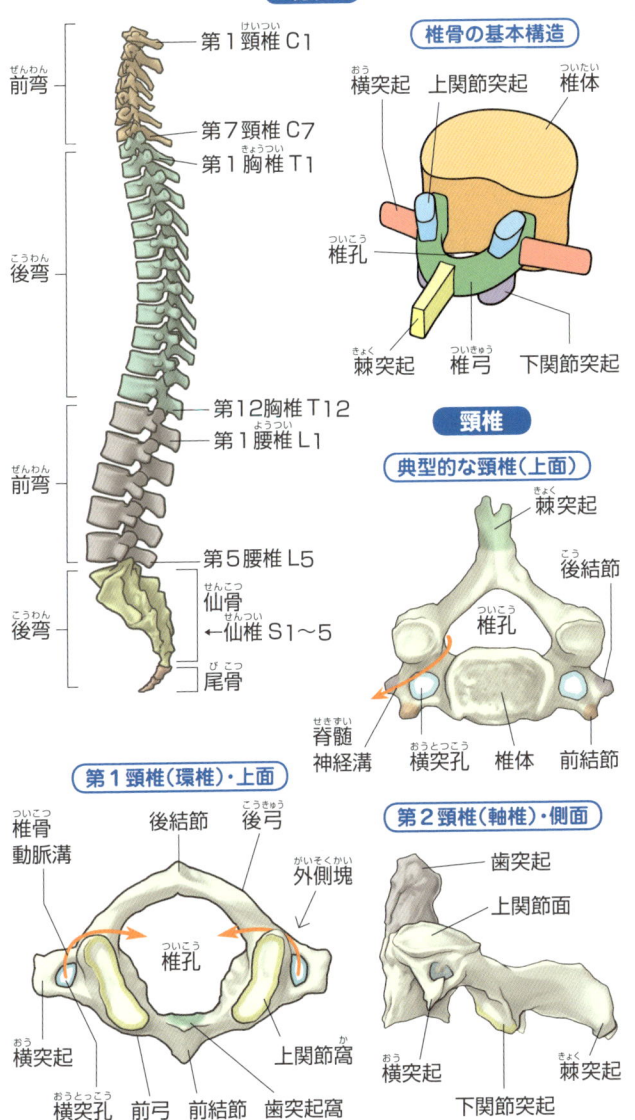

脊柱

- 第1頸椎 C1
- 第7頸椎 C7
- 第1胸椎 T1
- 第12胸椎 T12
- 第1腰椎 L1
- 第5腰椎 L5
- 仙骨 ←仙椎 S1〜5
- 尾骨

前弯／後弯／前弯／後弯

椎骨の基本構造

横突起、上関節突起、椎体、椎孔、棘突起、椎弓、下関節突起

頸椎

典型的な頸椎（上面）

棘突起、後結節、椎孔、脊髄神経溝、横突孔、椎体、前結節

第1頸椎（環椎）・上面

椎骨動脈溝、後結節、後弓、外側塊、椎孔、横突起、横突孔、前弓、前結節、歯突起窩、上関節窩

第2頸椎（軸椎）・側面

歯突起、上関節面、横突起、下関節突起、棘突起

骨格系 ▶ 脊柱と胸郭の骨

脊柱の骨❷ 胸椎と腰椎の特徴

◆胸椎は椎骨の基本型である。腰椎は脊柱の腰部を形成するいちばん大型の椎骨である。

1 胸椎（T1〜12）の特徴
- 棘突起が長く、下方に強く傾斜
- 肋骨窩：肋骨と関節する肋骨窩をもつ
  - **肋骨窩**：T1・T11・T12の椎体、肋骨頭関節を構成
  - **上肋骨窩**：T2〜T10の椎体の上縁、肋骨頭関節を構成
  - **下肋骨窩**：T1〜T9の椎体の下縁、肋骨頭関節を構成
    - 隣接する上位椎骨の下肋骨窩と、下位椎骨の上肋骨窩は、合わせて1個の肋骨窩となり、1個の肋骨頭と関節する
  - **横突肋骨窩**：T1〜T10横突起に存在、肋横突関節を構成
- 各胸椎のもつ関節面の数
  - T1〜T9は **10** 個：上・下関節突起の関節面4＋上・下肋骨窩4＋横突肋骨窩2
  - T10は **8** 個：上・下関節突起の関節面4＋肋骨窩2＋横突肋骨窩2
  - T11〜12は **6** 個：上・下関節突起の関節面4＋肋骨窩2

2 腰椎（L1〜5）の特徴
- 椎体が大きく、棘突起は水平に突出し、となりの棘突起との間隔が大きい
- **肋骨突起**：退化した肋骨の名残
- **乳頭突起**：横突起が退化したもの
- **副突起**：横突起が退化したもの

注 腰椎の肋骨突起は、「横突起」と記す場合もある

第2章 骨格系

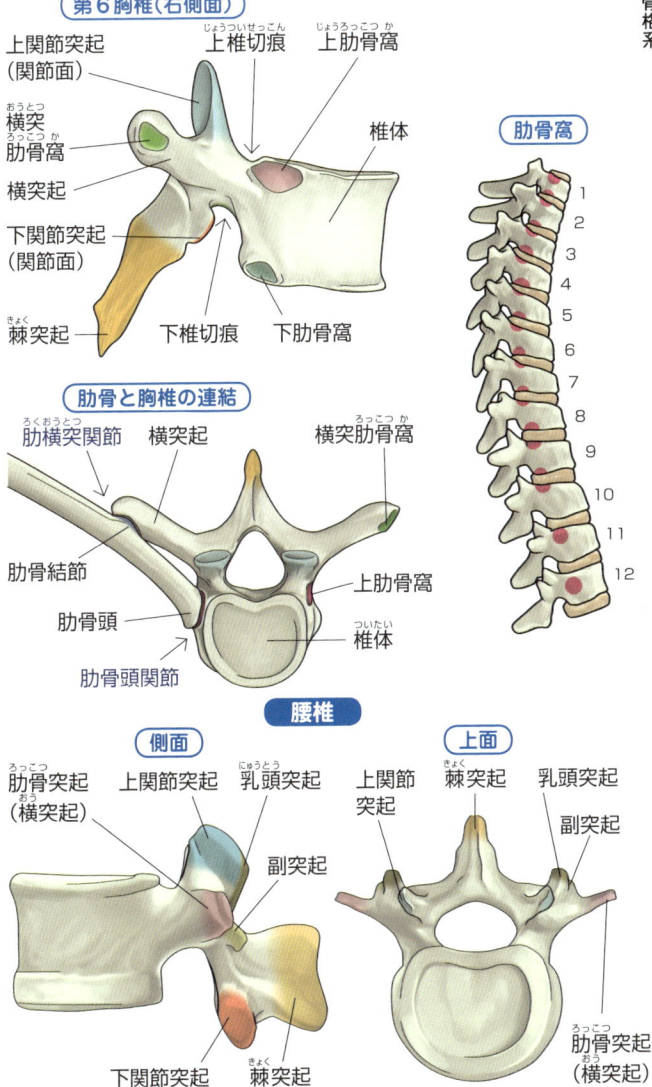

胸椎

第6胸椎（右側面）

- 上関節突起（関節面）
- 上椎切痕
- 上肋骨窩
- 横突肋骨窩
- 横突起
- 椎体
- 下関節突起（関節面）
- 棘突起
- 下椎切痕
- 下肋骨窩

肋骨窩

1〜12

肋骨と胸椎の連結

- 肋横突関節
- 横突起
- 横突肋骨窩
- 肋骨結節
- 上肋骨窩
- 肋骨頭
- 椎体
- 肋骨頭関節

腰椎

側面

- 肋骨突起（横突起）
- 上関節突起
- 乳頭突起
- 副突起
- 下関節突起
- 棘突起

上面

- 上関節突起
- 棘突起
- 乳頭突起
- 副突起
- 肋骨突起（横突起）

骨格系 ▶ 脊柱と胸郭の骨

脊柱の骨❸ 仙椎→仙骨と尾椎→尾骨の特徴

◆仙骨は5つの仙椎が骨結合したもので、尾骨は3〜5個の尾椎が骨結合したものである。骨結合は、17〜18歳ごろに完了する。

1 仙椎(S1-5)→仙骨の特徴

- 仙骨管⇐椎孔：馬尾神経を入れる管
- 正中仙骨稜⇐棘突起
- 中間仙骨稜⇐関節突起
- 外側仙骨稜⇐横突起
- 前仙骨孔⇐椎間孔：仙骨神経の前枝が出る
- 後仙骨孔⇐椎間孔：仙骨神経の後枝が出る
- 耳状面：腸骨の耳状面と仙腸関節を形成
- 岬角：第1仙椎の椎体前面上縁

2 尾椎→尾骨(Co)の特徴

- 尾骨角：第1尾椎の上関節突起に相当
- 尾骨の前面・後面：靱帯・筋が付着

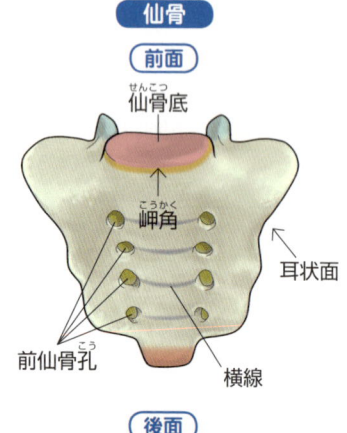

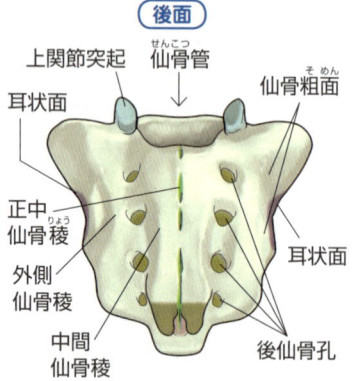

仙骨

前面
仙骨底
岬角
耳状面
前仙骨孔
横線

後面
上関節突起
仙骨管
耳状面
仙骨粗面
正中仙骨稜
外側仙骨稜
耳状面
中間仙骨稜
後仙骨孔

*「→」は骨結合を表す。 例「仙椎」が骨結合すると「仙骨」となる
「⇐」は骨結合後の変化を表す

骨格系 ▶ 脊柱と胸郭の骨

胸郭・胸骨の特徴

◆ 胸郭は胸腔を囲む骨格であり、胸部内臓に加え、肝臓などの腹部臓器も保護する。

1 胸郭
- 胸郭の構成：胸椎（12個）・肋骨（12対）・胸骨（1個）
- 胸郭上口の構成：第1胸椎・第1肋骨・胸骨柄の上縁
- 胸郭下口の構成：第12胸椎・第12肋骨・肋骨弓・剣状突起
- 胸骨下角：左右肋骨弓の間の角、70〜80°

2 胸骨
- 胸骨柄：頸切痕（1個）、鎖骨切痕（2個、鎖骨と胸鎖関節を構成）、肋骨切痕（2個、肋軟骨と胸肋関節を構成）
- 胸骨体：肋骨切痕（6×2個、肋軟骨と胸肋関節を構成）
- 剣状突起：みぞおちの部分に相当
- 胸骨角（ルイ角）：胸骨柄と胸骨体の結合部、第2肋骨の高さ

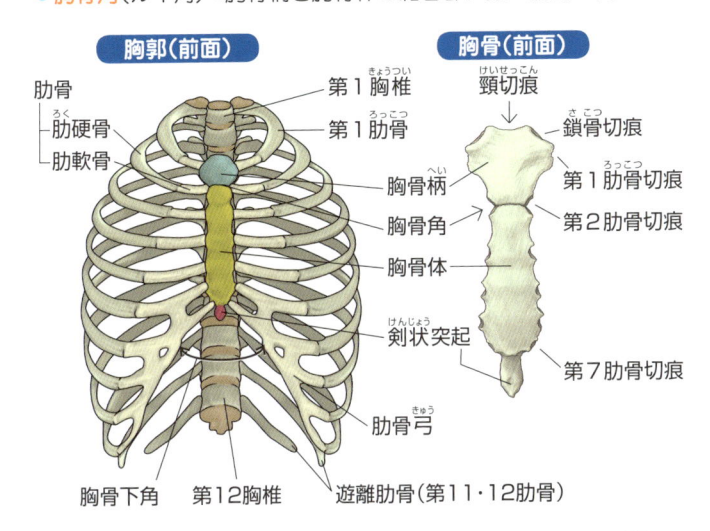

胸郭（前面）
肋骨
- 肋硬骨
- 肋軟骨
第1胸椎
第1肋骨
胸骨柄
胸骨角
胸骨体
剣状突起
肋骨弓
胸骨下角　第12胸椎　遊離肋骨（第11・12肋骨）

胸骨（前面）
頸切痕
鎖骨切痕
第1肋骨切痕
第2肋骨切痕
第7肋骨切痕

骨格系 ▶ 脊柱と胸郭の骨

肋骨と斜角筋隙

◆肋骨は12対の細長い扁平骨であり、後方の肋硬骨と前方の肋軟骨からなる。第1肋骨はその上部の斜角筋と斜角筋隙をつくる。

1 肋骨
- 真肋（上位7対）
- 仮肋（下位5対）：付着肋骨（第8〜10肋骨、肋骨弓に付着）・遊離（浮遊、浮動）肋骨（第11・12肋骨、肋骨弓に付着しない）

2 肋硬骨
- 肋骨頭：肋骨頭関節面（胸椎と肋骨頭関節を構成）
- 肋骨頸：第11〜12肋骨には不明瞭
- 肋骨結節：肋骨頸と肋骨体の間の隆起（第11〜12肋骨を除く）
  - 肋骨結節関節面：胸椎の横突起と肋横突関節を構成
- 肋骨体：肋骨結節より前方部
  - 肋骨角：肋骨体の外面にある強い弯曲部、骨折しやすい
  - 肋骨溝：肋骨体下面の溝、肋間神経・動脈・静脈の通路

3 肋軟骨
- 肋軟骨は硝子（ガラス）軟骨（第11・12肋骨は軟骨をもたない）
- 肋骨弓：第7〜10肋軟骨の下縁のつながり
- 胸骨下角：左右肋骨弓の間の角、70〜80°（前項参照）

4 第1肋骨と斜角筋隙
- 第1肋骨：最も幅広く短い肋骨であり、上下に扁平で、強く弯曲する
  - 前斜角筋結節：上面にあり、前斜角筋が停止
  - 鎖骨下静脈溝：上面にあり、鎖骨下静脈の通路
  - 鎖骨下動脈溝：上面にあり、鎖骨下動脈の通路
- 斜角筋隙：第1肋骨と前斜角筋・中斜角筋の隙間
  - 腕神経叢と鎖骨下動脈を通す

肋骨

典型的な肋骨（右）

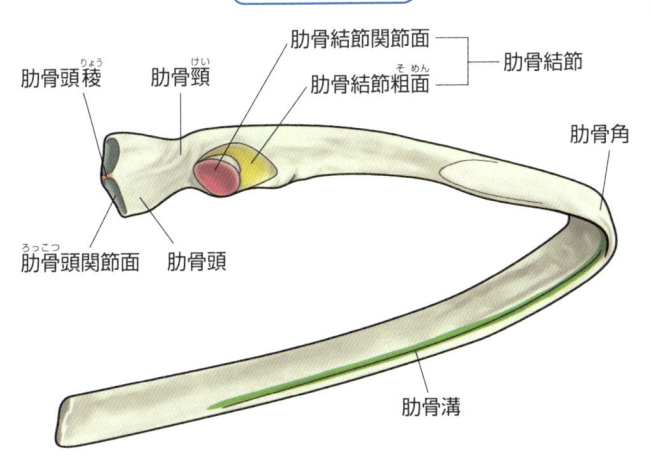

- 肋骨頭稜
- 肋骨頸
- 肋骨結節関節面
- 肋骨結節粗面
- 肋骨結節
- 肋骨角
- 肋骨頭関節面
- 肋骨頭
- 肋骨溝

第1肋骨（右上面）と斜角筋隙

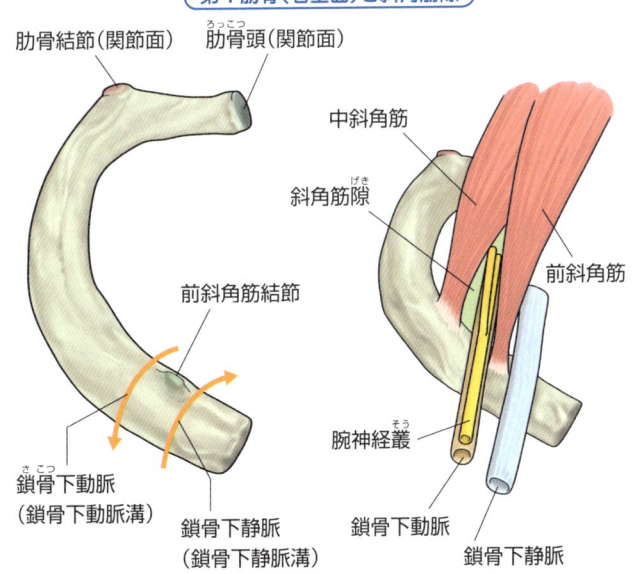

- 肋骨結節（関節面）
- 肋骨頭（関節面）
- 中斜角筋
- 斜角筋隙
- 前斜角筋
- 前斜角筋結節
- 腕神経叢
- 鎖骨下動脈（鎖骨下動脈溝）
- 鎖骨下静脈（鎖骨下静脈溝）
- 鎖骨下動脈
- 鎖骨下静脈

骨格系 ▶ 体幹の連結

椎骨の連結

◆椎骨は椎間円板・椎間関節・靱帯により上下に連結する。各椎骨間の運動は小さくても、脊柱全体としては大きな運動となる。

1 椎間円板

椎間円板は椎体間に介在する線維軟骨である。下位ほど大型で、頸部・腰部の椎間円板は腹側部が厚く、前弯をつくる（胸部の後弯は椎骨の形によるものである）。椎間円板の厚さの合計は脊柱全長の約1/4に及ぶ。

- 中心部：髄核（70～80％の水分を含むゼリー状の組織）
- 外部：線維輪（線維軟骨）

2 椎間関節

上位椎骨の下関節突起と下位椎骨の上関節突起との間にできる平面関節（滑膜性関節）で、関節包、関節腔をもつ。

3 靱帯

- 全長にわたる靱帯
  - **前縦靱帯**：椎体・椎間円板の前面に沿って伸びる靱帯、椎間円板に緩く結合、脊柱の伸展を制限
  - **後縦靱帯**：椎体・椎間円板の後面に沿って伸びる靱帯、椎間円板に広く癒着、線維輪の後部を補強
  - **棘上靱帯**：棘突起後端を結ぶ上下に走る靱帯、頸部では項靱帯（三角形）と呼ぶ
- 椎骨間に介在する靱帯
  - **黄色靱帯**：椎弓板間を結ぶ弾性線維に富む黄色い靱帯、直立姿勢の維持に関与
  - **棘間靱帯・横突間靱帯**
    - 上・下椎骨の棘突起間または横突起間に張る薄い靱帯
    - 腰部ではよく発達している

第2章 骨格系

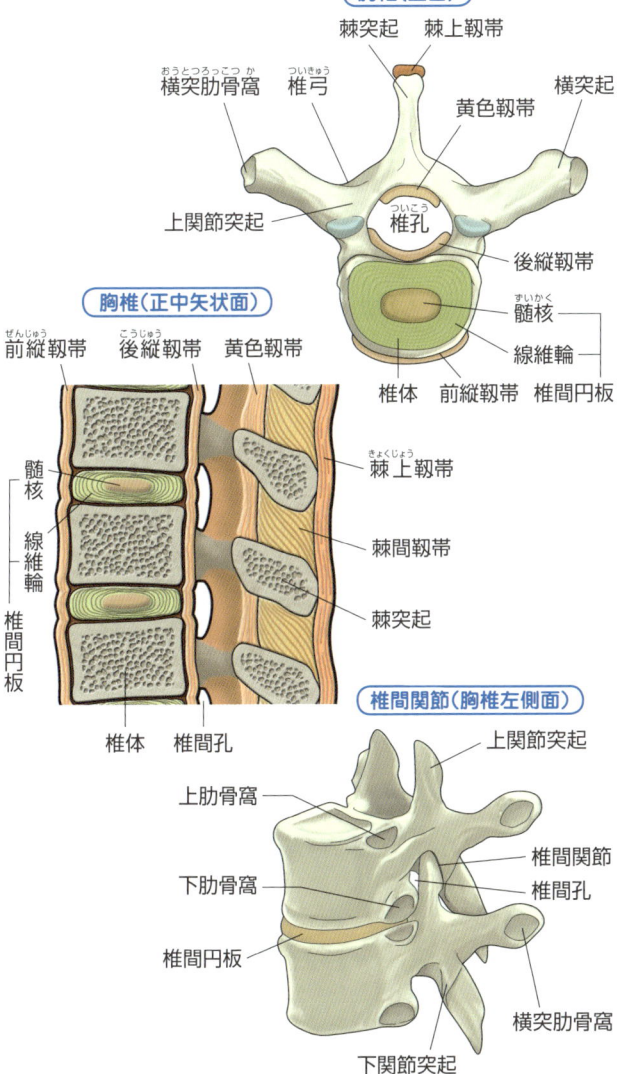

椎骨の連結

胸椎（上面）

- 棘突起
- 棘上靱帯
- 横突起
- 横突肋骨窩
- 椎弓
- 黄色靱帯
- 上関節突起
- 椎孔
- 後縦靱帯
- 髄核
- 線維輪
- 椎体
- 前縦靱帯
- 椎間円板

胸椎（正中矢状面）

- 前縦靱帯
- 後縦靱帯
- 黄色靱帯
- 髄核
- 線維輪
- 椎間円板
- 棘上靱帯
- 棘間靱帯
- 棘突起
- 椎体
- 椎間孔

椎間関節（胸椎左側面）

- 上関節突起
- 上肋骨窩
- 椎間関節
- 下肋骨窩
- 椎間孔
- 椎間円板
- 横突肋骨窩
- 下関節突起

骨格系 ▶ 体幹の連結

脊柱の運動

◆脊柱の運動は屈曲・伸展・側屈・回旋である。となり合う椎骨間の運動は、関節突起間の椎間関節と椎間円板により行われる。

1 頸椎の運動
- 構造上の特徴
  - 椎間円板：比較的厚い
  - 椎間関節：関節面の平均傾斜は45°、関節包が緩い
  - 棘突起：短い
- 動き：あらゆる動きが可能、可動域が大きい

2 胸椎の運動
- 構造上の特徴
  - 椎間円板：比較的薄い
  - 椎間関節：関節面の傾斜は50～70°、前頭面の向きに近い（回旋に有利）
  - 棘突起：長い、下方に強く傾斜（伸展を制限）
  - 肋骨と胸骨とで胸郭を構成（運動を制限）
- 動き：屈曲・伸展・側屈が強く制限される、回旋が可能

3 腰椎の運動
- 構造上の特徴
  - 椎間円板：厚い（第5腰椎と仙骨底の間では特に厚い）
  - 椎間関節：上位椎骨の下関節突起が下位椎骨の上関節突起の間にあるため、回旋が阻止される
- 動き：屈曲・伸展・側屈は大きい、回旋は不可能（回旋は腰仙間に限られる）

注 一般的に、頸椎では運動が最も大きく、次が腰椎で、胸椎では最も小さい。

脊柱

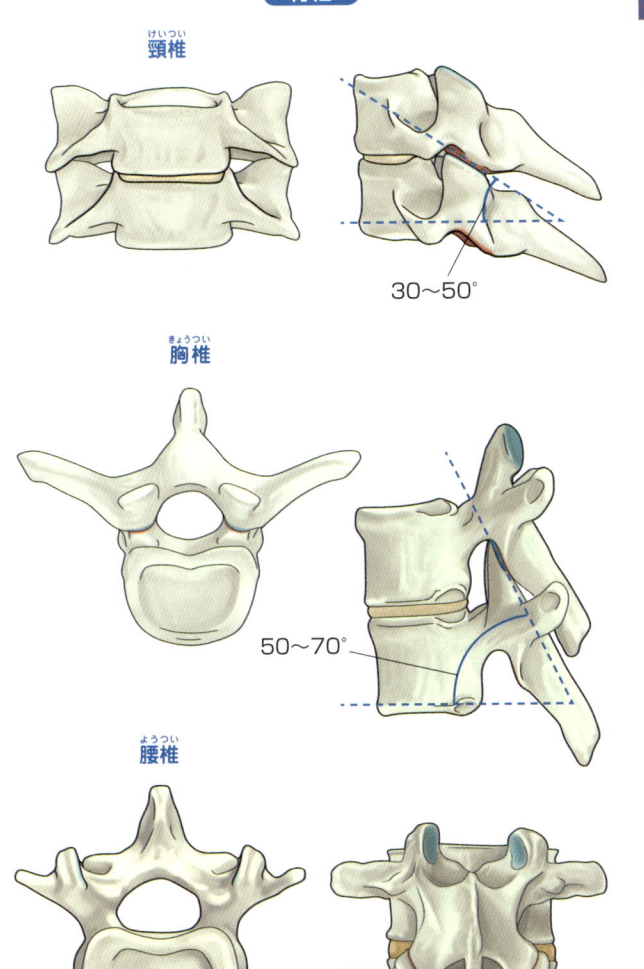

頸椎（けいつい）

30〜50°

胸椎（きょうつい）

50〜70°

腰椎（ようつい）

椎間関節

骨格系 ▶ 体幹の連結

胸郭の連結

◆ 胸郭は、後方では12対の肋骨が12個の胸椎と、前方では10対の肋骨が1個の胸骨と連結することにより、形成される。

1 胸郭の連結
- **肋椎関節**：肋骨～椎骨
  - **肋骨頭関節**：肋骨の肋骨頭関節面～胸椎椎体の肋骨窩または上・下肋骨窩、滑膜性関節
  - **肋横突関節**：肋骨の肋骨結節関節面～胸椎横突起の横突肋骨窩、滑膜性関節（第11～12肋骨は線維性結合）
  - 肋骨頸の運動軸：肋骨頭関節と肋横突関節を結ぶ線
    - 上位肋骨：運動軸が前額面の向きに近いため、主として胸郭の前後径が増大する（ポンプの柄運動）
    - 下位肋骨：運動軸が矢状面の向きに近いため、主として胸郭の横径が増大する（バケツの柄運動）
- **胸肋関節**：胸骨の肋骨切痕～上位7対の肋軟骨の前端
  - 運動：肋椎関節の追従運動（受動的）
- 軟骨間関節：第5～9肋軟骨間
- **胸骨結合**
  - **胸骨柄結合＝胸骨角**：胸骨柄～胸骨体、軟骨結合（成人では骨化）、肋骨の指標（第2肋骨が付着）
  - 胸骨剣結合：胸骨体～剣状突起、軟骨結合（成人では骨化）

2 胸郭の運動

胸郭の運動は呼吸運動に関与する。吸気時の胸郭の拡大は、肋椎関節による肋骨の前後径、横径の増大で起こる。また、胸郭の上下の拡大は、横隔膜の収縮と第1・2肋骨の挙上によりもたらされる。呼気はこれらの動きの復元運動で、強制的呼気を除き、ほとんど受動的に生じる。

第2章 骨格系

胸郭（断面）

- 肋椎関節
  - 肋骨頭関節
  - 肋横突関節
- 肋骨結節
- 肋骨頸
- 肋骨頭
- 運動軸
- 肋骨体
- 胸肋関節
- 胸骨
- 肋軟骨

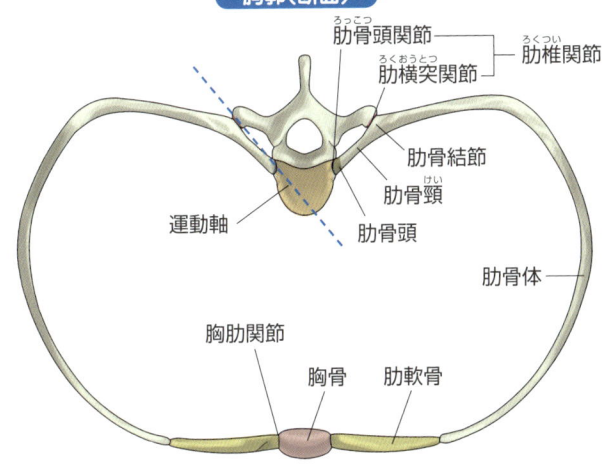

胸肋関節と胸骨結合（前面）

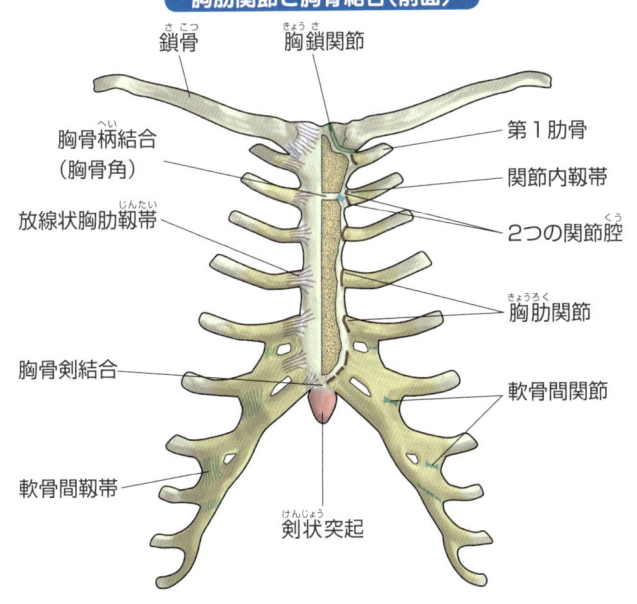

- 鎖骨
- 胸鎖関節
- 胸骨柄結合（胸骨角）
- 第1肋骨
- 関節内靱帯
- 放線状胸肋靱帯
- 2つの関節腔
- 胸肋関節
- 胸骨剣結合
- 軟骨間関節
- 軟骨間靱帯
- 剣状突起

顎関節と頭関節

◆**顎関節**（**側頭下顎関節**）は、頭蓋で見られる唯一の滑膜性関節である。頭蓋と脊柱との連結は、**頭関節**と呼ばれる。

1 顎関節
- 関節面
  - 関節頭：下顎骨の**下顎頭**
  - 関節窩：側頭骨の**下顎窩**
- 靱帯
  - **外側靱帯**：関節結節（下顎窩の前にある結節）⇔下顎頭、下顎頭の後方への過剰移動を阻止・関節包を補強
  - **茎突下顎靱帯**：側頭骨の茎状突起⇔下顎枝
  - 蝶下顎靱帯（内側）：蝶形骨⇔下顎枝
- 特徴：**関節円板**をもつ（関節腔を2分）・関節包が緩い
- 運動：下顎骨の**挙上**・**下制**、**前進**・**後退**、**側方移動**
  - 開口＝下制＋前進
  - 閉口＝挙上＋後退

2 頭関節
頭運動に関与する頭関節は、**環椎**・**軸椎**と**後頭骨**からなる。

- **環椎後頭関節**
  - 環椎の**上関節窩**〜後頭骨の**後頭顆**、**楕円**関節、左右1対
  - 頭の**屈曲**、**伸展**・**側屈**運動
- **正中環軸関節**
  - 環椎の**歯突起窩**〜軸椎の**歯突起関節面**、**車軸**関節、1個
  - 靱帯：環椎横靱帯など
  - 頭の**回旋**運動
- 外側環軸関節
  - 環椎の**下関節窩**〜軸椎の**上関節面**、**平面**関節、左右1対
  - 頭の**回旋**運動

＊「⇔」の両側は、靱帯の付着部

第2章 骨格系

顎関節（右）

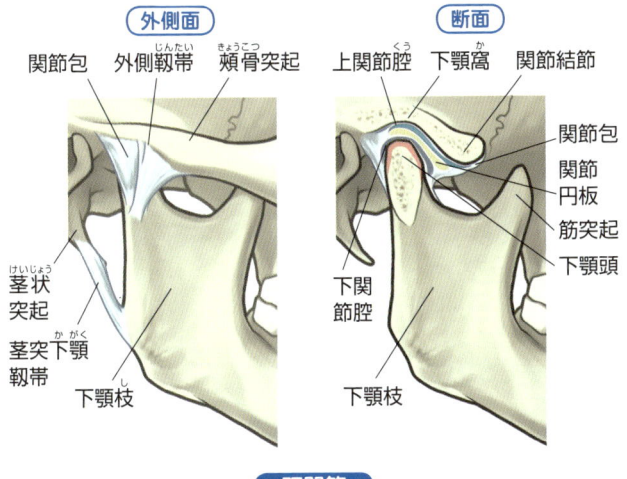

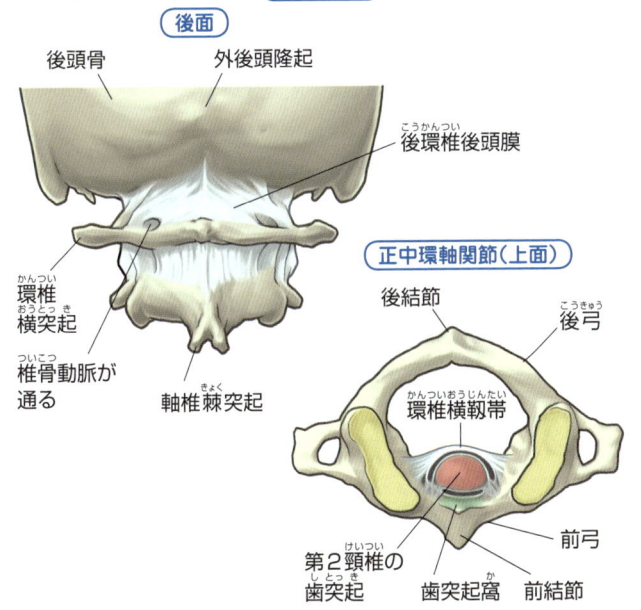

外側面

- 関節包
- 外側靱帯
- 頬骨突起
- 茎状突起
- 茎突下顎靱帯
- 下顎枝

断面

- 上関節腔
- 下顎窩
- 関節結節
- 関節包
- 関節円板
- 筋突起
- 下顎頭
- 下関節腔
- 下顎枝

頭関節

後面

- 後頭骨
- 外後頭隆起
- 後環椎後頭膜
- 環椎横突起
- 椎骨動脈が通る
- 軸椎棘突起

正中環軸関節（上面）

- 後結節
- 後弓
- 環椎横靱帯
- 第2頸椎の歯突起
- 歯突起窩
- 前弓
- 前結節

骨格系 ▶ 上肢の骨

上肢帯の骨 鎖骨・肩甲骨

◆上肢の骨は、自由な可動性を有する自由上肢骨と、自由上肢骨を体幹と結ぶ上肢帯とに大別される。上肢帯骨＝鎖骨＋肩甲骨

1 鎖骨
鎖骨はS字状に軽く弯曲した長骨である。内側2/3◀は前方に凸、外側1/3は後方に凸となっている。
- 胸骨端：胸骨関節面（胸骨柄と胸鎖関節を形成）・肋鎖靱帯圧痕（肋鎖靱帯が付着）
- 肩峰端：円錐靱帯結節（円錐靱帯が付着）・菱形靱帯線（菱形靱帯が付着）・肩峰関節面（肩甲骨の肩峰と肩鎖関節を構成）

2 肩甲骨
肩甲骨は胸郭の背側にある扁平な三角形の骨で、内側縁◀・外側縁◀・上縁の3縁と上角◀・下角◀・外側角の3角に区分され、第2肋骨から第7（8）肋骨の範囲にある。
- 上縁
  - 烏口突起◀：烏口肩峰靱帯・円錐靱帯・菱形靱帯が付着、烏口腕筋・上腕二頭筋短頭が起始、小胸筋が停止
  - 肩甲切痕：肩甲上動脈・神経が通過
- 背側面
  - 肩甲棘◀：三角筋が起始、僧帽筋が停止
  - 肩峰◀：肩甲棘の外側端、三角筋が起始、僧帽筋が停止
  - 肩峰関節面：鎖骨との関節面（肩鎖関節）
  - 棘上窩（棘上筋が起始）・棘下窩（棘下筋が起始）
- 前面：肩甲下窩（肩甲骨前面のくぼみ、肩甲下筋が起始）
- 外側角
  - 関節窩：上腕骨と肩関節を構成
  - 関節上結節：上腕二頭筋長頭が起始
  - 関節下結節：上腕三頭筋長頭が起始

＊「◀」は、容易に触診できる骨の部位

第2章 骨格系

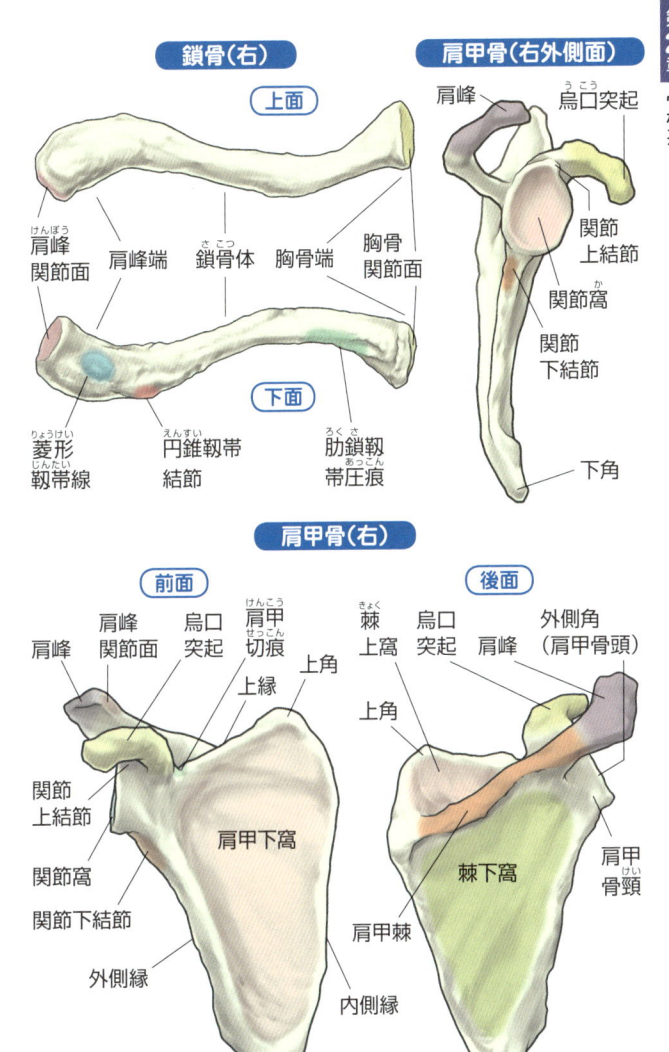

鎖骨(右)

上面
- 肩峰関節面
- 肩峰端
- 鎖骨体
- 胸骨端
- 胸骨関節面

下面
- 菱形靭帯線
- 円錐靭帯結節
- 肋鎖靭帯圧痕

肩甲骨(右外側面)
- 肩峰
- 烏口突起
- 関節上結節
- 関節窩
- 関節下結節
- 下角

肩甲骨(右)

前面
- 肩峰
- 肩峰関節面
- 烏口突起
- 肩甲切痕
- 上縁
- 上角
- 関節上結節
- 関節窩
- 関節下結節
- 外側縁
- 肩甲下窩
- 内側縁
- 下角

後面
- 棘上窩
- 烏口突起
- 肩峰
- 外側角(肩甲骨頭)
- 上角
- 棘下窩
- 肩甲棘
- 肩甲骨頸
- 下角

注 筋肉の付着を「起始」「停止」と区別して表記する(起始・停止については第3章 P.124)

骨格系 ▶ 上肢の骨

自由上肢骨❶ 上腕骨

◆上腕骨は典型的な長骨で、上端・下端と体(骨幹)を区別する。上腕骨体の上半はほぼ円柱状、下半はほぼ三角柱状をなす。

1 上端(近位端)
- 上腕骨頭：半球状、肩甲骨と肩関節を構成
- 解剖頸：上腕骨頭下方のくびれ
- 大結節◀：棘上筋・棘下筋・小円筋が停止
- 大結節稜：大胸筋が停止
- 小結節：肩甲下筋が停止
- 小結節稜：大円筋・広背筋が停止
- 外科頸：大・小結節下方のくびれ、骨折しやすい場所

2 体
- 三角筋粗面：三角筋が停止
- 橈骨神経溝：橈骨神経が(上内側から下外側へ)走行

3 下端(遠位端)
- 上腕骨小頭：橈骨と腕橈関節を構成
- 上腕骨滑車：尺骨と腕尺関節を構成
- 上腕骨顆＝上腕骨小頭＋上腕骨滑車
- 内側上顆◀：内側側副靱帯が付着、円回内筋・橈側手根屈筋・長掌筋・尺側手根屈筋・浅指屈筋が起始
- 外側上顆◀：外側側副靱帯が付着、長橈側手根伸筋・短橈側手根伸筋・(総)指伸筋・小指伸筋・尺側手根伸筋・回外筋が起始
- 橈骨窩：肘関節屈曲時に橈骨頭が入るくぼみ
- 鉤突窩：肘関節屈曲時に尺骨の鉤状突起が入るくぼみ
- 肘頭窩：肘関節伸展時に尺骨の肘頭が入るくぼみ
- 尺骨神経溝：尺骨神経が走行

*「◀」は、容易に触診できる骨の部位

上腕骨（右）

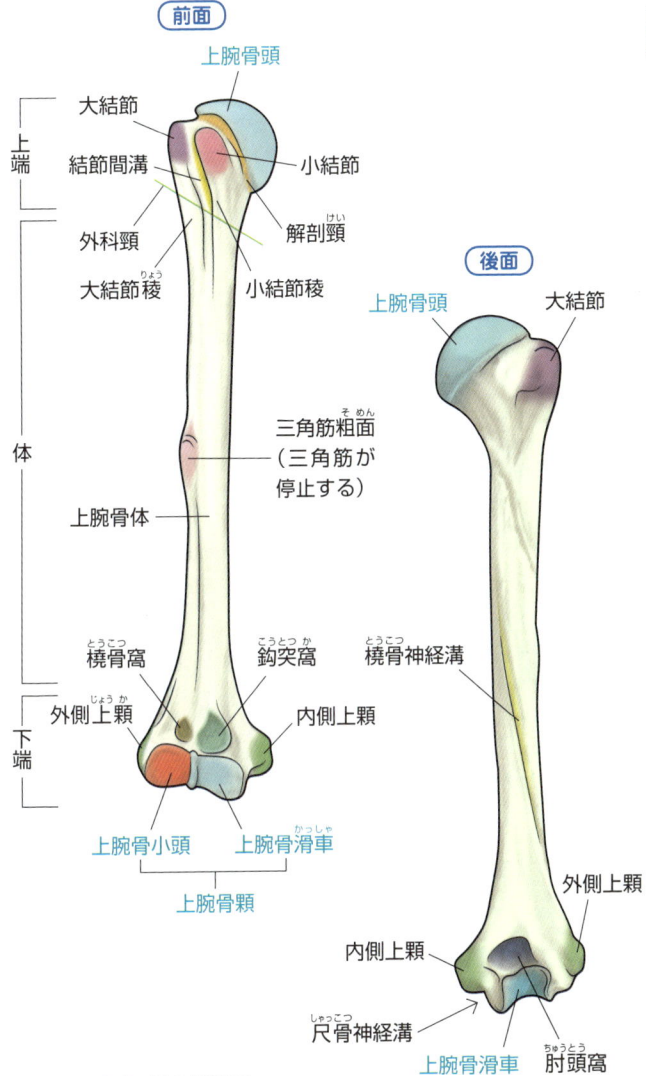

前面

- 上腕骨頭
- 大結節
- 小結節
- 結節間溝
- 解剖頸
- 外科頸
- 大結節稜
- 小結節稜
- 三角筋粗面（三角筋が停止する）
- 上腕骨体
- 橈骨窩
- 鈎突窩
- 外側上顆
- 内側上顆
- 上腕骨小頭
- 上腕骨滑車
- 上腕骨顆

上端／体／下端

後面

- 上腕骨頭
- 大結節
- 橈骨神経溝
- 外側上顆
- 内側上顆
- 尺骨神経溝
- 上腕骨滑車
- 肘頭窩

青字：骨の関節面

第2章 骨格系

骨格系 ▶ 上肢の骨

自由上肢骨❷ 前腕の骨

◆前腕は外側に**橈骨**、内側に**尺骨**がある。橈骨上端は細く小さく、下端は大きく肥厚する。尺骨上端は大きく、下端は小さい。

1 橈骨
- 上端（近位端）
  - **橈骨頭**◀（橈骨の上端）：**橈骨頭窩**（上腕骨と腕橈関節を構成）・**関節環状面**（尺骨と上〈近位〉橈尺関節を構成）
  - **橈骨頸**：橈骨頭下方のくびれ
  - **橈骨粗面**：上腕二頭筋が停止
- 橈骨体◀（三角柱状）：前・後・**外側面**と前・後・骨間縁
- 下端（遠位端）
  - **茎状突起**：外側手根側副靱帯が付着、腕橈骨筋が停止
  - **手根関節面**：手根骨と橈骨手根関節を構成
  - **尺骨切痕**：尺骨と下（遠位）橈尺関節を構成

2 尺骨
- 上端（近位端）
  - **肘頭**◀：上腕三頭筋が停止
  - **滑車切痕**：上腕骨と腕尺関節を構成
  - **鉤状突起**：滑車切痕下端で前上方へ突出
  - **尺骨粗面**：上腕筋が停止
  - **橈骨切痕**：橈骨と上（近位）橈尺関節を構成
- 尺骨体◀（三角柱状）：前・後・**内側面**と前・後・骨間縁
- 下端（遠位端）
  - **尺骨頭**：尺骨の下端
  - **茎状突起**◀：内側手根側副靱帯が付着
  - **関節環状面**：橈骨と下（遠位）橈尺関節を構成

尺骨・橈骨(右)

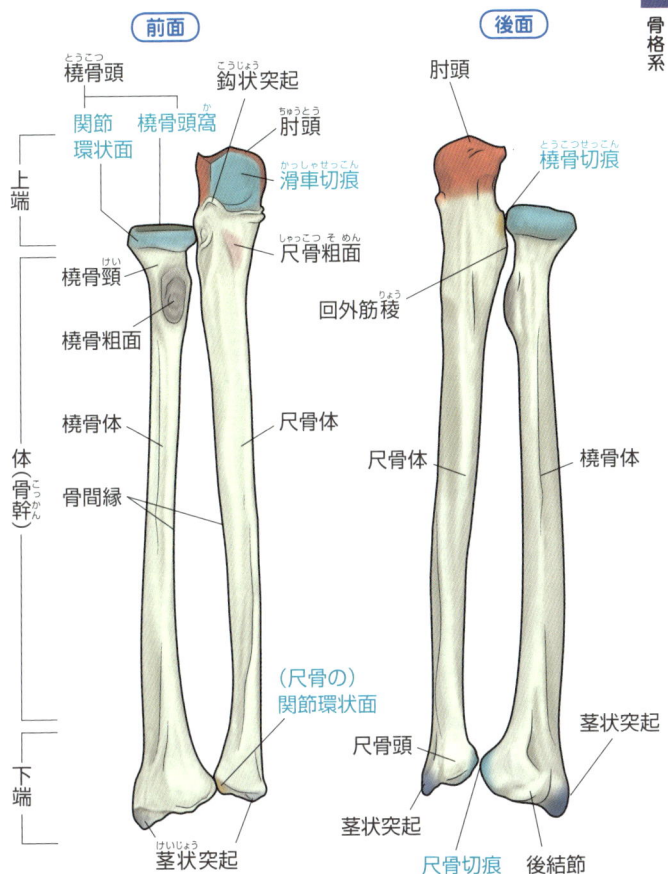

前面

- 橈骨頭
- 関節環状面
- 橈骨頭窩
- 鉤状突起
- 肘頭
- 滑車切痕
- 尺骨粗面
- 橈骨頸
- 橈骨粗面
- 橈骨体
- 尺骨体
- 骨間縁
- (尺骨の)関節環状面
- 茎状突起

上端／体(骨幹)／下端

後面

- 肘頭
- 橈骨切痕
- 回外筋稜
- 尺骨体
- 橈骨体
- 尺骨頭
- 茎状突起
- 茎状突起
- 尺骨切痕
- 後結節

青字：骨の関節面

注 橈骨と尺骨の頭には関節環状面がある。尺骨頭に相対する橈骨に「尺骨切痕」、橈骨頭に相対する尺骨に「橈骨切痕」があり、関節環状面とともに近位・遠位橈尺関節をつくる

注 橈骨頭の触診方法：肘屈曲位、外側上顆のすぐ下方に指を当て、前腕を回内・回外すると、橈骨頭の動きを触知できる

骨格系 ▶ 上肢の骨

自由上肢骨❸ 手の骨と手根管

◆手には手根骨、中手骨及び指骨がある。手根骨は出生後に軟骨から順次骨化されるもので、骨年齢を判定するよい指標となる。

1 手の骨
- 手根骨（8個）
  - 近位手根骨：豆状骨・三角骨・月状骨・舟状骨
  - 遠位手根骨：大菱形骨・小菱形骨・有頭骨・有鉤骨
- 中手骨（5個）：第1〜5中手骨（底・体・頭に区分）
- 指骨（14個）（底・体・頭に区分）
  - 基節骨
  - 中節骨（母指にはない）
  - 末節骨

2 手根管
　8個の手根骨はお互いに関節と靱帯で連結し、全体として手掌側に凹んだ形をしている。内側と外側は隆起し、手根溝を形成する。さらに、両側の隆起に屈筋支帯が張り、手根管をつくり、神経と筋の腱を通す。

- 手根溝
  - 内側手根隆起：豆状骨＋有鉤骨鉤
  - 外側手根隆起：舟状骨結節＋大菱形骨結節
- 手根管＝手根溝＋屈筋支帯
- 手根管を通るもの：
  - 正中神経（1本）
  - 長母指屈筋腱（1本）
  - 浅指屈筋腱（4本）
  - 深指屈筋腱（4本）

第2章 骨格系

手の骨（右・掌側面）

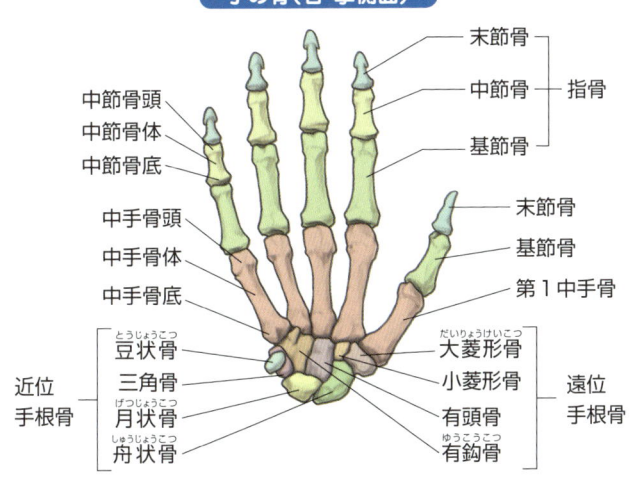

- 末節骨 ─┐
- 中節骨 ├ 指骨
- 基節骨 ─┘

- 中節骨頭
- 中節骨体
- 中節骨底

- 中手骨頭
- 中手骨体
- 中手骨底

- 末節骨
- 基節骨
- 第1中手骨

近位手根骨
- 豆状骨（とうじょうこつ）
- 三角骨
- 月状骨（げつじょうこつ）
- 舟状骨（しゅうじょうこつ）

遠位手根骨
- 大菱形骨（だいりょうけいこつ）
- 小菱形骨
- 有頭骨
- 有鉤骨（ゆうこうこつ）

手根管

左手を近位から見た場合（上方が掌側）

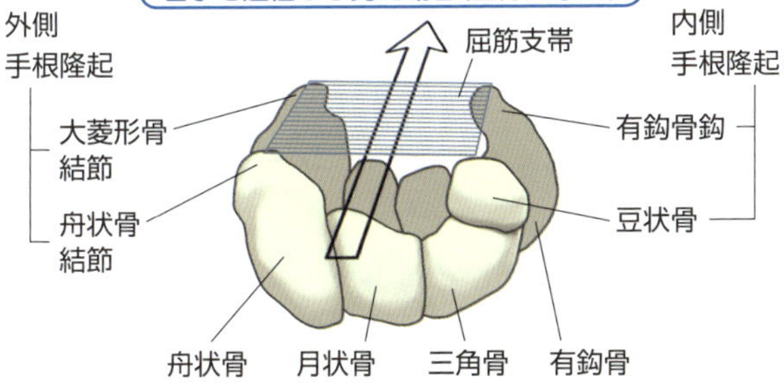

- 外側手根隆起
- 大菱形骨結節
- 舟状骨結節
- 屈筋支帯
- 内側手根隆起
- 有鉤骨鉤
- 豆状骨

- 舟状骨
- 月状骨
- 三角骨
- 有鉤骨

左・横断面

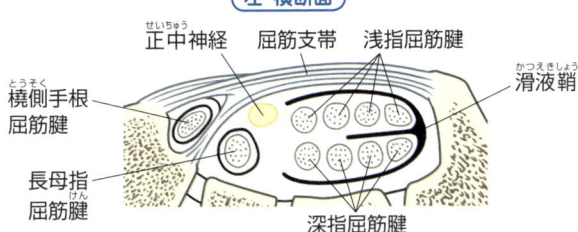

- 正中神経（せいちゅう）
- 屈筋支帯
- 浅指屈筋腱
- 橈側手根屈筋腱（とうそく）
- 滑液鞘（かつえきしょう）
- 長母指屈筋腱（けん）
- 深指屈筋腱

骨格系 ▶ 上肢の連結

上肢帯の連結と肩甲骨の運動

◆上肢帯の連結には、胸鎖関節と肩鎖関節がある。胸鎖関節は上肢を体幹につなぐ唯一の関節である。

1 胸鎖関節
- 関節面：胸骨の鎖骨切痕～鎖骨の胸骨関節面
- 靱帯：鎖骨間靱帯（鎖骨胸骨端の挙上制限）・前・後胸鎖靱帯（関節前・後面の補強）・肋鎖靱帯（鎖骨の挙上を制限）
- 特徴：鞍(くら)関節・二軸性関節・関節円板あり（球関節様に働く）
- 運動：鎖骨は肋鎖靱帯を支点として、以下の運動を行う。
  - 前後方向の運動（肩峰端10cm/3cm）
  - 上下方向の運動（肩峰端10cm/3cm）
  - 回旋運動：30°
  - 描円運動：上記運動の複合

2 肩鎖関節
- 関節面：鎖骨肩峰端の肩峰関節面～肩甲骨の肩峰関節面
- 靱帯
  - 肩鎖靱帯：肩鎖関節の上面を補強
  - 烏口鎖骨靱帯：肩甲骨と自由上肢骨の重みを支える
    - 菱形靱帯：烏口突起⇔鎖骨の菱形靱帯線、前外側
    - 円錐靱帯：烏口突起⇔鎖骨の円錐靱帯結節、後内側
- 特徴：平面関節・関節円板あり（不完全な場合が多い）
- 運動：滑走運動（運動範囲が小さい）・回旋運動（約30°、肩甲骨回旋運動の支点となる）

3 肩甲骨の運動
鎖骨の運動は常に肩甲骨の運動を伴う。また、肩甲骨の運動は普通上腕の運動を伴う。肩甲骨は以下の6種類の運動を行う。
- ①②挙上・下制、③④内転・外転（後退・前進）、⑤⑥上方回旋・

*「⇔」の両側は、靱帯の付着部

胸鎖関節

- 鎖骨間靱帯
- 肋鎖靱帯
- 鎖骨
- 関節円板
- 胸骨
- 第1肋骨
- 前胸鎖靱帯

肩鎖関節・肩関節（右）

- 肩鎖靱帯
- 菱形靱帯
- 円錐靱帯
- 烏口鎖骨靱帯
- 肩峰
- 鎖骨
- 烏口肩峰靱帯
- 烏口突起
- 上腕骨
- 上腕二頭筋長頭腱
- 関節上腕靱帯
- 烏口上腕靱帯

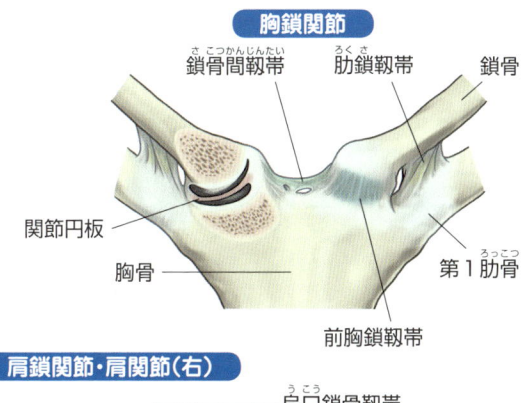

肩甲骨の運動（右）

下方回旋（腕を横に大きく上げ・下げするときに、関節窩が上方または下方に向く運動）

注 肩甲上腕リズム：上腕外転30°を過ぎると、肩甲骨の明らかな上方回旋を伴う。この場合、上腕外転2°ごとに肩甲骨が1°ずつ上方回旋する

骨格系 ▶ 上肢の連結

自由上肢骨の連結❶ 肩関節

◆肩関節は肩甲骨と上腕骨の間にできる球関節で、可動性がよい反面、安定性が悪く、脱臼しやすい関節の1つでもある。

1 関節面
- 関節頭:上腕骨頭
- 関節窩:肩甲骨の関節窩

2 靱帯(前ページ参照)
- 烏口上腕靱帯:烏口突起⇔上腕骨大・小結節前面、関節包の上面を補強
- 上腕横靱帯:大結節⇔小結節、上腕二頭筋長頭腱を固定
- 関節上腕靱帯:関節唇上縁⇔解剖頸、関節包の前部内面に位置、関節内靱帯
- 烏口肩峰靱帯:烏口突起⇔肩峰、肩関節の上方脱臼を防止

3 特徴
- 球関節、三軸性関節、関節包が緩い、関節唇あり、関節内を上腕二頭筋長頭腱が通過する
- 滑液包:肩峰下包・三角筋下包・烏口下包など
- 回旋腱板(ローテーターカフ):回旋筋(棘上筋・棘下筋・小円筋・肩甲下筋)の腱が関節包の外に付着し、肩関節を補強する

4 運動
- 屈曲・伸展、内転・外転、内旋・外旋、水平屈曲・水平伸展(水平内転・外転:横に上げた腕を前または後ろに動かす運動)
- 肩関節の角度
  - 上腕骨の頸体角:135°、上腕骨頸軸と上腕骨体長軸の間
  - 上腕骨頭の後捻角:上腕骨頭(頸)軸が内側上顆、外側上顆を結ぶ線に対して後方に向いている角度、約20°
  - 肩甲骨関節窩の向き:前外側向き

*「⇔」の両側は、靱帯の付着部

第2章 骨格系

肩関節（右矢状断面）

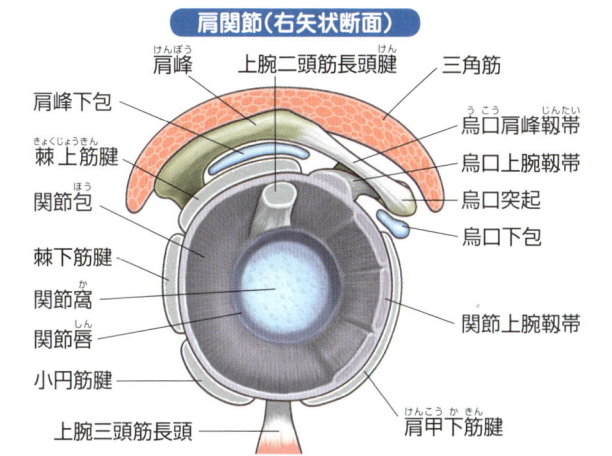

- 肩峰
- 上腕二頭筋長頭腱
- 三角筋
- 肩峰下包
- 烏口肩峰靱帯
- 棘上筋腱
- 烏口上腕靱帯
- 関節包
- 烏口突起
- 棘下筋腱
- 烏口下包
- 関節窩
- 関節唇
- 関節上腕靱帯
- 小円筋腱
- 上腕三頭筋長頭
- 肩甲下筋腱

肩関節（右前頭断面）

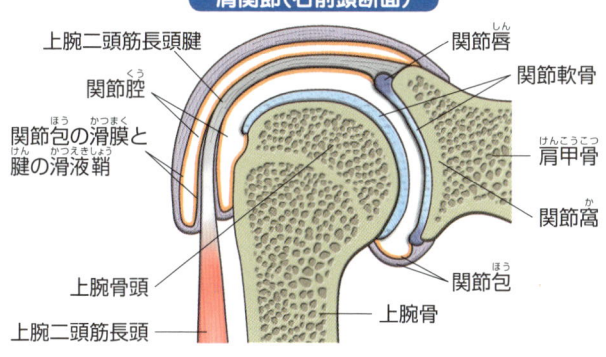

- 上腕二頭筋長頭腱
- 関節唇
- 関節腔
- 関節軟骨
- 関節包の滑膜と腱の滑液鞘
- 肩甲骨
- 関節窩
- 上腕骨頭
- 関節包
- 上腕二頭筋長頭
- 上腕骨

肩甲骨関節窩の方向

- 肩関節の前後軸
- 肩甲骨
- 肩関節の左右軸
- 上腕骨

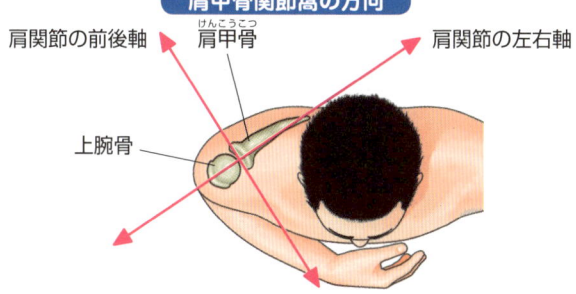

骨格系 ▶ 上肢の連結

自由上肢骨の連結 ❷ 肘関節・前腕骨の連結

◆ 肘関節は上腕骨・橈骨・尺骨からなる複関節である。前腕における橈骨と尺骨は上・下橈尺関節及び骨間膜により連結される。

1 肘関節
- 構成
  - **腕尺関節**：上腕骨の上腕骨滑車〜尺骨の滑車切痕
    - 特徴：蝶番(ラセン)関節、一軸性関節
    - 機能：肘の屈曲・伸展
  - **腕橈関節**：上腕骨の上腕骨小頭〜橈骨の橈骨頭窩
    - 特徴：球関節、三軸性関節
    - 機能：肘の屈曲・伸展、前腕の回内・回外
  - **上橈尺関節**：橈骨の関節環状面〜尺骨の橈骨切痕
    - 特徴：車軸関節、一軸性関節
    - 機能：前腕の回内・回外
- 靱帯
  - **内側(尺側)側副靱帯**：内側上顆⇔鈎状突起・肘頭(内側)、関節包の内側を補強
  - **外側(橈側)側副靱帯**：外側上顆⇔橈骨輪状靱帯・橈骨切痕後縁、関節包の外側を補強
  - **橈骨輪状靱帯**：橈骨切痕前縁⇔橈骨切痕後縁、関節内靱帯、上橈尺関節の関節窩の一部をなす
- 運動：肘関節の屈曲・伸展、前腕の回内・回外

2 橈骨と尺骨の間の連結
- **上橈尺関節**：同上
- **前腕骨間膜**：橈骨と尺骨の両骨間縁を連結する靱帯、橈骨・尺骨の連結を維持、回外運動を制限、前腕深層筋が起始
- **下橈尺関節**：尺骨の関節環状面〜橈骨の尺骨切痕、車軸関節、一軸性関節、前腕の回内・回外に関与

*「⇔」の両側は、靱帯の付着部

肘関節（前面）

- 外側上顆
- 内側上顆
- 上腕骨小頭
- 上腕骨滑車
- 外側側副靭帯
- 内側側副靭帯
- 関節環状面（橈骨）
- 橈骨輪状靭帯
- 上腕二頭筋腱

前腕骨の連結（右前面）

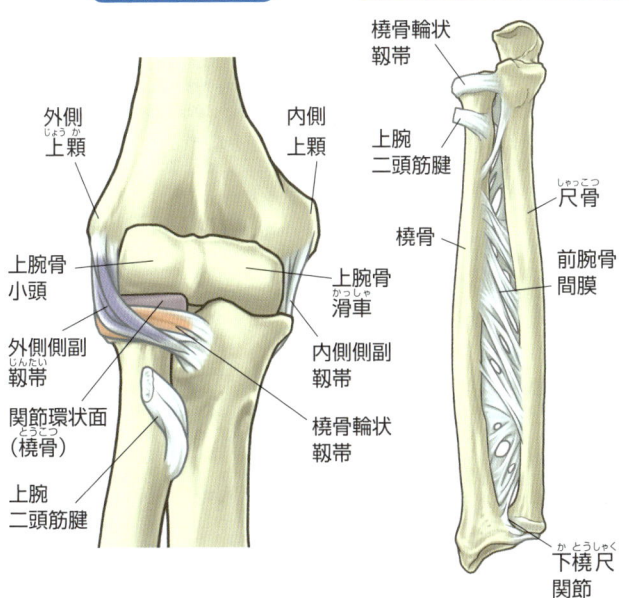

- 橈骨輪状靭帯
- 上腕二頭筋腱
- 橈骨
- 尺骨
- 前腕骨間膜
- 下橈尺関節

ヒューター線とヒューター三角（後面）

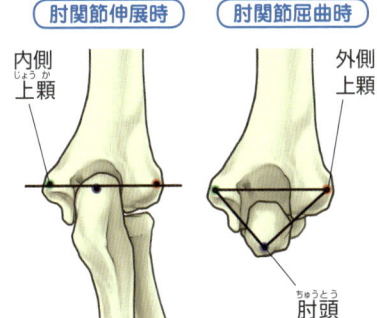

肘関節伸展時
- 内側上顆

肘関節屈曲時
- 外側上顆
- 肘頭

- ●ヒューター三角：肘関節の屈曲時に、内側上顆、外側上顆、肘頭は三角形となる
- ●ヒューター線：肘関節の伸展時に、内側上顆、外側上顆、肘頭は一直線となる

注 肘角（運搬角）：肘関節伸展、前腕回外時に上腕骨と前腕骨の長軸の間になす約160〜170°の角。<160°は外反肘、>170°は内反肘

骨格系 ▶ 上肢の連結

自由上肢骨の連結❸ 手の関節

◆手の連結は、**手根**の関節、**中手**の関節、**指**の関節に大別される。下記の＊印は共通の関節腔をもつ関節を示す。

1 手根の関節
- **橈骨手根関節**（手関節、近位手根関節）
    - 関節窩＝橈骨の手根関節面＋**関節円板**
    - 関節頭＝**三角骨**＋**月状骨**＋**舟状骨**
    - 特徴：**楕円関節**、二軸性関節
    - 靱帯：内側手根側副靱帯・外側手根側副靱帯など
    - 運動：**屈曲・伸展**（掌屈・背屈）、**内転・外転**（尺屈・橈屈）
- **手根中央関節**＊：遠位手根骨〜近位手根骨（豆状骨を除く）
    - 運動：手根の**屈曲・伸展**
- **手根間関節**＊：豆状骨を除く手根骨相互間の関節の総称、平面関節、靱帯により運動は著しく制限される

2 中手の関節
- **手根中手関節**＊（CM関節）：遠位手根骨〜第2〜5中手骨底、複関節、運動範囲は小さい
- **母指の手根中手関節**（CM関節）：**大菱形骨**〜第1中手骨底
    - 特徴：典型的な**鞍**（くら）**関節**、二軸性関節、独立した関節包
    - 運動：母指の**屈曲・伸展**、**内転・外転**、**対立運動**
- **中手間関節**＊：第2〜5中手骨底相互の対向面の間、**半関節**

3 手指の関節
- **中手指節関節**（MP関節）：第1〜5中手骨頭〜第1〜5基節骨底、顆状関節、二軸性関節、運動は**屈曲・伸展**、**内転・外転**
- 手の**指節間関節**（IP関節）：典型的な**蝶番関節**、**屈曲・伸展**
    - **母指のIP関節**：母指の基節骨頭〜末節骨底
    - **近位指節関節**（PIP関節）：第2〜5の基節骨頭〜中節骨底
    - **遠位指節関節**（DIP関節）：第2〜5の中節骨頭〜末節骨底

手の関節（右）

手掌断面

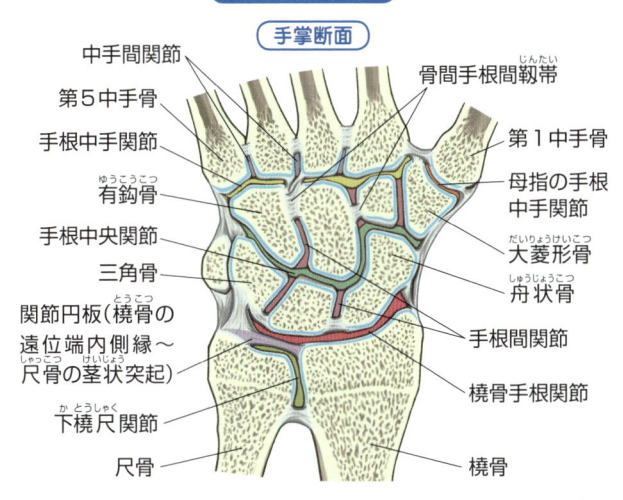

- 中手間関節
- 第5中手骨
- 手根中手関節
- 有鈎骨
- 手根中央関節
- 三角骨
- 関節円板（橈骨の遠位端内側縁〜尺骨の茎状突起）
- 下橈尺関節
- 尺骨
- 骨間手根間靱帯
- 第1中手骨
- 母指の手根中手関節
- 大菱形骨
- 舟状骨
- 手根間関節
- 橈骨手根関節
- 橈骨

背面

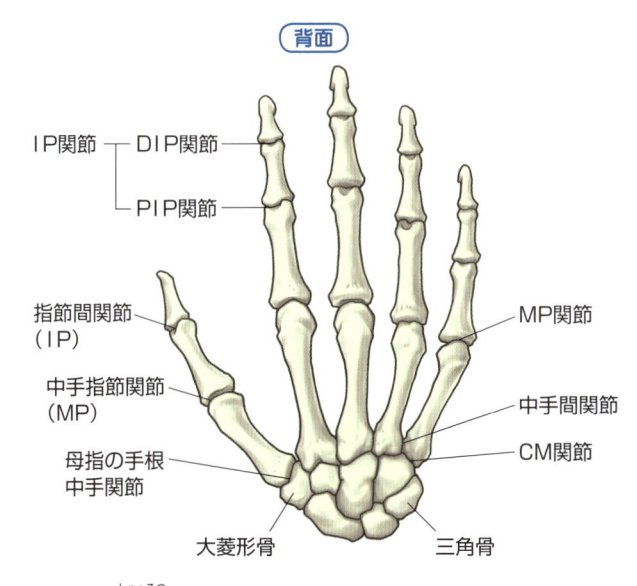

- IP関節
  - DIP関節
  - PIP関節
- 指節間関節（IP）
- 中手指節関節（MP）
- 母指の手根中手関節
- 大菱形骨
- 三角骨
- MP関節
- 中手間関節
- CM関節

注 豆状骨と尺骨は橈骨手根関節の形成には関与しない

骨格系 ▶ 下肢の骨

下肢帯の骨 寛骨

◆寛骨は、仙骨の両側に位置する扁平な骨で、3つの骨からなる。これらの骨は15〜17歳ぐらいまではY字軟骨で連結される。

1 寛骨
- 寛骨臼（坐骨・腸骨・恥骨により構成）：月状面（C字型の関節面、大腿骨と股関節を構成）・寛骨臼切痕：大腿骨頭靱帯・血管・神経が走行）・寛骨臼窩：大腿骨頭靱帯が付着
- 閉鎖孔（坐骨・恥骨により構成）：生体では閉鎖膜により閉鎖
- 閉鎖管＝閉鎖溝＋閉鎖膜欠損部、閉鎖動静脈・閉鎖神経走行

2 腸骨
- 腸骨体：寛骨臼の形成に関与
- 腸骨翼：内側骨盤面・外側殿筋面の2面、上・下・前・後の4縁
  - 内側面：腸骨窩（腸骨筋が起始）・弓状線（腸骨翼と体の移行部にある隆起）・耳状面（仙骨と仙腸関節を構成）
  - 外側面：殿筋面（前・後・下殿筋線が存在）
  - 上縁：腸骨稜◀（腸骨の上縁、上前腸骨棘⇔上後腸骨棘）
  - 前縁：上前腸骨棘◀（鼠径靱帯が付着、縫工筋・大腿筋膜張筋が起始）・下前腸骨棘（大腿直筋が起始）・腸恥隆起
  - 後縁と下縁：上後腸骨棘◀・下後腸骨棘・大坐骨切痕

3 坐骨
- 坐骨体：寛骨臼の形成に関与、坐骨棘（仙棘靱帯が付着、上双子筋・尾骨筋が起始）・小坐骨切痕
- 坐骨枝：坐骨結節◀（仙結節靱帯が付着、大内転筋・大腿二頭筋長頭・半腱様筋・半膜様筋・大腿方形筋が起始）

4 恥骨
- 恥骨体：寛骨臼の形成に関与
- 恥骨上枝：恥骨結節（鼠径靱帯が付着）・恥骨櫛・恥骨稜
- 恥骨下枝

＊「◀」は、容易に触診できる骨の部位

寛骨（右）

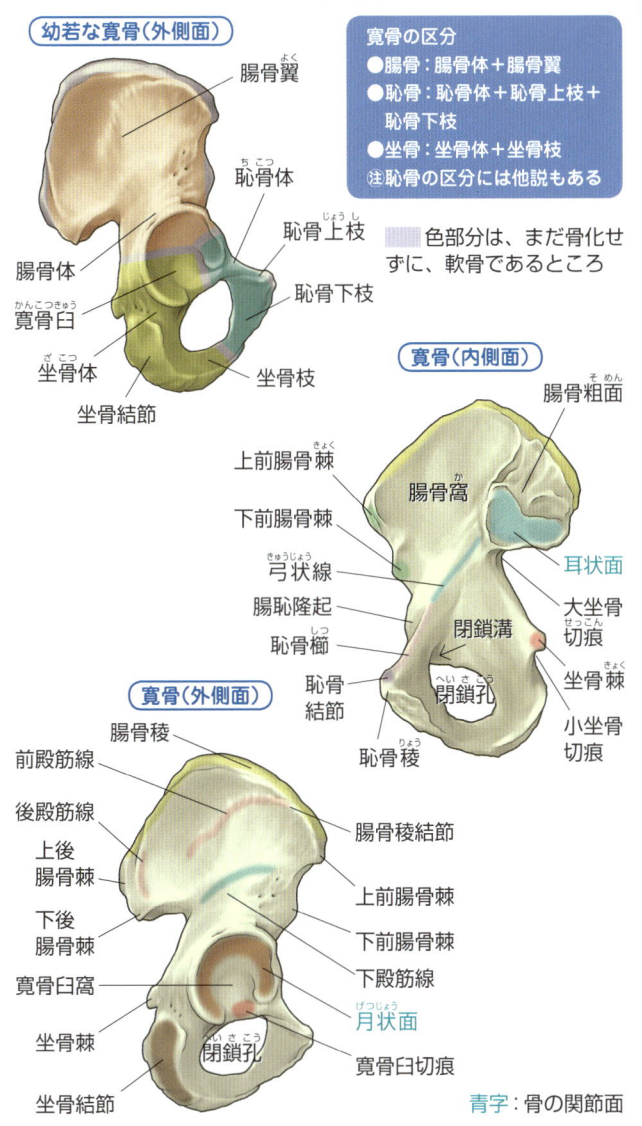

幼若な寛骨（外側面）

- 腸骨翼
- 恥骨体
- 恥骨上枝
- 腸骨体
- 恥骨下枝
- 寛骨臼
- 坐骨体
- 坐骨枝
- 坐骨結節

寛骨の区分
- 腸骨：腸骨体＋腸骨翼
- 恥骨：恥骨体＋恥骨上枝＋恥骨下枝
- 坐骨：坐骨体＋坐骨枝

注 恥骨の区分には他説もある

■ 色部分は、まだ骨化せずに、軟骨であるところ

寛骨（内側面）

- 腸骨粗面
- 上前腸骨棘
- 腸骨窩
- 下前腸骨棘
- 耳状面
- 弓状線
- 腸恥隆起
- 閉鎖溝
- 大坐骨切痕
- 恥骨櫛
- 坐骨棘
- 恥骨結節
- 閉鎖孔
- 小坐骨切痕
- 恥骨稜

寛骨（外側面）

- 腸骨稜
- 前殿筋線
- 後殿筋線
- 上後腸骨棘
- 腸骨稜結節
- 下後腸骨棘
- 上前腸骨棘
- 寛骨臼窩
- 下前腸骨棘
- 下殿筋線
- 坐骨棘
- 月状面
- 閉鎖孔
- 寛骨臼切痕
- 坐骨結節

青字：骨の関節面

第2章 骨格系

骨格系 ▶ 下肢の骨

骨盤

◆骨盤は寛骨と仙骨・尾骨からなる。両側の寛骨は前方では恥骨結合により結合し、後方では仙骨と連結する（仙腸関節）。

1 骨盤の区分
骨盤は分界線により、上方の大骨盤と下方の小骨盤（狭義の骨盤）とに分けられる。
- 分界線：岬角～弓状線～恥骨櫛～恥骨結合の上縁
- 大骨盤（腹腔の下部）：骨盤上口～腸骨稜との間の腹腔
- 小骨盤（骨盤）：骨盤上口～骨盤下口、骨盤内臓を入れる空間
- 骨盤上口：骨盤の入口、分界線と同じ
- 骨盤下口：骨盤の出口

2 骨盤の計測
- 骨盤上口
  - 解剖（学的真）結合線：岬角中央～恥骨結合上縁、約11cm
  - 産婦人科的真結合線 a：岬角中央～恥骨結合上縁の後面、約10.7cm
  - 対角結合線 b：岬角中央～恥骨結合下縁、約12.5～12.7cm
  - 斜径：仙腸関節と分界線との交点～対側の腸恥隆起
  - 横径：左右の分界線での最も離れている2点、約13.5cm
  - 外結合線 c：第5腰椎の棘突起～恥骨結合の上縁
- 骨盤下口：前後径 d（恥骨弓頂点～尾骨尖）
  　　　　　横径（両坐骨結節間）
- 骨盤軸 e（点線）：a、b、dの中点を結ぶ線
- 骨盤傾度 f：骨盤上口の面が水平に対して約60°前方に傾斜

3 女性骨盤の特徴
- 大骨盤は広く、小骨盤は低く広い
- 骨盤上口、下口の諸径が大きい・岬角の突出が弱い
- 小骨盤入り口は楕円（男性はハート）形

第2章 骨格系

女性の骨盤（前面）

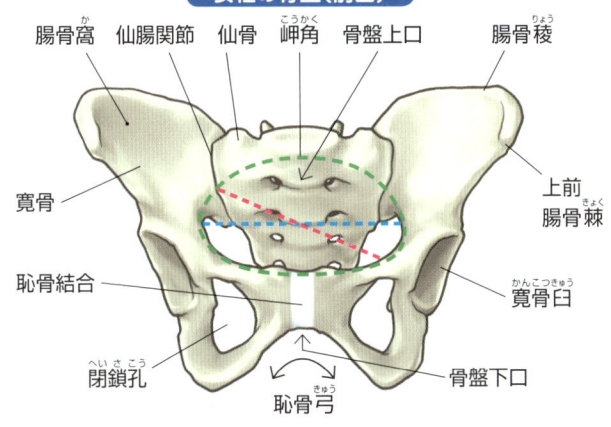

- 腸骨窩
- 仙腸関節
- 仙骨
- 岬角
- 骨盤上口
- 腸骨稜
- 寛骨
- 上前腸骨棘
- 恥骨結合
- 寛骨臼
- 閉鎖孔
- 恥骨弓
- 骨盤下口

---- 分界線　---- 骨盤上口の横径　---- 骨盤上口の斜径

骨盤（正中断面図）

a：直結合線　b：対角結合線　c：外結合線

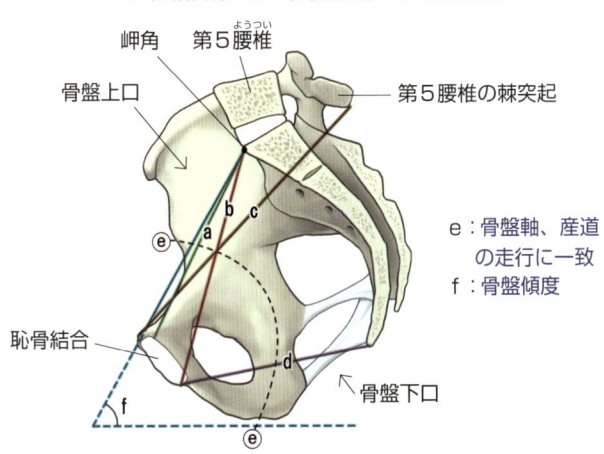

- 岬角
- 第5腰椎
- 骨盤上口
- 第5腰椎の棘突起
- 恥骨結合
- 骨盤下口

e：骨盤軸、産道の走行に一致
f：骨盤傾度

- 仙骨の幅が**広く**、弯曲が小さく、尾骨は後方に動きやすい
- 恥骨下角（恥骨弓）は**70〜80°**（男性は50〜60°）

骨格系 ▶ 下肢の骨

自由下肢骨❶ 大腿の骨

◆大腿骨は人体で最も長く強大な長骨(管状骨)で、上・下端及び体を区別する。

1 大腿の骨
- 上端(近位端)
  - **大腿骨頭**：寛骨と股関節を構成
  - **大腿骨頭窩**：大腿骨頭靱帯が付着
  - **大腿骨頸**：骨折好発部
  - **大転子◀**：中殿筋・小殿筋・梨状筋が停止
  - **小転子**：腸腰筋(大腰筋・腸骨筋)が停止
  - **転子窩**：内閉鎖筋・外閉鎖筋・上双子筋・下双子筋が停止
  - **転子間稜**：後面、大腿方形筋が停止
  - **転子間線**：前面、腸骨大腿靱帯が付着
  - **恥骨筋線**：恥骨筋が停止
  - **殿筋粗面**：大殿筋が停止
- 大腿骨体
  - **骨幹**：円柱状、前方に軽く弯曲
  - **粗線**：**内側唇**(長・短・大内転筋が停止、内側広筋が起始)・**外側唇**(大腿二頭筋短頭・外側広筋が起始)
- 下端(遠位端)
  - **内側上顆**：腓腹筋内側頭が起始
  - **内転筋結節**：大内転筋が停止
  - **外側上顆**：腓腹筋外側頭・足底筋・膝窩筋が起始
  - **内側顆**・**外側顆**：脛骨と大腿脛骨関節を構成
  - **顆間窩**：内側顆・外側顆間の陥凹
  - **膝蓋面**：膝蓋骨と大腿膝蓋関節(膝関節の一部)を構成

2 膝蓋骨
膝蓋骨は三角形の扁平な骨で、上端は**膝蓋骨底**、下端は**膝蓋**

*「◀」は、容易に触診できる骨の部位

大腿骨（右）

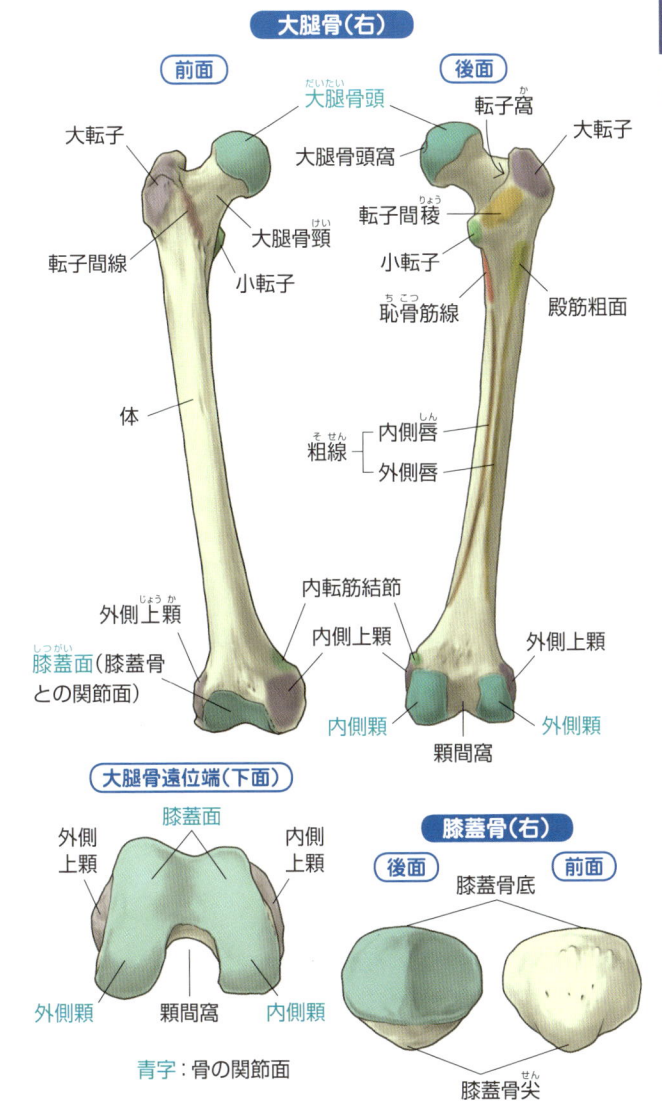

前面
- 大転子
- 転子間線
- 大腿骨頭
- 大腿骨頭窩
- 大腿骨頸
- 小転子
- 体
- 外側上顆
- 膝蓋面（膝蓋骨との関節面）

後面
- 転子窩
- 大転子
- 転子間稜
- 小転子
- 恥骨筋線
- 殿筋粗面
- 粗線
  - 内側唇
  - 外側唇
- 内転筋結節
- 内側上顆
- 外側上顆
- 内側顆
- 外側顆
- 顆間窩

大腿骨遠位端（下面）
- 外側上顆
- 膝蓋面
- 内側上顆
- 外側顆
- 顆間窩
- 内側顆

膝蓋骨（右）
後面 / 前面
- 膝蓋骨底
- 膝蓋骨尖

青字：骨の関節面

骨尖と呼ぶ。後面には大腿骨との関節面をもつ。

骨格系 ▶ 下肢の骨

自由下肢骨❷ 下腿の骨

◆下腿の内側には脛骨、外側には腓骨が位置する。両骨とも近位端・遠位端及び三角柱状の体に区分する。

1 脛骨
- 近位端：近位端の上面は大腿骨との関節面（大腿脛骨関節）
  - 内側顆：内側側副靱帯が付着
  - 外側顆：大腿筋膜張筋が停止
  - 顆間隆起：内側顆・外側顆間の高まり
  - 前顆間区：顆間隆起の前にあるくぼみ、前十字靱帯が付着
  - 後顆間区：顆間隆起の後にあるくぼみ、後十字靱帯が付着
  - 脛骨粗面：大腿四頭筋が停止
  - 腓骨関節面：腓骨頭と上脛腓関節を構成
  - ヒラメ筋線：ヒラメ筋が起始
- 脛骨体（骨幹）：内側面・外側面・後面、前縁・骨間縁・後縁
- 遠位端
  - 内果：内くるぶし
    - 内果溝：後脛骨筋腱・長指屈筋腱が走行
    - 内果関節面：距骨と距腿関節を構成
  - 下関節面：距骨と距腿関節を構成
  - 腓骨切痕：腓骨遠位骨端を受ける陥凹

2 腓骨
- 近位端（腓骨頭）
  - 腓骨頭尖：外側側副靱帯が付着、大腿二頭筋が停止
  - 腓骨頭関節面：脛骨と脛腓関節を構成
- 腓骨体（骨幹）：内側面・外側面・後面と前縁・骨間縁・後縁
- 遠位端
  - 外果：外くるぶし
  - 外果関節面：距骨と距腿関節を構成

第2章 骨格系

脛骨・腓骨（右）

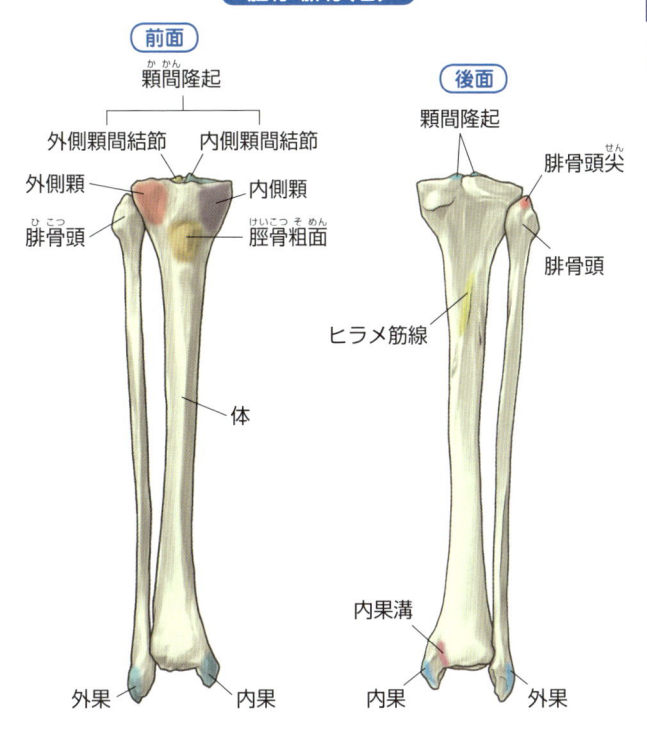

前面
- 顆間隆起
- 外側顆間結節
- 内側顆間結節
- 外側顆
- 内側顆
- 腓骨頭
- 脛骨粗面
- 体
- 外果
- 内果

後面
- 顆間隆起
- 腓骨頭尖
- 腓骨頭
- ヒラメ筋線
- 内果溝
- 内果
- 外果

下端部（後面）
- 脛骨
- 腓骨
- 内果関節面
- 外果関節面
- 内果
- 下関節面
- 外果
- 外果窩

青字：骨の関節面

骨格系 ▶ 下肢の骨

自由下肢骨❸ 足の骨と足円蓋

◆足の骨は7つの足根骨、5つの中足骨と14の指骨からなる。二足歩行に適するため、足底では足円蓋が見られる。

1 足の骨
- 足根骨
  - 近位列：距骨・踵骨
  - 遠位列：舟状骨・内側楔状骨・中間楔状骨・外側楔状骨・立方骨
- 中足骨：第1～5中足骨（底・体・頭に区分、長骨）
- 指骨（底・体・頭に区分、長骨）
  - 基節骨
  - 中節骨（母指にはない）
  - 末節骨

2 足円蓋
体重を支え、かつ歩くことに適するため、足底にはドーム状の空間が見られ、足円蓋（土踏まず）と呼ばれる。足円蓋を失うと扁平足になり、歩くときに足が疲れやすくなる。
- 内側縦足弓：
  - 構成：踵骨・距骨・舟状骨・内側楔状骨・第1中足骨
  - 働き：スプリングの役目
- 外側縦足弓
  - 構成：踵骨・立方骨・第5中足骨
  - 働き：体重の支持
- 横足弓
  - 構成：遠位足根骨（内側・中間・外側楔状骨と立方骨）
  - 働き：縦足弓とともに足円蓋を形成

第2章 骨格系

足の骨(右)

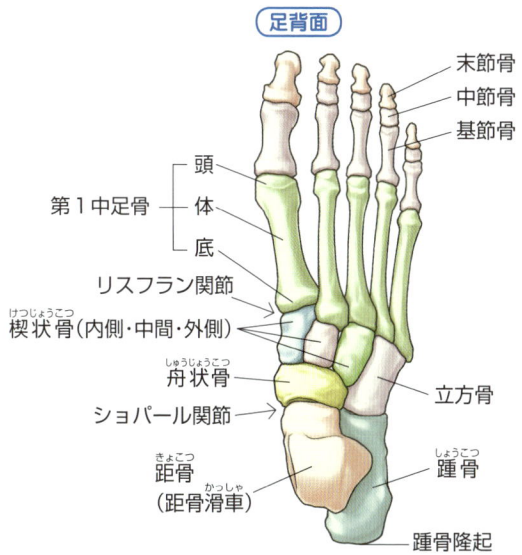

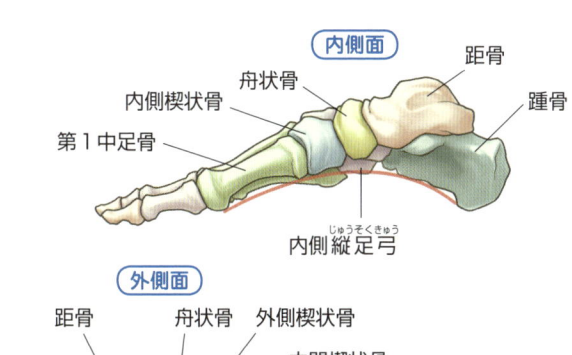

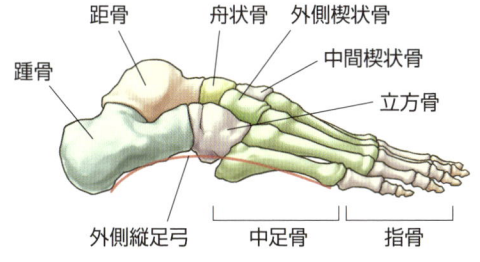

足背面

- 末節骨
- 中節骨
- 基節骨
- 第1中足骨
  - 頭
  - 体
  - 底
- リスフラン関節
- 楔状骨(内側・中間・外側)（けつじょうこつ）
- 舟状骨（しゅうじょうこつ）
- ショパール関節
- 立方骨
- 距骨（きょこつ）（距骨滑車）（かっしゃ）
- 踵骨（しょうこつ）
- 踵骨隆起

内側面

- 距骨
- 舟状骨
- 内側楔状骨
- 踵骨
- 第1中足骨
- 内側縦足弓（じゅうそくきゅう）

外側面

- 距骨
- 舟状骨
- 外側楔状骨
- 踵骨
- 中間楔状骨
- 立方骨
- 外側縦足弓
- 中足骨
- 指骨

111

骨格系 ▶ 下肢の骨

自由下肢骨❹ 距骨と踵骨の詳細

◆踵骨は最も大きな足根骨で、上方の距骨を支え、踵をつくっている。距骨は脛骨、腓骨、踵骨、舟状骨との関節面を持つ。

1 距骨
- 頭：**舟状骨関節面**（舟状骨との関節面、距踵舟関節の一部を構成）
- 頸：頭と体の間のくびれ
- 体
  - **距骨滑車・内果面・外果面**：距腿関節の関節面
  - **前・中踵骨関節面**：距踵舟関節の関節面
  - **後踵骨関節面**：距骨下関節の関節面
  - **距骨溝**：踵骨の踵骨溝と向き合い、**足根洞**をつくる。骨間距踵靱帯が付着

2 踵骨
- 前面
  - **立方骨関節面**：立方骨と踵立方関節を構成
- 上方
  - **前・中距骨関節面**：距踵舟関節の関節面
  - **後距骨関節面**：距骨下関節の関節面
  - **踵骨溝**：距骨の距骨溝と向き合い、**足根洞**をつくる。骨間距踵靱帯が付着
- 後方
  - **踵骨隆起**◀：アキレス腱が付着（下腿三頭筋の停止部）
- 内側面
  - **載距突起**◀
  - **長母指屈筋腱溝**：長母指屈筋腱が走行

*「◀」は、容易に触診できる骨の部位

距骨（右）

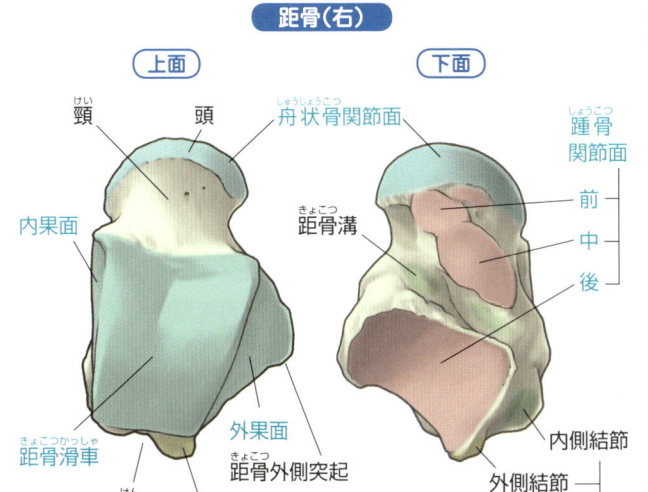

上面
- 頸
- 頭
- 舟状骨関節面
- 内果面
- 距骨溝
- 距骨滑車
- 長母指屈筋腱溝
- 外側結節
- 距骨外側突起
- 外果面

下面
- 踵骨関節面
  - 前
  - 中
  - 後
- 内側結節
- 外側結節
- 距骨後突起

踵骨（右）

上面
- 距骨関節面
  - 前
  - 中
  - 後
- 載距突起
- 踵骨溝
- 腓骨筋滑車
- 踵骨隆起

内側面
- 載距突起
- 長母指屈筋腱溝
- 内側突起
- 踵骨隆起

青字：骨の関節面

骨格系 ▶ 下肢の連結

下肢帯の連結

◆下肢帯の連結は、体重を支持するために、上肢帯に比べてより強固である。

1 寛骨各部の連結
- Y字軟骨結合（坐骨・恥骨・腸骨の間、思春期終わりごろまでに）、成人は骨結合
- 恥骨結合（恥骨間円板）：左右の恥骨の間、線維軟骨結合
- 閉鎖膜：閉鎖孔を閉ざす靭帯性の膜（その欠損部は閉鎖管）
- 鼠径靭帯：上前腸骨棘⇔恥骨結節

2 仙腸関節
- 構成：仙骨の耳状面～腸骨の耳状面
- 靭帯：
  - 骨間仙腸靭帯
  - 前仙腸靭帯・後仙腸靭帯
  - 仙棘靭帯：仙骨⇔坐骨棘
  - 仙結節靭帯：仙骨・尾骨の外側部・下後腸骨棘⇔坐骨結節
- 特徴
  - 平面関節、半関節
  - 主動的に動かすことが不可能

3 骨盤で見られる孔
仙結節靭帯・仙棘靭帯により、大坐骨切痕部と小坐骨切痕部には、それぞれ大坐骨孔と小坐骨孔がつくられる。
- 大坐骨孔：梨状筋が通過することで、さらに梨状筋上孔、梨状筋下孔に分けられる。
- 梨状筋上孔：上殿動脈・上殿静脈・上殿神経が走行
- 梨状筋下孔：下殿動脈・下殿静脈・下殿神経・坐骨神経・後大腿皮神経・陰部神経・内陰部動静脈が走行
- 小坐骨孔：内閉鎖筋の腱・陰部神経・内陰部動静脈が走行

＊「⇔」の両側は、靭帯の付着部

第 2 章 骨格系

恥骨結合(断面)・鼠径靱帯

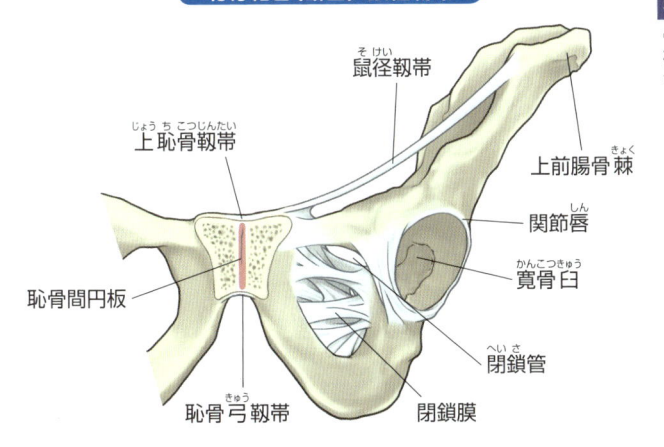

- 鼠径靱帯
- 上恥骨靱帯
- 上前腸骨棘
- 関節唇
- 寛骨臼
- 恥骨間円板
- 閉鎖管
- 恥骨弓靱帯
- 閉鎖膜

骨盤の靱帯

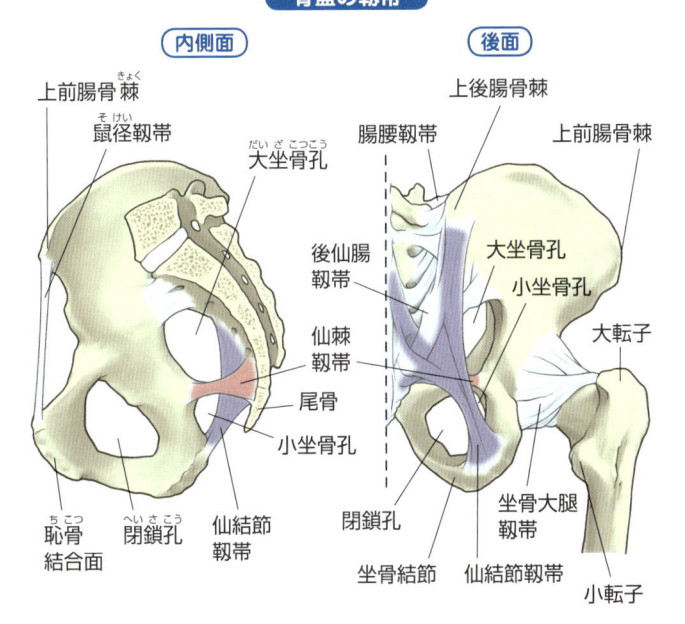

内側面

- 上前腸骨棘
- 鼠径靱帯
- 大坐骨孔
- 後仙腸靱帯
- 仙棘靱帯
- 尾骨
- 小坐骨孔
- 恥骨結合面
- 閉鎖孔
- 仙結節靱帯

後面

- 上後腸骨棘
- 腸腰靱帯
- 上前腸骨棘
- 大坐骨孔
- 小坐骨孔
- 大転子
- 閉鎖孔
- 坐骨大腿靱帯
- 坐骨結節
- 仙結節靱帯
- 小転子

115

骨格系 ▶ 下肢の連結

自由下肢骨の連結❶ 股関節

◆股関節は寛骨臼と大腿骨頭からなる球関節ではあるが、肩関節に比べ、運動は著しく制約される。

1 股関節の構成
- 関節面：大腿骨頭(関節頭)～寛骨臼の月状面(関節窩)
- 靱帯
  - 腸骨大腿靱帯(Y靱帯)：下前腸骨棘⇔転子間線、関節包の前を補強、股関節の過度な伸展・内転・外旋を制限
  - 恥骨大腿靱帯：腸恥隆起、恥骨上枝⇔小転子、関節包の前を補強、股関節の過度な伸展・外転・外旋を制限
  - 坐骨大腿靱帯：寛骨臼縁の坐骨部⇔転子窩、ラセン状、関節包の後を補強、股関節の過度な伸展・内旋を制限
  - 大腿骨頭靱帯：大腿骨頭窩⇔寛骨臼窩、関節内靱帯、大腿骨頭へ血管(閉鎖動脈の寛骨臼枝)を導入
  - 輪帯：関節包の深部で、大腿骨頸を取り巻く輪状靱帯
- 関節包：強靱、大腿骨頭・大腿骨頸を包む
  - 寛骨側：寛骨臼周縁と関節唇
  - 大腿骨側：転子間線(前)、大腿骨頸(後)
- 特徴：球関節(臼状関節)・三軸性関節、関節唇あり
- 運動：屈曲・伸展、内転・外転、内旋・外旋

2 股関節の向きなど
- 大腿骨の頸体角：大腿骨頸の長軸と大腿骨体の長軸の間になす角、出生時は150～160°、成人は正常120～130°、120°以下は内反股、130°以上は外反股
- 大腿骨頸の前捻角：大腿骨頸は前頭面に対し、前方に10～30°回旋する
- ローザ・ネラトン線：上前腸骨棘と坐骨結節を結ぶ線、股関節を45°屈曲すると、大転子の先端がこの線上に位置する

*「⇔」の両側は、靱帯の付着部

股関節（右）

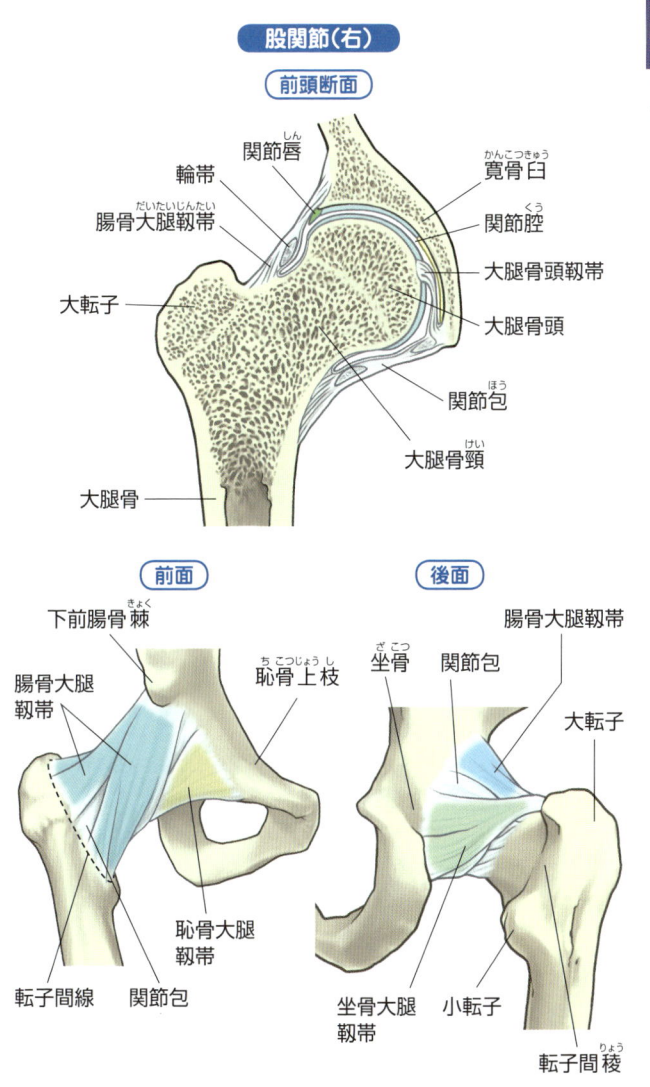

前頭断面

- 関節唇
- 輪帯
- 腸骨大腿靭帯
- 大転子
- 大腿骨
- 寛骨臼
- 関節腔
- 大腿骨頭靭帯
- 大腿骨頭
- 関節包
- 大腿骨頸

前面

- 下前腸骨棘
- 腸骨大腿靭帯
- 恥骨上枝
- 恥骨大腿靭帯
- 転子間線
- 関節包

後面

- 坐骨
- 関節包
- 腸骨大腿靭帯
- 大転子
- 坐骨大腿靭帯
- 小転子
- 転子間稜

注 大腿骨頭は関節包のなかにあり、骨膜を持たないため、骨折の際に治癒が悪い

骨格系 ▶ 下肢の連結

自由下肢骨の連結 ❷ 膝関節・下腿骨の連結

◆膝関節は人体においていちばん複雑で、損傷しやすい関節である。下腿の骨は安定性維持のため、靭帯でよく連結されている。

1 膝関節
- 構成：**大腿脛骨関節**（大腿骨の内側顆・外側顆〜脛骨の内側顆・外側顆）・**大腿膝蓋関節**（大腿骨の膝蓋面〜膝蓋骨後面）
- 関節半月：**線維軟骨**（関節内軟骨）、**内側半月**（C字形、**内側側副靭帯**が付着、可動性小、損傷頻度高い）・**外側半月**（O字形、外側側副靭帯が付着しない、可動性大）
- 靭帯
  - 十字靭帯：**関節内靭帯**、関節前後方向の安定性維持
    - **前十字靭帯（ACL）**：脛骨の前顆間区⇔大腿骨の外側顆内側面、脛骨の**前方移動**を防止
    - **後十字靭帯（PCL）**：脛骨の後顆間区⇔大腿骨の内側顆外側面、脛骨の**後方移動**を防止
  - 側副靭帯：膝関節の左右方向の安定性を強化
    - **内側側副靭帯（MCL）**：大腿骨の内側上顆⇔脛骨の内側顆、扁平状、関節包に付着
    - **外側側副靭帯（LCL）**：大腿骨の外側上顆⇔腓骨頭尖、円柱状、関節包に付着しない
  - **膝蓋靭帯**：膝蓋骨の下端⇔脛骨粗面、膝蓋腱の一部
- 特徴：**蝶番関節**、一軸性関節、**複関節**
- 運動：屈曲・伸展、（膝関節を屈曲するときに）**内旋・外旋**

2 下腿骨（脛骨と腓骨）の連結
- 脛腓関節（**上脛腓関節**）：脛骨上端の腓骨関節面〜腓骨頭関節面、平面関節、可動性ほとんどなし、前・後腓骨頭靭帯
- **下腿骨間膜**：下腿深層筋が付着
- 脛腓靭帯結合（**下脛腓関節**）：**前脛腓靭帯・後脛腓靭帯**

*「⇔」の両側は、靭帯の付着部

膝関節（右前面）

イラストは、大腿四頭筋腱を切り、下方へ裏返している

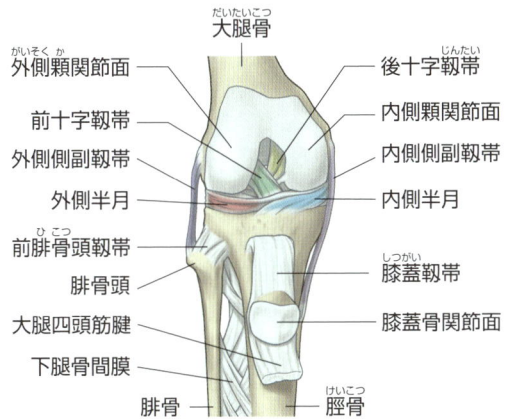

- 大腿骨
- 外側顆関節面
- 前十字靱帯
- 外側側副靱帯
- 外側半月
- 前腓骨頭靱帯
- 腓骨頭
- 大腿四頭筋腱
- 下腿骨間膜
- 腓骨
- 後十字靱帯
- 内側顆関節面
- 内側側副靱帯
- 内側半月
- 膝蓋靱帯
- 膝蓋骨関節面
- 脛骨

下腿骨（右前面）

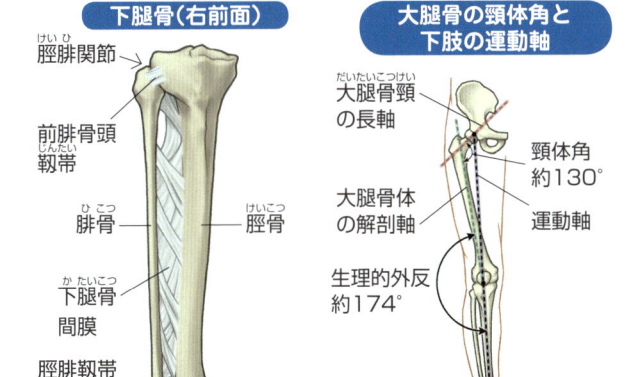

- 脛腓関節
- 前腓骨頭靱帯
- 腓骨
- 脛骨
- 下腿骨間膜
- 脛腓靱帯結合
- 前脛腓靱帯

大腿骨の頸体角と下肢の運動軸

- 大腿骨頸の長軸
- 大腿骨体の解剖軸
- 生理的外反 約174°
- 頸体角 約130°
- 運動軸

3 膝関節の生理学的外反

大腿骨体軸と脛骨体軸とのなす角は生理学的外反と呼ぶ。

- 正常：約174°
- ＞174°：内反膝（O脚）、＜174°：外反膝（X脚）

骨格系 ▶ 下肢の連結

自由下肢骨の連結❸ 足の関節

◆距腿関節(足関節)を始め、足の関節は足根の関節・中足の関節・足指の関節に大別される。

1 距腿関節(足関節、上跳躍関節)
- 構成:脛骨・腓骨~距骨=脛骨の下関節面と内果関節面・腓骨の外果関節面~距骨の距骨滑車・内果面・外果面
- 靭帯:内側(側副)靭帯(三角靭帯)(内果⇔距骨内側面・載距突起・舟状骨粗面、強靭)・外側(側副)靭帯(前距腓靭帯・後距腓靭帯・踵腓靭帯を含む、弱い、捻挫で損傷しやすい)
- 特徴:蝶番関節(ラセン関節)、一軸性関節
- 運動:足の背屈・底屈

2 足根間関節
- 距骨下関節:距骨の後踵骨関節面~踵骨の後距骨関節面、顆状関節、足の底屈・背屈、内返し・外返し運動
- 距踵舟関節:距・踵・舟状骨間、距骨の舟状骨関節面と前・中踵骨関節面~舟状骨の後関節面・踵骨の前・中距骨関節面
- 運動:足の内返し・外返し(内反・外反)
- 踵立方関節・楔舟関節・楔立方関節

3 中足の関節
- 足根中足関節(リスフラン関節):足根骨遠位列~中足骨底
- 中足間関節(隣接する中足骨底相互の対向面):平面関節

4 足指の関節
- 中足指節関節:中足骨頭~基節骨底、顆状関節、屈曲・伸展、内転・外転
- 足の指節間関節(IP関節)、蝶番関節、屈曲・伸展
  - 母指のIP関節:母指の基節骨頭~末節骨底
  - 近位指節関節(PIP関節):(基節骨頭~中節骨底)
  - 遠位指節関節(DIP関節)(中節骨頭~末節骨底)

*「⇔」の両側は、靭帯の付着部

足の関節（右）

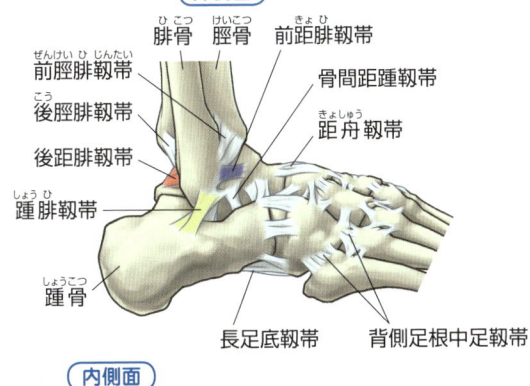

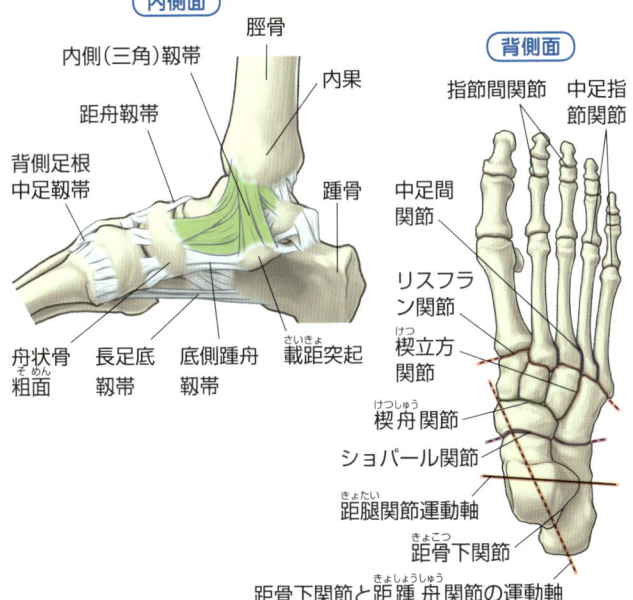

外側面

- 腓骨
- 脛骨
- 前距腓靱帯
- 前脛腓靱帯
- 骨間距踵靱帯
- 後脛腓靱帯
- 距舟靱帯
- 後距腓靱帯
- 踵腓靱帯
- 踵骨
- 長足底靱帯
- 背側足根中足靱帯

内側面

- 脛骨
- 内側（三角）靱帯
- 内果
- 距舟靱帯
- 踵骨
- 背側足根中足靱帯
- 舟状骨粗面
- 長足底靱帯
- 底側踵舟靱帯
- 載距突起

背側面

- 指節間関節
- 中足指節関節
- 中足間関節
- リスフラン関節
- 楔立方関節
- 楔舟関節
- ショパール関節
- 距腿関節運動軸
- 距骨下関節
- 距骨下関節と距踵舟関節の運動軸

注 距骨下関節＋距踵舟関節＝**下跳躍関節**

踵立方関節＋距踵舟関節＝**ショパール関節**

第2章 確認問題

選択問題：質問に適した答えを、1つまたは2つ選びなさい。

1. 骨端軟骨の働きであるのはどれか。(❶発生期の骨の長さの成長 ❷発育期の骨の長さの成長 ❸発生期の骨の太さの成長 ❹発育期の骨の太さの成長 ❺骨折時の骨の修復)

2. 骨の顕微構造について誤っているのはどれか。(❶ハバース管とハバース層板を合わせてオステオンという ❷ハバース管は骨層板を横切る ❸ハバース管は血管や神経の通路である ❹フォルクマン管はハバース管と交通する ❺フォルクマン管はほぼハバース管と直交する)

3. 含気骨であるのはどれか。(❶前頭骨 ❷頭頂骨 ❸上顎骨 ❹下顎骨 ❺後頭骨)

4. 誤っている組み合わせはどれか。(❶横突孔—椎骨動脈 ❷椎孔—脊髄 ❸椎間孔—脊髄神経 ❹内耳孔—内耳神経 ❺視神経孔—動眼神経)

5. 上腕骨にあるのはどれか。(❶肘頭 ❷内側上顆 ❸外側上顆 ❹内側顆 ❺滑車切痕)

6. 寛骨で触診できないのはどれか。(❶岬角 ❷耳状面 ❸腸骨稜 ❹坐骨結節 ❺恥骨結節)

7. 滑液の働きで誤っているのはどれか。(❶潤滑油の役割 ❷関節軟骨の栄養補給 ❸関節内圧の維持 ❹関節面にかかる力の分散 ❺両関節面の適合性をよくする役目)

8. 回旋腱板を構成しないのはどれか。(❶棘上筋 ❷棘下筋 ❸肩甲下筋 ❹大円筋 ❺小円筋)

9. 関節内靱帯を持たないのはどれか。(❶股関節 ❷膝関節 ❸肘関節 ❹距腿関節 ❺手の指節間関節)

10. 肘関節に含まれないのはどれか。(❶球関節 ❷楕円関節 ❸車軸関節 ❹蝶番関節 ❺平面関節)

11. 二軸性関節に属するのはどれか。(❶楕円関節 ❷鞍関節 ❸ラセン関節 ❹車軸関節 ❺球関節)

解答は312ページ

第3章
筋系

筋系 ▶ 筋肉の基礎知識

筋肉の基礎知識

◆骨格筋は体重の40〜50％を占める。骨格筋は能動的に骨格を動かし、骨格系（受動的）とともに運動器系を構成する。

1 筋の形状と起始・停止

筋によりさまざまな形状がある。紡錘状や羽状、鋸状などが見られる。紡錘状筋は体肢（四肢）に多く存在する。中央部にふくらんでいるところを筋腹といい、体幹に近いほうを筋頭、遠位端を筋尾という。

- 起始部＝筋頭：筋両端のうち動きの少ないほう
- 停止部＝筋尾：筋両端のうち動きの多いほう（動かされるほう）

起始と停止については、基本的に以下のように規定される。

筋の部位	体幹⇔体肢	体肢⇔体肢	体幹⇔体幹	体幹⇔体幹	皮筋
起始	体幹	近位	脊椎に近いほう	骨盤に近いほう	骨
停止	体肢	遠位	脊椎に遠いほう	骨盤に遠いほう	皮膚

2 骨格筋の分類

- 筋頭：二頭筋・三頭筋・四頭筋
- 筋腹：二腹筋・多腹筋
- 走行：輪筋・斜筋・横筋・直筋
- 作用：屈（曲）筋⇔伸（展）筋、内転筋⇔外転筋、内旋筋⇔外旋筋、回内筋⇔回外筋、挙上筋⇔下制筋、括約筋⇔散大筋
- 相互作用：拮抗筋（相反する作用を持つ筋）・共同筋（協力筋）（共通する作用を持つ筋）
- 関節数：単関節筋（1つの関節のみを越える筋）・二関節筋（複数の関節を越える筋）

筋の各部と起始・停止

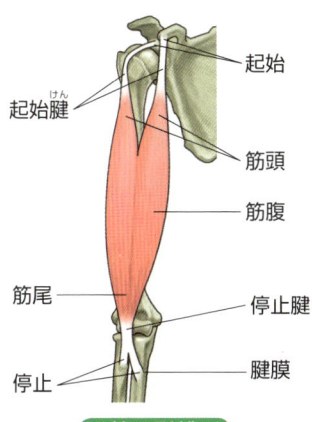

- 起始
- 起始腱
- 筋頭
- 筋腹
- 筋尾
- 停止腱
- 停止
- 腱膜

筋の形状

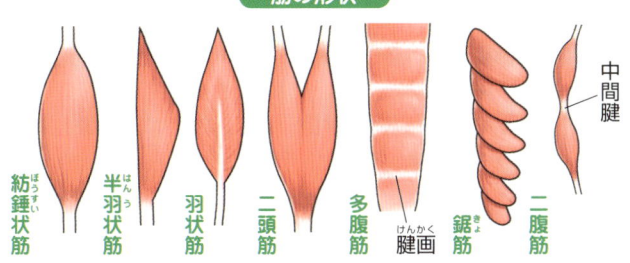

紡錘状筋 / 半羽状筋 / 羽状筋 / 二頭筋 / 多腹筋（腱画）/ 鋸筋 / 二腹筋（中間腱）

3 骨格筋の神経

- 神経の種類：運動神経（筋の収縮や緊張命令）・知覚神経（筋の痛覚や緊張度）・自律神経（筋の血管壁、血流の調節）
- 運動単位：1本の運動神経線維とそれに支配される複数の筋線維を、1つのグループと考える
  - 神経支配比：1本の運動神経線維で支配される骨格筋線維の数（細かい運動が必要な外眼筋は約10個、粗大な動きをする上腕二頭筋は1000個以上）
- 運動終板：神経線維と筋細胞（筋線維）の間の神経筋接合部、一種のシナプス

第3章 筋系

筋系 ▶ 筋肉の基礎知識

筋の補助装置と感覚器

◆筋が円滑に働くため、さまざまな補助装置が備わっている。筋には痛覚、収縮や伸展具合の感覚を感じる受容器もある。

1 筋の補助装置

- **筋膜**：筋または筋の集団の表面を包む結合組織性の膜
  - **浅筋膜**：皮下脂肪(皮下組織)
  - **深筋膜**：複数の筋を共同で包む線維性の膜(密性結合組織)
    - **筋間中隔**：筋群の間を大きく仕切る線維性の膜、深筋膜の続き、屈筋群や伸筋群の間に存在
    - **筋膜(筋上膜)**：個々の筋を包む線維性の膜
- **腱**：筋の両端にある緻密性結合組織、起始腱・停止腱・中間腱(二腹筋)・腱画(多腹筋) P138 ・腱膜(膜状の腱)
- **筋滑車**：腱の走行を変える装置、骨隆起または靱帯からなる
- **種子骨**：腱の中に生じる小骨、摩擦に抵抗する
- **滑液包**：滑液を入れた結合組織の袋、摩擦を防ぐためのもの、皮膚と腱・筋の間、腱と骨の間に存在
- **腱鞘**：長い腱の周囲を囲む長い滑液包＝線維鞘＋滑液鞘＋滑液腔、摩擦を防ぐためのもの、四肢の遠位端に存在
- **支帯**：手首、足首における深筋膜の肥厚部、筋が収縮するときに筋の腱が浮き上がるのを防止

2 筋の感覚器

- **筋紡錘**：筋の長さとその変化を常に感受する受容器、結合組織性の被膜に包まれた錘内筋線維(核袋線維・核鎖線維)にⅠa知覚線維・Ⅱ知覚線維・γ運動線維が分布
- **腱紡錘**：筋収縮の強さを感受、Ⅰb知覚線維が分布
- **自由神経終末**：筋の痛覚など

注 錘内筋線維と比べて、一般の骨格筋線維は錘外筋線維と呼ばれ、α運動線維(骨格筋を収縮)・自由神経終末が分布

第3章 筋系

筋膜と筋間中隔

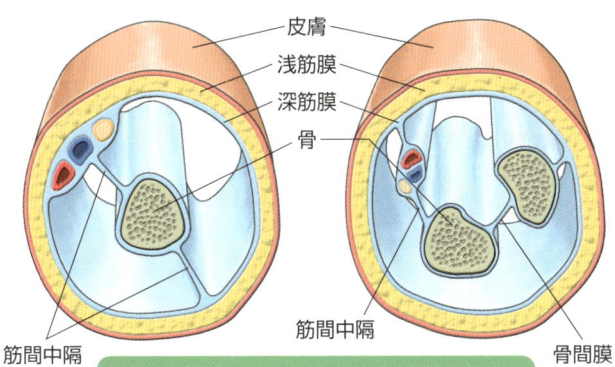

- 皮膚
- 浅筋膜
- 深筋膜
- 骨
- 筋間中隔
- 骨間膜

筋間中隔と骨間膜は、筋を屈筋群や伸筋群などに区分する仕切りとなる。筋はその両側に存在する

腱と腱鞘

- 腱
- 線維鞘
- 滑液鞘
- 滑液腔
- 骨
- 腱鞘
- 腱間膜（血液の侵入を示す）

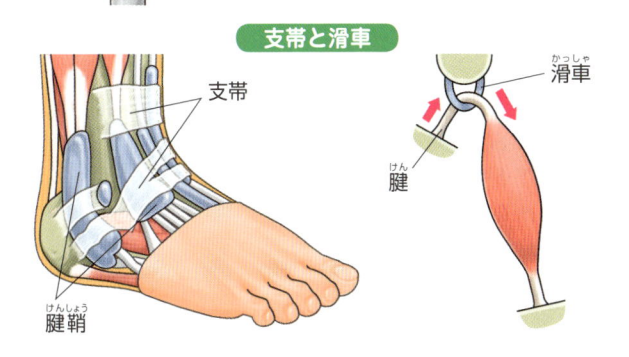

支帯と滑車

- 支帯
- 腱鞘
- 滑車
- 腱

筋系 ▶ 筋肉の基礎知識

骨格筋の筋構造

◆骨格筋は**筋細胞**（筋線維）からなり、種々の膜に包まれている。顕微鏡で横紋模様が観察できる**横紋筋**である。

1 筋細胞（筋線維）の構造

筋線維は**円柱状**の多核細胞で、直径は0.02〜0.1mm、長さは数cmから十数cmに及ぶ。筋線維の周囲に**筋内膜**が存在する。

- 細胞膜
- 細胞質：
  - **筋原線維**：太さ1μmの微線維、太い**ミオシン**フィラメントと細い**アクチン**フィラメントの集まり
  - **筋（形質）小胞体**：筋原線維を包む滑面小胞体、Ca^{2+}の貯蔵と放出
- 細胞核：細胞の周辺部に**多数**

2 横紋構造の詳細

アクチンフィラメントがミオシンフィラメントの間に滑り込み、筋収縮が起こる（両フィラメントが短縮することはない）。

- **I帯**：アクチンフィラメントのみが存在する部分、明るい、筋収縮時に短くなる
- **A帯**：ミオシンフィラメントの全長に相当、暗い部分、筋収縮時に長さの変化なし
- **Z線**（帯）：I帯の中央
- **筋節**：隣接するZ線の間、筋収縮時に短くなる
- **H帯**：A帯の中央部、ミオシンフィラメントのみが存在する部分、筋収縮時に短くなる
- **M線**：H帯の中央、筋収縮時に長さの変化なし

第3章 筋系

骨格筋の構造

- 骨
- 腱
- 骨格筋
- 筋膜（筋上膜）
- 筋束
- 筋周膜
- 筋内膜
- 筋線維（筋細胞）
- 核
- 筋細胞膜

筋膜・筋周膜・筋内膜は結合組織である

- Z線 ← 筋節 → Z線
- アクチンフィラメント
- ミオシンフィラメント
- 筋原線維

- I帯
- A帯
- I帯
- H帯
- Z線
- ミオシンフィラメント
- M線
- アクチンフィラメント
- Z線

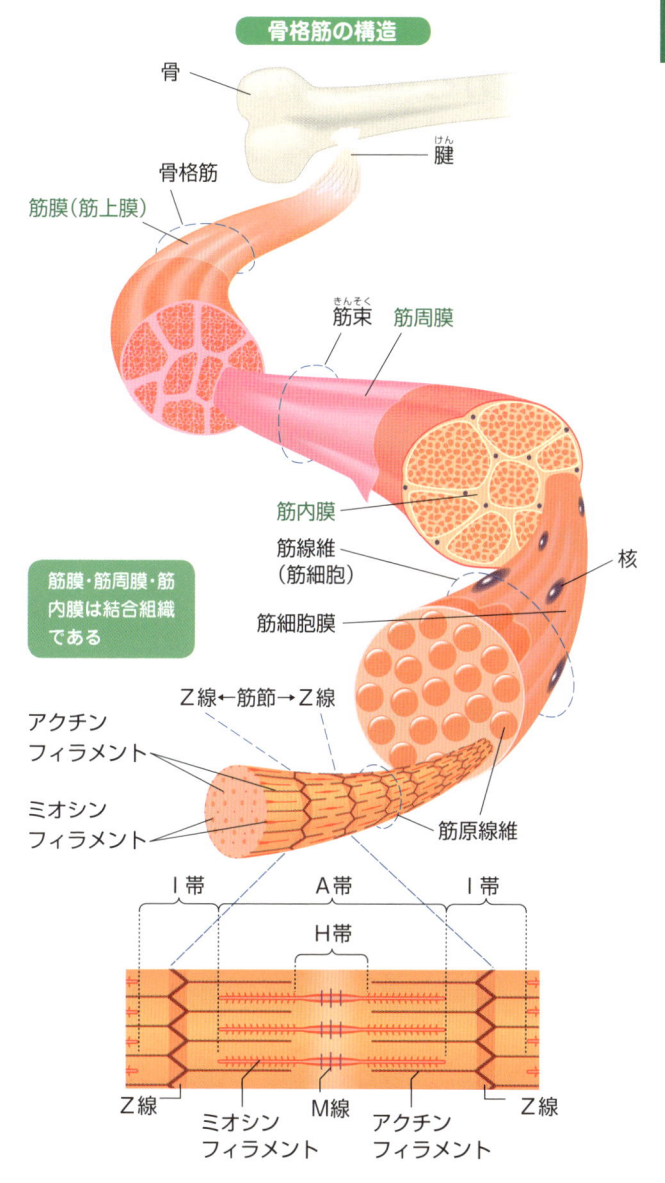

筋系 ▶ 頭部の筋

表情筋と咀嚼筋

◆頭部には顔面筋と咀嚼筋が存在する。咀嚼にかかわる4種の咀嚼筋は顔面部の深層にあり、すべて三叉神経の支配を受ける。

1 顔面筋（表情筋）

顔面筋は顔面の骨から起こり（起始し）、皮膚に停止する皮筋である。顔面の表情をつくる。これらの筋はすべて顔面神経の支配を受ける。広頸筋は頸部にある表情筋であり、同じく顔面神経支配を受ける。顔面神経麻痺では患側がゆるみ、健側がひきつったように見える。

- 後頭前頭筋：後頭筋・前頭筋（額に横しわをつくる）、二腹筋で中間腱が帽状腱膜である
- 眼の周囲の筋：眼輪筋（目を閉じる）など
- 鼻の周囲の筋：鼻筋（鼻翼を動かし、鼻孔を広げる）・鼻根筋（横しわをつくる）など
- 口の周囲の筋：口輪筋（口を閉じる）・上唇挙筋・下唇下制筋・頬骨筋（頬をすぼめる）・笑筋（えくぼをつくる）・頬筋（食塊の形成を補助する深層に位置）など

2 咀嚼筋

咀嚼筋群は頭蓋骨から起こり、下顎骨に停止する。三叉神経の第3枝、下顎神経に支配される。咀嚼運動をつかさどる

- 側頭筋：下顎骨の挙上（閉口作用）、後方移動
- 咬筋：下顎骨の挙上（閉口作用）
- 内側翼突筋：下顎骨の挙上（閉口作用）
- 外側翼突筋：下顎骨の前方移動（開口作用）

注 咀嚼運動は咀嚼筋を介して、下顎骨を動かすことにより行われる

注 開口運動は、主に頸部の舌骨筋群により行われる P.132

表情筋

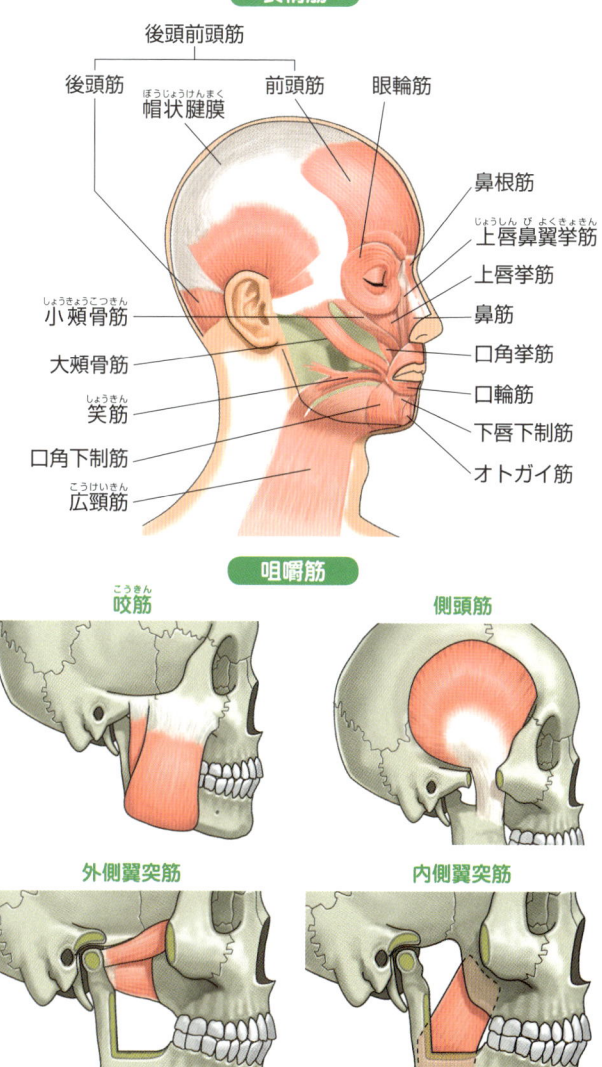

- 後頭前頭筋
  - 後頭筋
  - 前頭筋
- 帽状腱膜
- 眼輪筋
- 鼻根筋
- 上唇鼻翼挙筋
- 上唇挙筋
- 鼻筋
- 口角挙筋
- 口輪筋
- 下唇下制筋
- オトガイ筋
- 小頬骨筋
- 大頬骨筋
- 笑筋
- 口角下制筋
- 広頸筋

咀嚼筋

咬筋

側頭筋

外側翼突筋

内側翼突筋

筋系 ▶ 頸部の筋

頸部の筋❶ 浅頸筋・側頸筋と舌骨筋群

◆頸部の筋は、浅頸筋・側頸筋・舌骨筋群・深頸筋群に大別される。脳神経・頸神経の支配、あるいはその二重神経支配を受ける。

1 浅頸筋
頸部の浅層には広頸筋がある。この筋は顔面神経支配の皮筋で、下唇や口角を下外側に引き、前頸部の皮膚を緊張させる。

2 側頸筋
側頸筋には胸鎖乳突筋がある。胸骨・鎖骨から起こり(起始し)、側頭骨の乳様突起に停止することから命名される。
- 作用
  - 片側収縮：反対側に頭を回す、頸部の同側での側屈
  - 両側収縮：頭部の前屈または後屈
- 神経支配：副神経(第11脳神経)と頸神経の二重神経支配

3 舌骨筋群
舌骨筋群は舌骨につながり、舌骨の上方と下方にあるそれぞれの4つの筋を舌骨上筋群・舌骨下筋群と呼ぶ。舌骨を介し、開口や嚥下運動にかかわる。
- 舌骨上筋群：顎二腹筋・茎突舌骨筋・顎舌骨筋・オトガイ舌骨筋 P.135
  - 作用：口腔底を形成。舌骨が固定されているときは、下顎を下に引く(開口運動)、下顎骨が固定されているときは、舌骨を上に引き上げる(嚥下運動にかかわる)
  - 神経支配：脳神経の枝
- 舌骨下筋群：胸骨舌骨筋・肩甲舌骨筋・胸骨甲状筋・甲状舌骨筋 P.135
  - 作用：舌骨を下に引く。舌骨上筋群と同時に働き、舌骨を固定し、開口する
  - 神経支配：頸神経ワナ

浅頸筋・側頸筋

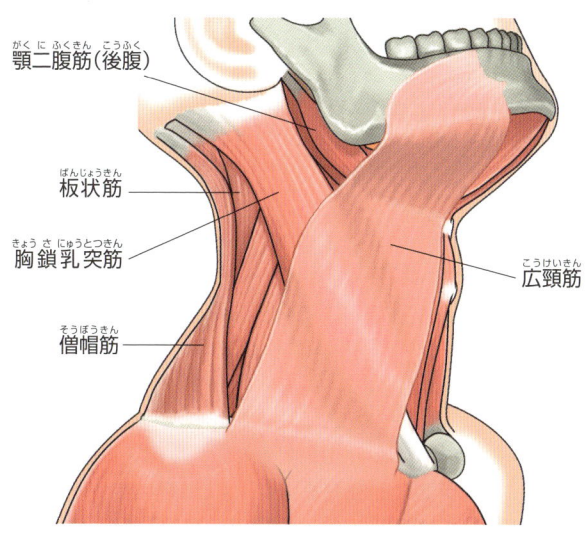

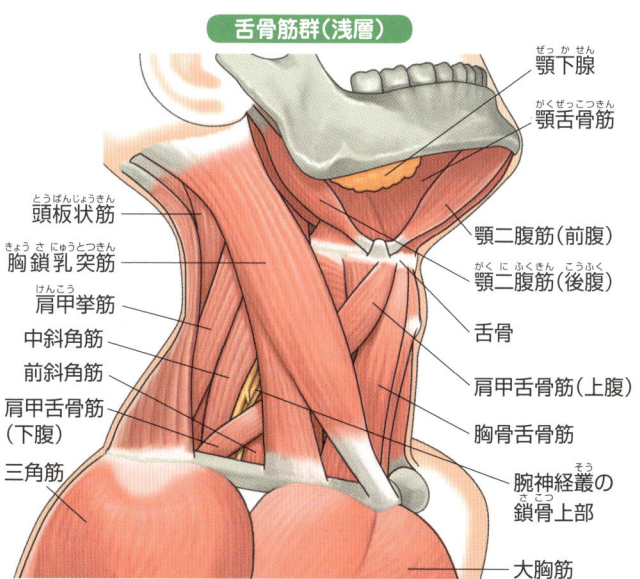

- 顎二腹筋（後腹）
- 板状筋
- 胸鎖乳突筋
- 僧帽筋
- 広頸筋

舌骨筋群（浅層）

- 頭板状筋
- 胸鎖乳突筋
- 肩甲挙筋
- 中斜角筋
- 前斜角筋
- 肩甲舌骨筋（下腹）
- 三角筋
- 顎下腺
- 顎舌骨筋
- 顎二腹筋（前腹）
- 顎二腹筋（後腹）
- 舌骨
- 肩甲舌骨筋（上腹）
- 胸骨舌骨筋
- 腕神経叢の鎖骨上部
- 大胸筋

第3章 筋系

筋系 ▶ 頸部の筋

頸部の筋 ❷ 深頸筋群と頸部における三角

◆**深頸筋群**は頸椎の前面にある**椎前筋群**と外側面にある**斜角筋群**に大別される。頸部は筋肉により、さまざまな三角が形成される。

1 深頸筋群
- 椎前筋群：**頭長筋・頸長筋・前頭直筋・外側頭直筋**
  - ■ 作用：片側収縮時は頭頸部を**同側**に曲げる・両側が働けば頭頸部を**前**へ曲げる（外側頭直筋を除く）
  - ■ 神経支配：頸神経前枝
- 斜角筋群：**前斜角筋・中斜角筋・後斜角筋**（頸椎⇔第1・2肋骨）
  - ■ 作用：肋骨固定時には頸椎を**同側側屈**（片側収縮）・**前屈**（両側収縮）、頸椎固定時には**肋骨を挙上**（強制吸気）
  - ■ 神経支配：頸神経前枝
  - ■ **斜角筋隙**：**前斜角筋・中斜角筋・第1**肋骨でつくられる隙間、**腕神経叢**と**鎖骨下動脈**が通過 P.76

2 頸部における三角
- **前頸三角**：胸鎖乳突筋前縁・下顎骨下縁・前正中線の間
  - ■ **顎下三角**：下顎骨下縁・顎二腹筋の前腹・後腹の間、顎下腺・顎下リンパ節・顔面動静脈・舌下神経・舌神経が存在
  - ■ **頸動脈三角**：胸鎖乳突筋前縁・顎二腹筋の後腹・肩甲舌骨筋の上腹の間、総頸動脈・内頸静脈・迷走神経が存在
  - ■ **筋三角**：胸鎖乳突筋前縁・肩甲舌骨筋上腹・前正中線の間、舌骨下筋群・浅頸リンパ節が存在
- **後頸三角**：胸鎖乳突筋後縁・僧帽筋前縁・鎖骨の間
  - ■ **後頭三角**：胸鎖乳突筋後縁・僧帽筋前縁・肩甲舌骨筋下腹の間、斜角筋・腕神経叢・鎖骨下動脈が存在
  - ■ **大鎖骨上窩**：胸鎖乳突筋後縁・肩甲舌骨筋下腹・鎖骨の間
- **小鎖骨上窩**：胸鎖乳突筋の両起始部と鎖骨の間

舌骨筋群（深層）

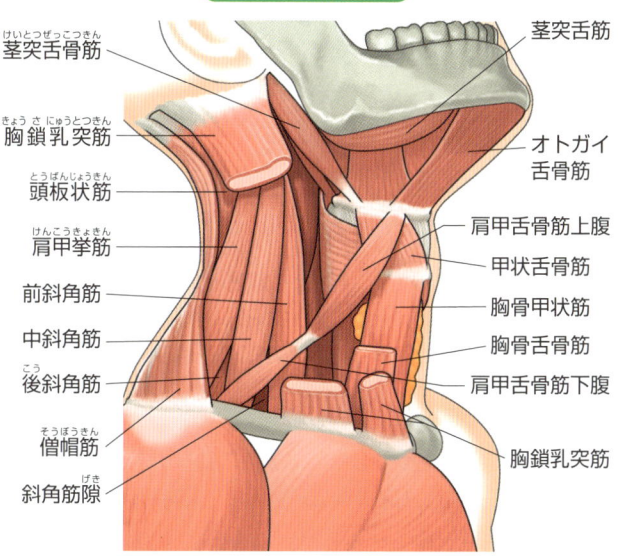

- 茎突舌骨筋（けいとつぜっこつきん）
- 胸鎖乳突筋（きょうさにゅうとつきん）
- 頭板状筋（とうばんじょうきん）
- 肩甲挙筋（けんこうきょきん）
- 前斜角筋
- 中斜角筋
- 後斜角筋（こう）
- 僧帽筋（そうぼうきん）
- 斜角筋隙（げき）
- 茎突舌筋
- オトガイ舌骨筋
- 肩甲舌骨筋上腹
- 甲状舌骨筋
- 胸骨甲状筋
- 胸骨舌骨筋
- 肩甲舌骨筋下腹
- 胸鎖乳突筋

（胸鎖乳突筋（きょうさにゅうとつきん）、顎二腹筋（がくにふくきん）、顎舌骨筋（がくぜっこつきん）、胸骨舌骨筋を除いたもの）

深頸筋群

- 外側頭直筋
- 前頭直筋
- 頭長筋
- 頸長筋（けいちょうきん）
- 中斜角筋
- 前斜角筋
- 後斜角筋
- 斜角筋隙（げき）

頸部における三角

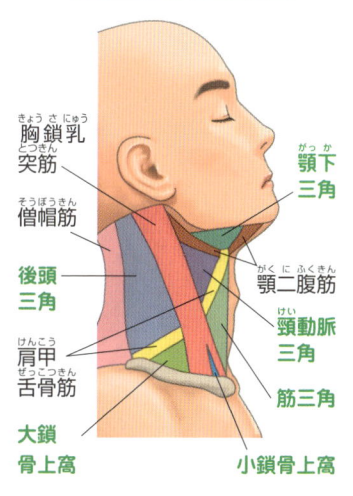

- 胸鎖乳突筋（きょうさにゅうとつきん）
- 僧帽筋（そうぼうきん）
- 後頭三角
- 肩甲舌骨筋（けんこうぜっこつきん）
- 大鎖骨上窩
- 顎下三角（がっか）
- 顎二腹筋（がくにふくきん）
- 頸動脈三角（けい）
- 筋三角
- 小鎖骨上窩

第3章 筋系

筋系 ▶ 胸部の筋

胸部の筋 浅・深胸筋群と横隔膜

◆胸部には、肋骨の前面の浅胸筋群、肋骨の間の深胸筋群、胸郭に内部にあって胸腔と腹腔を仕切る横隔膜が存在する。

1 浅胸筋群（4筋）

浅胸筋群は上肢を体幹に結合する筋で、上肢の運動に関与する。腕神経叢の枝により支配される大胸筋（小胸筋とともに腋窩の前壁をつくる）・小胸筋（大胸筋の下層）・前鋸筋（当筋の麻痺→翼状肩甲骨）・鎖骨下筋の4筋

2 深胸筋群（3筋）

深胸筋群は肋骨を動かし、呼吸運動に関与する。肋間神経支配を受ける外肋間筋（胸式吸気）・内肋間筋（強制呼気）・最内肋間筋（強制呼気）の3筋 P.193・上

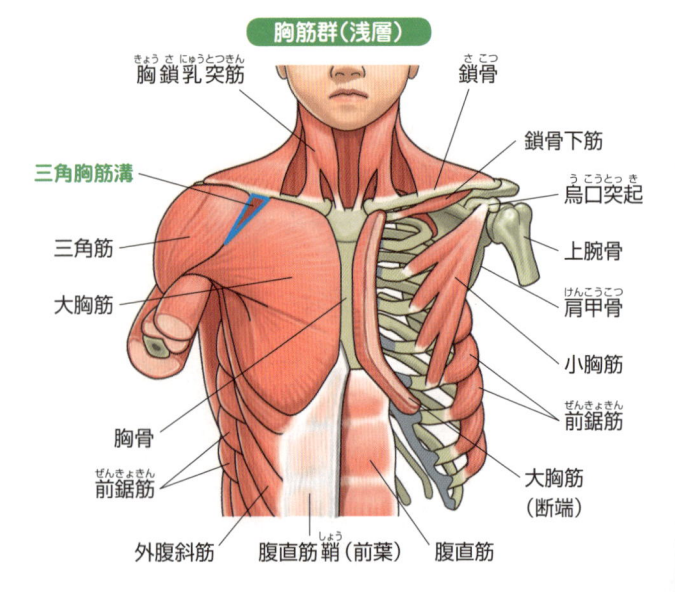

胸筋群（浅層）

- 胸鎖乳突筋
- 鎖骨
- 三角胸筋溝
- 鎖骨下筋
- 烏口突起
- 三角筋
- 上腕骨
- 大胸筋
- 肩甲骨
- 小胸筋
- 前鋸筋
- 胸骨
- 大胸筋（断端）
- 前鋸筋
- 外腹斜筋
- 腹直筋鞘（前葉）
- 腹直筋

3 横隔膜
- 特徴：ドーム状（円蓋状）・腱中心・骨格筋・横隔神経（C3-5）支配
- 作用：吸気（腹式吸気）
- 3つの孔とそれを通るもの：大動脈裂孔（下行大動脈・胸管）・食道裂孔（食道・迷走神経）・大静脈孔（下大静脈）

4 呼吸運動にかかわる筋
- 正常吸気：横隔膜（腹式呼吸）・外肋間筋（胸式呼吸）
- 強制吸気（肩で息を吸う）：横隔膜・外肋間筋＋胸郭を引き上げる筋（胸鎖乳突筋・大胸筋・小胸筋・斜角筋群・肋骨挙筋など）
- 正常呼気：正常吸気筋の弛緩によって起こる
- 強制呼気：内肋間筋・最内肋間筋・（腹圧を高める）腹壁の筋

横隔膜

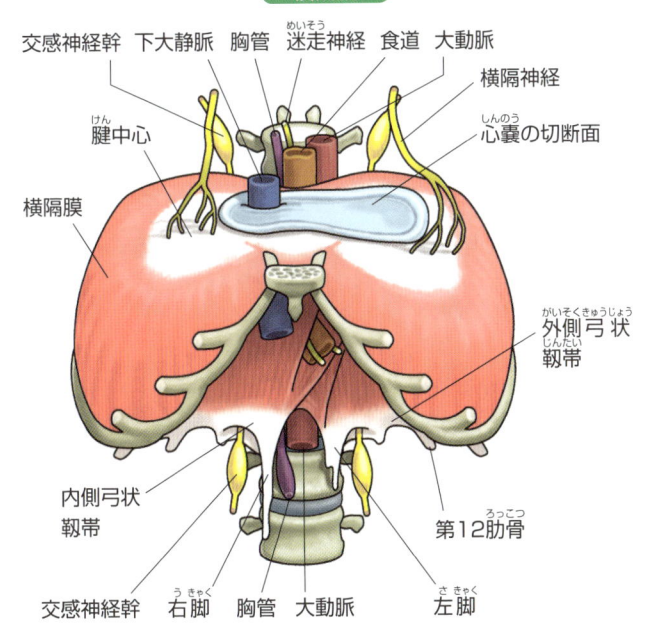

交感神経幹　下大静脈　胸管　迷走神経　食道　大動脈　横隔神経　腱中心　心嚢の切断面　横隔膜　外側弓状靭帯　内側弓状靭帯　第12肋骨　交感神経幹　右脚　胸管　大動脈　左脚

筋系 ▶ 腹部の筋

腹部の筋 腹部の筋と鼠径管

◆腹部の筋は主に腹壁をつくり、肋間神経などに支配される。下腹部では鼠径管を形成し、精索♂または子宮円索♀を通す。

1 腹部の筋
- 前腹筋：**腹直筋**（恥骨結合・恥骨稜⇔第5～7肋軟骨・剣状突起、多腹筋、腱画、腹直筋鞘）・**錐体筋**
- 側腹筋：**外腹斜筋**・**内腹斜筋**・**腹横筋**
- 後腹筋：**腰方形筋**（腸骨稜⇔第12肋骨）
- 筋群としての作用：
  - 腹部内臓の保護
  - 脊柱の前屈（腹直筋）・同側への側屈（側腹筋）・対側への回旋（外腹斜筋）
  - 腹圧を高めることによる強制呼気・咳・くしゃみ（気道が開いているとき）・いきみの状態（排便・排尿・分娩・嘔吐）（気道が閉じているとき）
- 神経支配：**肋間神経**・腰神経叢の枝

2 鼠径管
腹部と下肢の境界は**鼠径溝**と呼ばれ、深部の鼠径靱帯にあたる部位である。鼠径靱帯より上では鼠径管が形成され、男性では**精索** P.258、女性では**子宮円索** P.262 を通す。
- 鼠径靱帯：**外腹斜筋**の腱膜の下縁が索状に肥厚したもの、上前腸骨棘⇔恥骨結節 P.114
- 鼠径管：鼠径靱帯と内腹斜筋・腹横筋との裂隙、外口は**浅鼠径輪**、内口は**深鼠径輪**

注 **腹直筋鞘**は腹直筋を包む長い腱膜で、**前葉**と**後葉**からなり、側腹筋の停止部となる

注 **胸腰筋膜**は固有背筋を包む筋膜で、浅葉と深葉に区別する

腹部の筋（浅層）

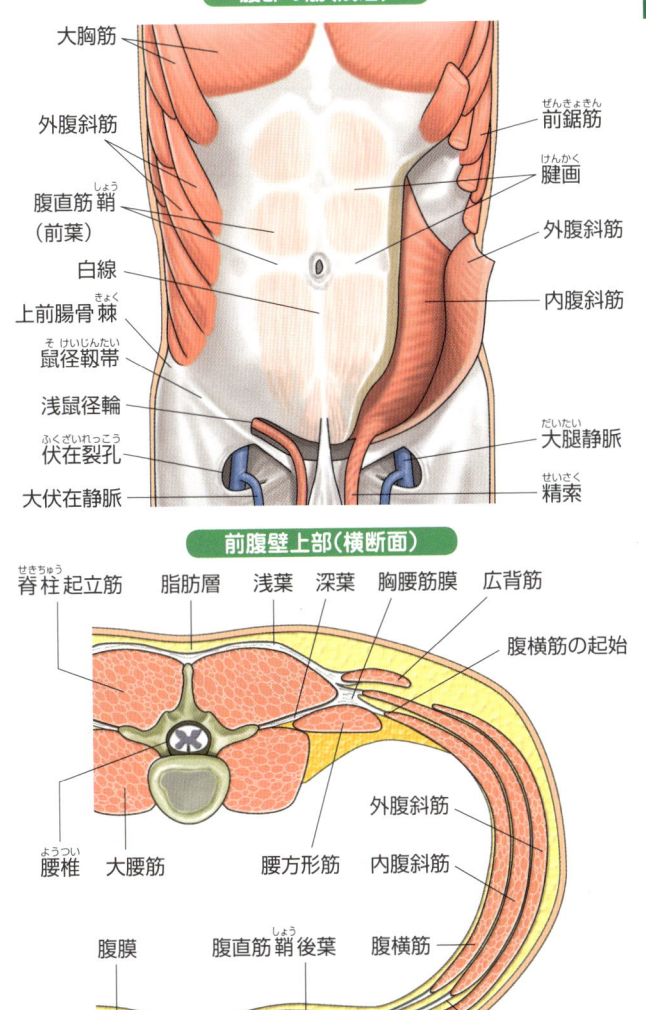

- 大胸筋
- 外腹斜筋
- 腹直筋鞘（前葉）
- 白線
- 上前腸骨棘
- 鼠径靱帯
- 浅鼠径輪
- 伏在裂孔
- 大伏在静脈
- 前鋸筋
- 腱画
- 外腹斜筋
- 内腹斜筋
- 大腿静脈
- 精索

前腹壁上部（横断面）

- 脊柱起立筋
- 脂肪層
- 浅葉
- 深葉
- 胸腰筋膜
- 広背筋
- 腹横筋の起始
- 腰椎
- 大腰筋
- 腰方形筋
- 外腹斜筋
- 内腹斜筋
- 腹膜
- 腹直筋鞘後葉
- 腹横筋
- 皮膚
- 白線
- 腹直筋
- 腹直筋鞘前葉
- 外腹斜筋腱膜
- 内腹斜筋腱膜

背部の筋 浅背筋・深背筋と後頭下筋群

◆背部の筋は浅背筋・深背筋に分類される。さらに、後頭部には後頭下筋群があり、頭の後屈と回旋に働く。

1 浅背筋

浅背筋は脊柱と上肢をつなぐ筋で、上肢の運動に関与する。

- 僧帽筋：上部・中部・下部の３部に区別、肩甲骨の挙上・内転・上方回旋に作用、副神経・頸神経の支配
- 広背筋：腰背部から広く起こり、上腕骨に停止する大きな筋、上腕の内転・内旋・伸展作用（水泳選手はこの筋がよく発達している。平泳ぎのときの上腕の動きをイメージして、覚えておこう。腋窩の後壁を構成、胸背神経（腕神経叢の枝）支配
- 肩甲挙筋・小菱形筋・大菱形筋：僧帽筋の下層、腕神経叢支配

2 深背筋

- 第１層：上後鋸筋（菱形筋の下層、吸気）・下後鋸筋（広背筋の下層、強制呼気の補助）、呼吸運動に関与、肋間神経支配
- 第２層（固有背筋）：もっとも深層の筋の総称、脊柱の運動に関与、脊髄神経後枝支配
  - **板状筋**：頭・頸板状筋、頭頸部の同側側屈・回旋（片側収縮）、伸展（両側）
  - **脊柱起立筋**：外側から腸肋筋・最長筋・棘筋の３筋、頭及び脊柱の同側側屈（片側収縮）・伸展（両側）
  - **横突棘筋・棘間筋**など

3 後頭下筋群

項部の最深層にある筋で、環椎・軸椎・後頭骨間に存在し、頭の後屈と回旋に働く。

- 大後頭直筋・小後頭直筋・上頭斜筋・下頭斜筋
- 後頭下三角：大後頭直筋・上頭斜筋・下頭斜筋の間、椎骨動脈と後頭下神経が走行

浅背筋・深背筋

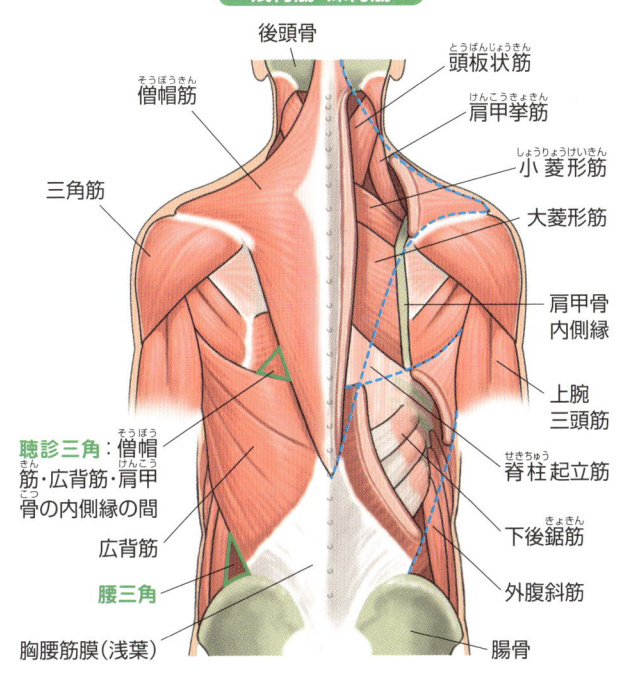

- 後頭骨
- 頭板状筋
- 僧帽筋
- 肩甲挙筋
- 小菱形筋
- 三角筋
- 大菱形筋
- 肩甲骨内側縁
- 上腕三頭筋
- **聴診三角**：僧帽筋・広背筋・肩甲骨の内側縁の間
- 脊柱起立筋
- 下後鋸筋
- 広背筋
- 外腹斜筋
- **腰三角**
- 胸腰筋膜（浅葉）
- 腸骨

後頭下筋群

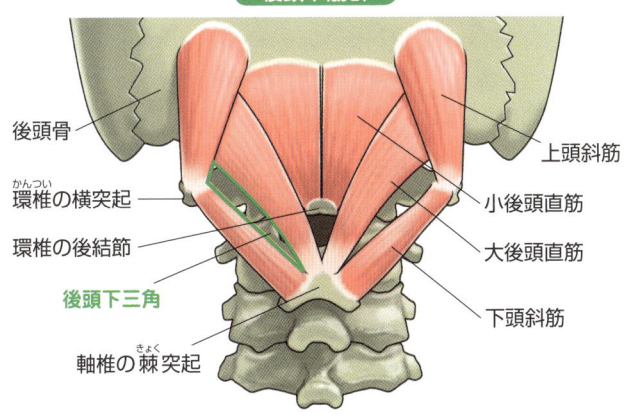

- 後頭骨
- 上頭斜筋
- 環椎の横突起
- 小後頭直筋
- 環椎の後結節
- 大後頭直筋
- **後頭下三角**
- 下頭斜筋
- 軸椎の棘突起

筋系 ▶ 上肢の筋

上肢の筋❶ 上肢帯の筋と上腕の筋

◆上肢の筋は筋腹の位置により、上肢帯の筋・上腕の筋・前腕の筋と手の筋に分類される。

1 上肢帯の筋（6筋）

上肢帯の骨（鎖骨・肩甲骨）から起こり、上腕骨に停止する筋で、肩関節に作用する。すべては腕神経叢の枝で支配される。

- 筋：三角筋・棘上筋・棘下筋・小円筋・大円筋・肩甲下筋
- 回旋腱板：肩甲骨から起こり、上腕骨上端に停止する棘上筋・棘下筋・小円筋・肩甲下筋の腱が形成したもの P.96

2 上腕の筋（5筋）

上腕前面のレリーフは主に上腕二頭筋で、後面は上腕三頭筋でできる。それぞれは肘関節の強力な屈筋・伸筋である。

- 上腕前面の屈筋群（3筋）：すべては筋皮神経支配、烏口腕筋・上腕二頭筋（長頭は肩関節腔のなかを通過し、結節間溝を下行する）・上腕筋（上腕二頭筋の下層）

上肢帯の筋と上腕の屈筋（前面・浅層）

小胸筋　烏口突起　鎖骨　肩甲挙筋
三角筋
烏口腕筋
上腕二頭筋短頭　　　　　　　　肩甲下筋
上腕二頭筋長頭　　　　　　　　大円筋
大胸筋　　　　　　　　　　　　広背筋
　　　　　　　　　　　　　　　上腕三頭筋長頭
上腕二頭筋
　　　　　　　上腕三頭筋内側頭
上腕筋
　　　　　　　内側上顆
上腕二頭筋腱　　　　　上腕二頭筋腱膜
腕橈骨筋　　　　　　　円回内筋

- 上腕後面の**伸筋群**（2筋）：すべては橈骨神経支配、**上腕三頭筋・肘筋**（上腕三頭筋からの分束）

上肢帯の筋と上腕の屈筋（前面・深層）

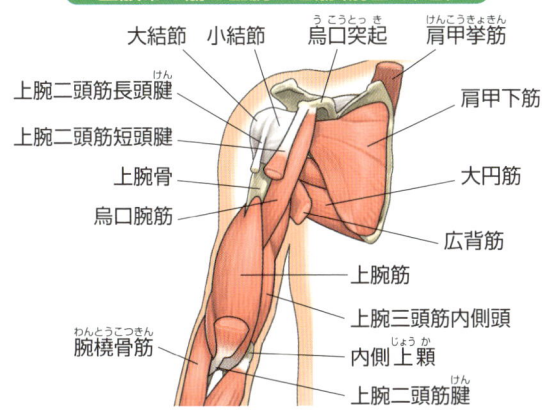

- 大結節
- 小結節
- 烏口突起
- 肩甲挙筋
- 上腕二頭筋長頭腱
- 肩甲下筋
- 上腕二頭筋短頭腱
- 上腕骨
- 大円筋
- 烏口腕筋
- 広背筋
- 上腕筋
- 上腕三頭筋内側頭
- 腕橈骨筋
- 内側上顆
- 上腕二頭筋腱

上肢帯の筋と上腕の伸筋（後面・やや深層）

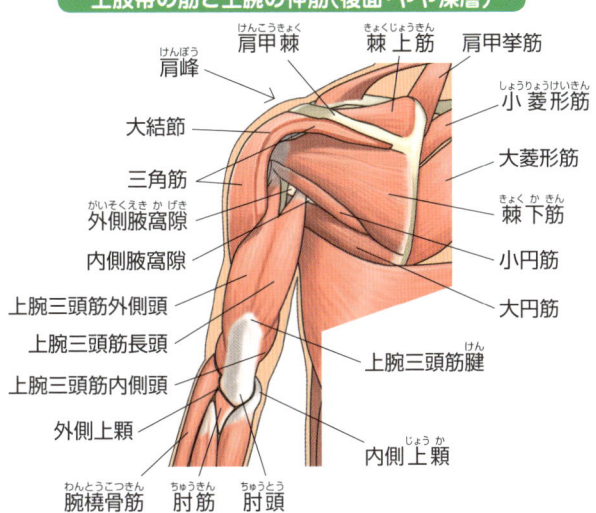

- 肩甲棘
- 棘上筋
- 肩甲挙筋
- 肩峰
- 小菱形筋
- 大結節
- 大菱形筋
- 三角筋
- 棘下筋
- 外側腋窩隙
- 小円筋
- 内側腋窩隙
- 大円筋
- 上腕三頭筋外側頭
- 上腕三頭筋長頭
- 上腕三頭筋腱
- 上腕三頭筋内側頭
- 外側上顆
- 内側上顆
- 腕橈骨筋
- 肘筋
- 肘頭

筋系 ▶ 上肢の筋

上肢の筋❷ 前腕の筋

◆ 上腕骨または前腕骨から起こり、多くは手の骨に停止する。回内・回外筋、手根屈筋・伸筋、指の屈筋・伸筋・外転筋などがある。

1 前腕前面の屈筋群（8筋）
- 浅層5筋：共同で内側上顆から起こり、橈側から尺側へ円回内筋・橈側手根屈筋・長掌筋・浅指屈筋・尺側手根屈筋が並列
- 深層3筋：長母指屈筋・深指屈筋・方形回内筋（前両筋の下層）
- 支配神経：尺骨神経または正中神経 P.190

2 前腕後面の伸筋群（11筋）
- 浅層6筋：共同して外側上顆から起こり（腕橈骨筋は例外）、橈側から尺側への順で、腕橈骨筋・長橈側手根伸筋・短橈側手根伸筋・（総）指伸筋・小指伸筋・尺側手根伸筋が並ぶ

前腕前面の屈筋群

浅層の筋
- 円回内筋
- 腕橈骨筋
- 橈側手根屈筋
- 長掌筋
- 尺側手根屈筋
- 浅指屈筋
- 屈筋支帯

深層の筋
- 深指屈筋
- 長母指屈筋
- 方形回内筋

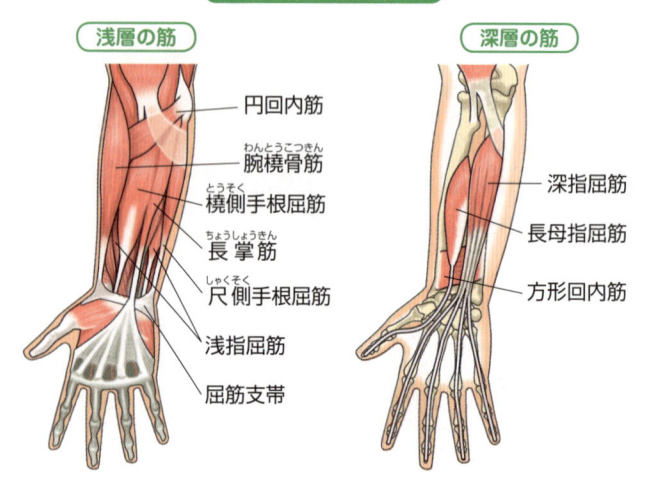

- 深層5筋：橈側から尺側への順で、回外筋（外側上顆から起始）・長母指外転筋・短母指伸筋・長母指伸筋・示指伸筋が並列
- 神経支配：橈骨神経

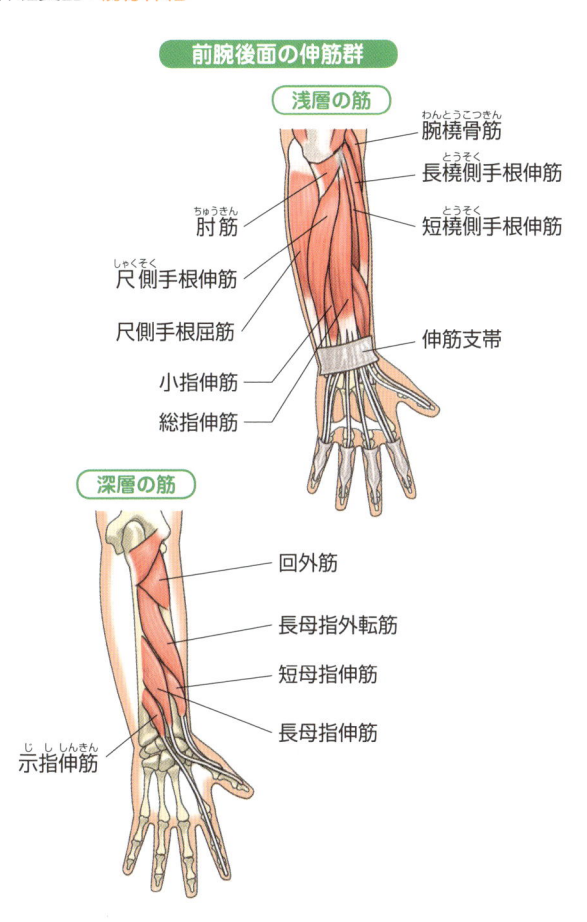

前腕後面の伸筋群

浅層の筋
- 腕橈骨筋
- 長橈側手根伸筋
- 肘筋
- 短橈側手根伸筋
- 尺側手根伸筋
- 尺側手根屈筋
- 伸筋支帯
- 小指伸筋
- 総指伸筋

深層の筋
- 回外筋
- 長母指外転筋
- 短母指伸筋
- 長母指伸筋
- 示指伸筋

注 指背腱膜：総指伸筋の腱が手指の背側で膜状に広がったもの
注 伸筋支帯・屈筋支帯：深筋膜の肥厚部

筋系 ▶ 上肢の筋

上肢の筋❸ 手の（内在）筋

◆ 母指球・小指球・中手の筋に分類される。指の大きな動きは前腕からの筋によるが、細かい動きは内在筋により調節される。

1 母指球筋（4筋）

母指の付け根のふくらみをつくる筋で、母指の動きにかかわる。

- 短母指外転筋（表層・外側）・短母指屈筋（表層・内側）・母指対立筋（母指外転筋の下層）・母指内転筋（最深層）
- 支配神経：正中神経または尺骨神経 P.190

2 小指球筋（4筋）

小指の付け根のふくらみをつくる筋で、主に小指に作用する。

- 短掌筋（表層・皮筋）・小指外転筋（短掌筋の下層・尺側）・短小指屈筋（短掌筋の下層・橈側）・小指対立筋（最深層）
- 支配神経：尺骨神経

3 中手筋（3筋）

母指球と小指球の間のくぼみにある筋。指の動きにかかわる。

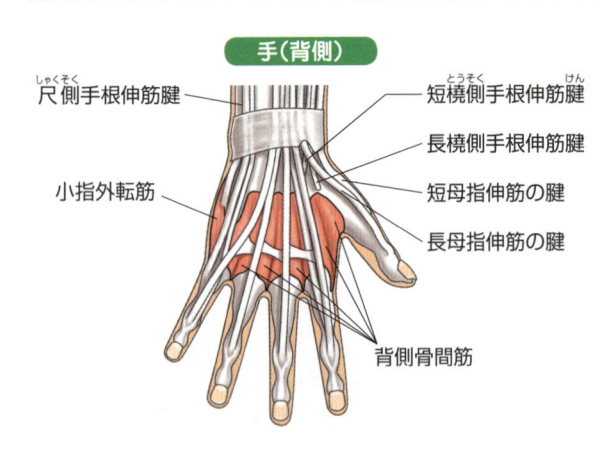

手（背側）

- 尺側手根伸筋腱
- 短橈側手根伸筋腱
- 長橈側手根伸筋腱
- 小指外転筋
- 短母指伸筋の腱
- 長母指伸筋の腱
- 背側骨間筋

- 掌側から背側へ **虫様筋・掌側骨間筋・背側骨間筋**が並ぶ
- 支配神経：**虫様筋橈側半（正中神経）**以外は、**尺骨神経**支配

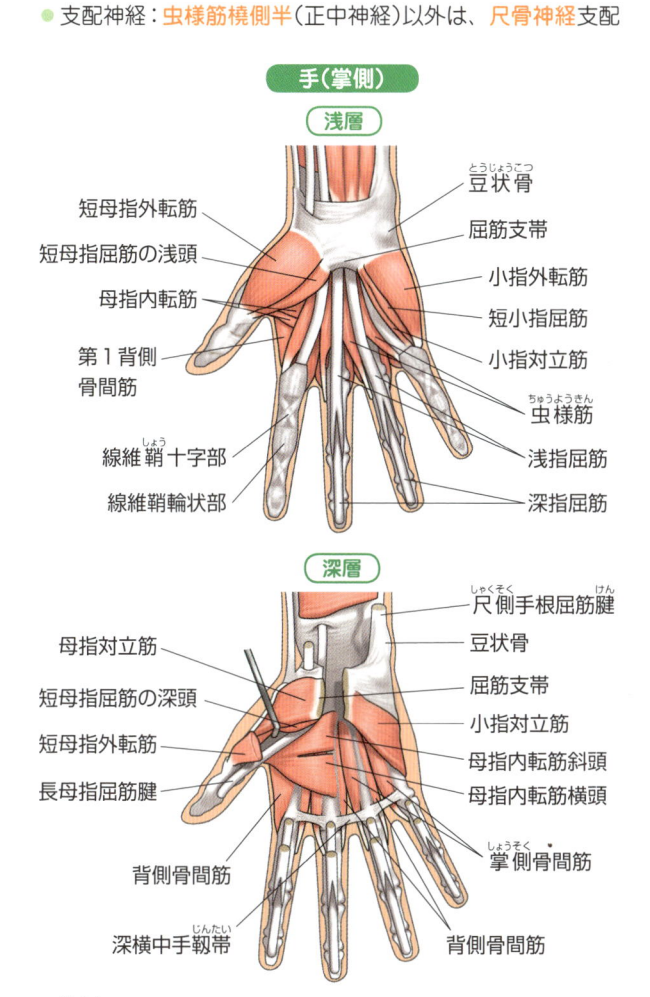

手（掌側）

浅層

- 短母指外転筋
- 短母指屈筋の浅頭
- 母指内転筋
- 第1背側骨間筋
- 線維鞘十字部
- 線維鞘輪状部
- 豆状骨
- 屈筋支帯
- 小指外転筋
- 短小指屈筋
- 小指対立筋
- 虫様筋
- 浅指屈筋
- 深指屈筋

深層

- 母指対立筋
- 短母指屈筋の深頭
- 短母指外転筋
- 長母指屈筋腱
- 背側骨間筋
- 深横中手靱帯
- 尺側手根屈筋腱
- 豆状骨
- 屈筋支帯
- 小指対立筋
- 母指内転筋斜頭
- 母指内転筋横頭
- 掌側骨間筋
- 背側骨間筋

注 上肢の筋のなかで、**深指屈筋・短母指屈筋・虫様筋**の3筋は正中神経と尺骨神経の二重神経支配を受ける

筋系 ▶ 下肢の筋

下肢の筋❶ 下肢帯の筋

◆下肢の筋は筋腹の位置により、下肢帯・大腿・下腿と足の筋に分類される。下肢帯の筋は寛骨から起こり、股関節に作用する。

1 内寛骨筋（3筋）
内寛骨筋は腸腰筋とも呼ばれ、腰神経叢の支配を受ける。
- 腸骨筋・大腰筋・小腰筋

2 外寛骨筋（9筋）
外寛骨筋は殿部にある筋群で、仙骨神経叢の支配を受ける。
- 大殿筋：殿部のふくらみをつくる。直立姿勢の維持に重要
- 中殿筋：大部分は大殿筋によりおおわれる
- 小殿筋：中殿筋の下層に位置する
- 大腿筋膜張筋：大腿の最外側に位置する。この筋は腸脛靭帯を介して、脛骨の上端外側に停止する。腸脛靭帯は大腿筋膜の肥厚部で、上は腸骨、下は脛骨に付着することから、そう命名されている P.150

下記の筋は殿部から見ると、小殿筋と同じ層にある。
- 梨状筋・内閉鎖筋・上双子筋・下双子筋・大腿方形筋

3 殿部における局所構造（ P.114 ）
- 梨状筋上孔：上殿動静脈・上殿神経が骨盤内→骨盤外
- 梨状筋下孔：下殿動静脈・下殿神経・内陰部動静脈・陰部神経・坐骨神経・後大腿皮神経が骨盤内→骨盤外
- 小坐骨孔：内陰部動静脈・陰部神経が骨盤外→骨盤内

注 外旋6筋：股関節を外旋させる6つの筋。梨状筋・内閉鎖筋・外閉鎖筋・上双子筋・下双子筋・大腿方形筋

注 内陰部動静脈・陰部神経は梨状筋下孔を通り、骨盤内から骨盤外に出たあと、再び小坐骨孔を貫き、骨盤内に戻る

第3章 筋系

内寛骨筋

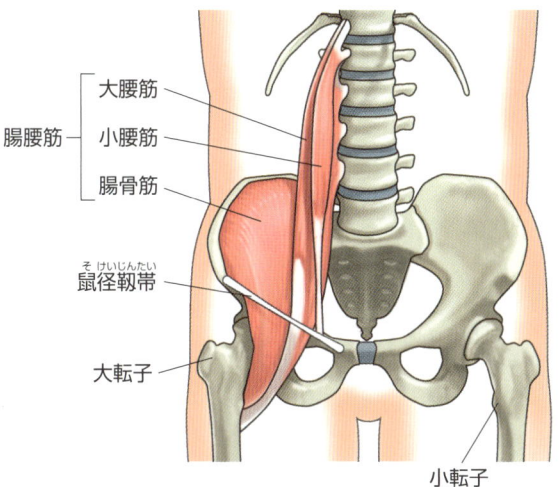

- 腸腰筋
  - 大腰筋
  - 小腰筋
  - 腸骨筋
- 鼠径靱帯（そけいじんたい）
- 大転子
- 小転子

外寛骨筋

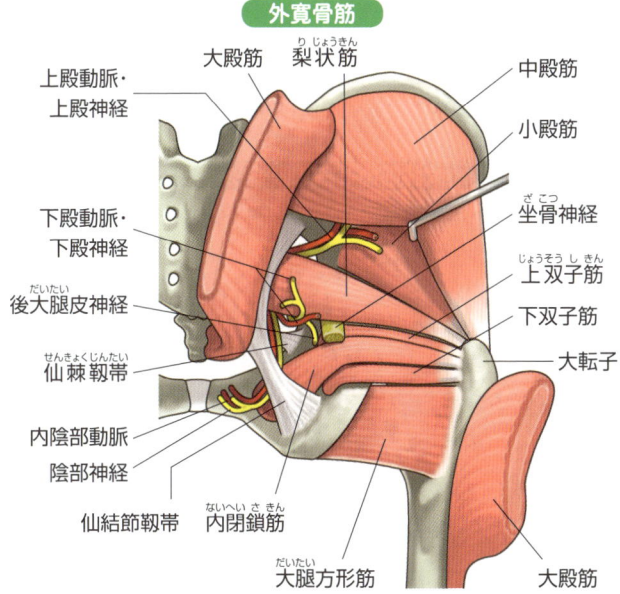

- 上殿動脈・上殿神経
- 大殿筋
- 梨状筋（りじょうきん）
- 中殿筋
- 小殿筋
- 下殿動脈・下殿神経
- 坐骨神経（ざこつ）
- 後大腿皮神経（だいたい）
- 上双子筋（じょうそうしきん）
- 下双子筋
- 仙棘靱帯（せんきょくじんたい）
- 大転子
- 内陰部動脈
- 陰部神経
- 仙結節靱帯
- 内閉鎖筋（ないへいさきん）
- 大腿方形筋（だいたい）
- 大殿筋

筋系 ▶ 下肢の筋

下肢の筋❷ 大腿の筋

◆前面の**伸筋群**・内側の**内転筋群**・後面の**屈筋群**に区分される。それぞれ主として**大腿神経**・**閉鎖神経**・**坐骨神経**の支配を受ける。

1 大腿前面の伸筋群（3筋）
縫工筋・大腿四頭筋（膝蓋靱帯、膝蓋腱）・膝関節筋（深層）

2 大腿内側の内転筋群（6筋）
表層では、近位から遠位に向かって**恥骨筋**・**長内転筋**・**大内転筋下部**が並び、**薄筋**が最内側にある。**短内転筋**は長内転筋の深層、**外閉鎖筋**は恥骨筋の深層に位置する。

3 大腿後面の屈筋群（3筋）
大腿二頭筋短頭以外は**坐骨結節**から起こる。**坐骨神経**支配、**半腱様筋**（浅層内側）・**半膜様筋**（深層内側）・**大腿二頭筋**（外側）

4 大腿における局所構造とそれを通るもの
- **筋裂孔**：鼠径靱帯と寛骨の間（外側部）、**腸腰筋**・**大腿**神経
- **血管裂孔**：鼠径靱帯と寛骨の間（内側部）、**大腿**動静脈

大腿前面と内側の筋（浅層）

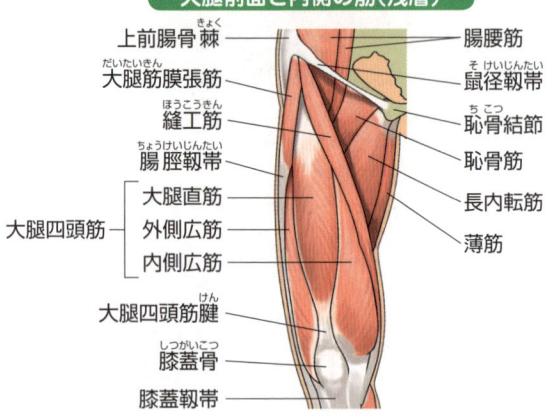

- 上前腸骨棘
- 大腿筋膜張筋
- 縫工筋
- 腸脛靱帯
- 大腿四頭筋
  - 大腿直筋
  - 外側広筋
  - 内側広筋
- 大腿四頭筋腱
- 膝蓋骨
- 膝蓋靱帯
- 腸腰筋
- 鼠径靱帯
- 恥骨結節
- 恥骨筋
- 長内転筋
- 薄筋

- **大腿三角**:鼠径靭帯・縫工筋・長内転筋間、**大腿**動静脈・神経
- **内転筋腱裂孔**:大内転筋停止腱と**大腿骨**の間、大腿動静脈

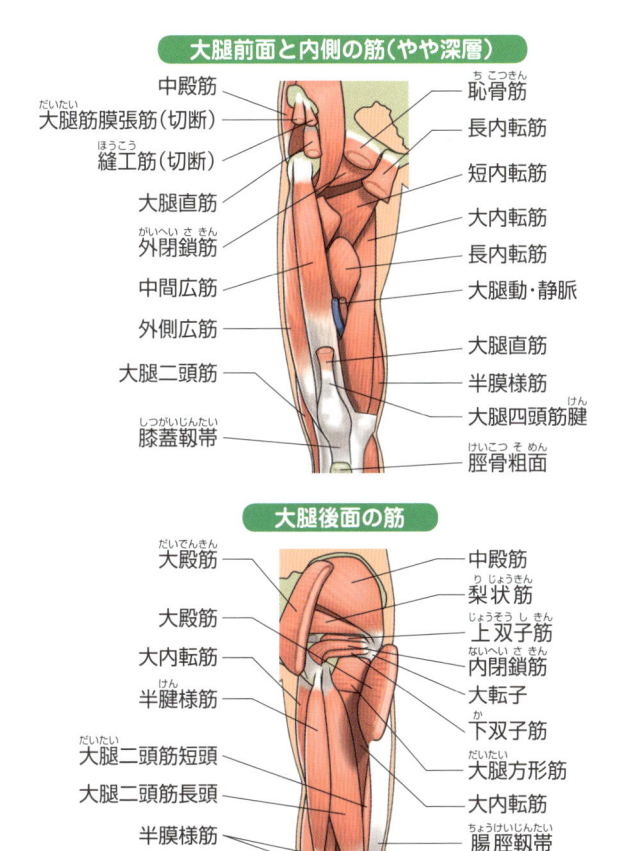

大腿前面と内側の筋(やや深層)

- 中殿筋
- 大腿筋膜張筋(切断)
- 縫工筋(切断)
- 大腿直筋
- 外閉鎖筋
- 中間広筋
- 外側広筋
- 大腿二頭筋
- 膝蓋靭帯

- 恥骨筋
- 長内転筋
- 短内転筋
- 大内転筋
- 長内転筋
- 大腿動・静脈
- 大腿直筋
- 半膜様筋
- 大腿四頭筋腱
- 脛骨粗面

大腿後面の筋

- 大殿筋
- 大殿筋
- 大内転筋
- 半腱様筋
- 大腿二頭筋短頭
- 大腿二頭筋長頭
- 半膜様筋
- 腓腹筋内側頭
- 腓腹筋外側頭

- 中殿筋
- 梨状筋
- 上双子筋
- 内閉鎖筋
- 大転子
- 下双子筋
- 大腿方形筋
- 大内転筋
- 腸脛靭帯
- 膝窩
- 足底筋

注 **縫工筋**の作用はあぐらをかくときの股・膝関節の状態に一致
注 **鵞足**:縫工筋・薄筋・半腱様筋(半膜様筋)の停止部

筋系 ▶ 下肢の筋

下肢の筋❸ 下腿の筋

◆下腿には前面の伸筋群・後面の屈筋群と外側の腓骨筋群がある。
それぞれ深腓骨神経・浅腓骨神経・脛骨神経の支配を受ける。

1 下腿前面の伸筋群（4筋）

下腿前面の筋はすべて足の伸展（背屈）作用をもつ筋で、足首で上下の伸筋支帯をくぐり、足関節を越え、足の骨に停止する。前脛骨筋・第3腓骨筋・長母指伸筋・長指伸筋がある。

2 下腿後面の屈筋群（6筋）

下腿後面の筋は膝窩筋を除き、足関節の屈曲（底屈）に作用するため、屈筋群と総称する。浅層の下腿三頭筋・足底筋と深層

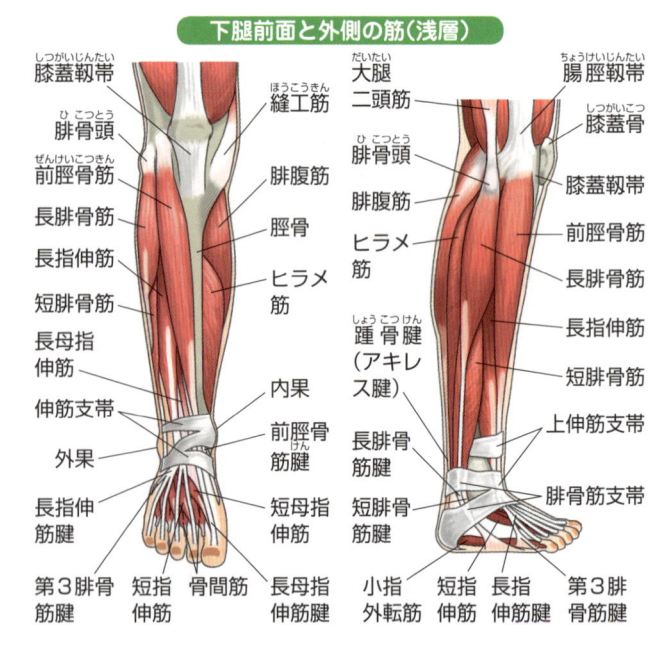

下腿前面と外側の筋（浅層）

膝蓋靱帯
腓骨頭
前脛骨筋
長腓骨筋
長指伸筋
短腓骨筋
長母指伸筋
伸筋支帯
外果
長指伸筋腱
第3腓骨筋腱
短指伸筋
骨間筋
長母指伸筋腱
縫工筋
腓腹筋
脛骨
ヒラメ筋
内果
前脛骨筋腱
短母指伸筋

大腿二頭筋
腓骨頭
腓腹筋
ヒラメ筋
踵骨腱（アキレス腱）
長腓骨筋腱
短腓骨筋腱
小指外転筋
短指伸筋
腸脛靱帯
膝蓋骨
膝蓋靱帯
前脛骨筋
長腓骨筋
長指伸筋
短腓骨筋
上伸筋支帯
腓骨筋支帯
長指伸筋腱
第3腓骨筋腱

の膝窩筋・後脛骨筋・長母指屈筋・長指屈筋からなる。後脛骨筋・長母指屈筋・長指屈筋の3筋は内果の後方を回り、屈筋支帯の下を通って足底に達し、内反にも働く。

3 下腿外側の腓骨筋群（2筋）

下腿の外側にある長腓骨筋と短腓骨筋はともに腓骨から起こるため、腓骨筋群と呼ぶ。外果の後方の腓骨筋支帯の下を通る。

下腿後面の筋

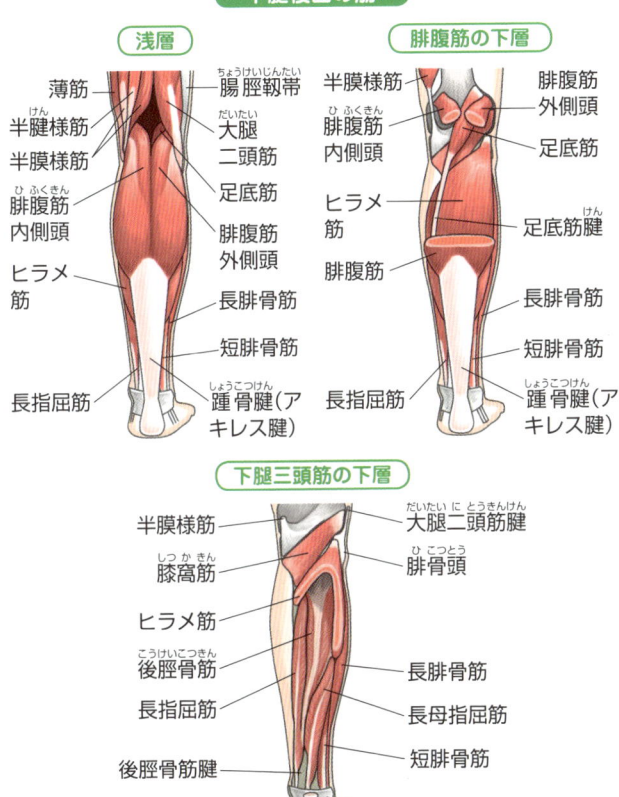

浅層

- 薄筋
- 半腱様筋
- 半膜様筋
- 腓腹筋内側頭
- ヒラメ筋
- 長指屈筋
- 腸脛靱帯
- 大腿二頭筋
- 足底筋
- 腓腹筋外側頭
- 長腓骨筋
- 短腓骨筋
- 踵骨腱（アキレス腱）

腓腹筋の下層

- 半膜様筋
- 腓腹筋内側頭
- ヒラメ筋
- 腓腹筋
- 長指屈筋
- 腓腹筋外側頭
- 足底筋
- 足底筋腱
- 長腓骨筋
- 短腓骨筋
- 踵骨腱（アキレス腱）

下腿三頭筋の下層

- 半膜様筋
- 膝窩筋
- ヒラメ筋
- 後脛骨筋
- 長指屈筋
- 後脛骨筋腱
- 踵骨腱（アキレス腱）
- 大腿二頭筋腱
- 腓骨頭
- 長腓骨筋
- 長母指屈筋
- 短腓骨筋
- 上腓骨筋支帯

筋系 ▶ 下肢の筋

下肢の筋 ❹ 足の筋

◆足の筋は、足背の筋と足底の筋に分類される。前者は深腓骨神経、後者は脛骨神経の枝(内側・外側足底神経)の支配を受ける。

1 足背の筋(2筋)
長指伸筋腱の下層に位置する短母指伸筋と短指伸筋の2筋

2 足底の筋(11筋)
- 母指球の筋(3筋):母指外転筋・短母指屈筋・母指内転筋
- 小指球の筋(3筋):小指外転筋・短小指屈筋・小指対立筋
- 中足の筋(5筋):短指屈筋・足底方形筋・虫様筋(4本)・底側骨間筋(3本)・背側骨間筋(4本)

3 足底筋の層
- 浅層:踵骨隆起から起こる母指外転筋・短指屈筋・小指外転筋(内側から外側への順で)
- 中間層:長指屈筋腱を停止、起始とする足底方形筋・虫様筋
- 深層:母指と小指につく3つの小筋(短母指屈筋・母指内転筋・短小指屈筋)と骨間筋2つ(底側骨間筋・背側骨間筋)

足の筋(右側・背側面)

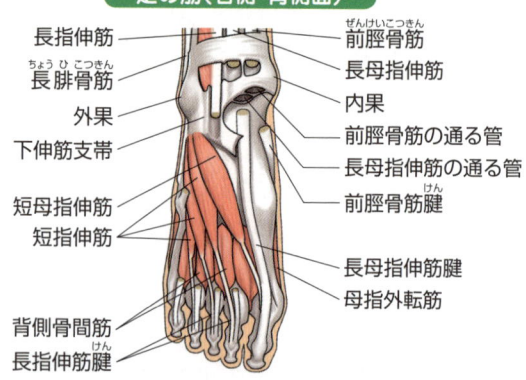

- 長指伸筋
- 長腓骨筋
- 外果
- 下伸筋支帯
- 短母指伸筋
- 短指伸筋
- 背側骨間筋
- 長指伸筋腱
- 前脛骨筋
- 長母指伸筋
- 内果
- 前脛骨筋の通る管
- 長母指伸筋の通る管
- 前脛骨筋腱
- 長母指伸筋腱
- 母指外転筋

足の筋（右側・底側面）

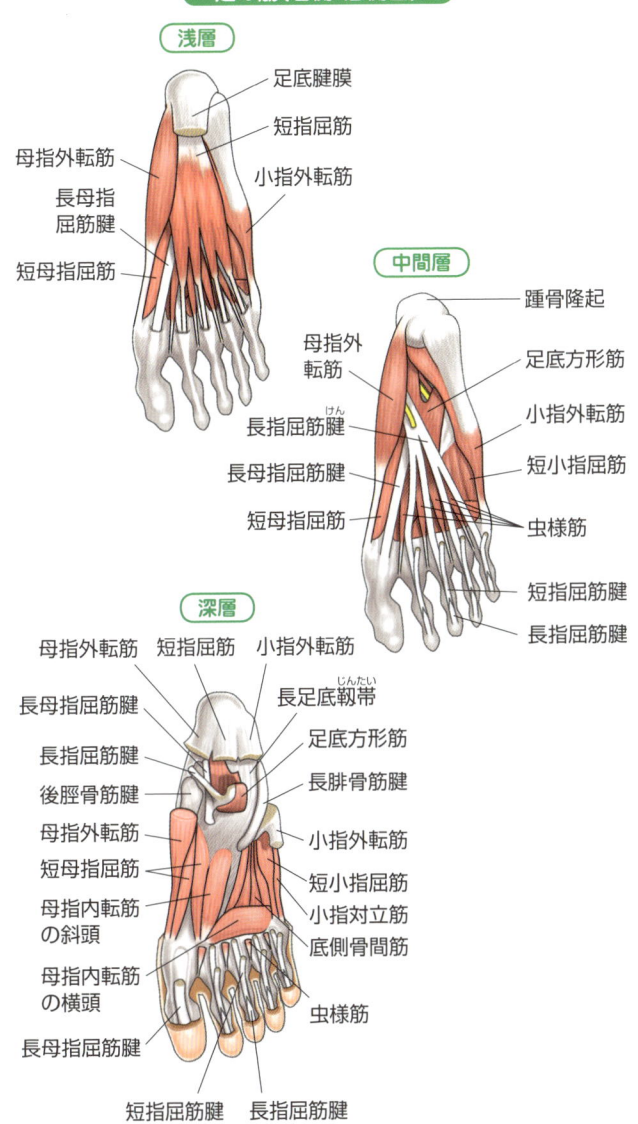

浅層

- 足底腱膜
- 短指屈筋
- 母指外転筋
- 小指外転筋
- 長母指屈筋腱
- 短母指屈筋

中間層

- 踵骨隆起
- 母指外転筋
- 足底方形筋
- 長指屈筋腱
- 小指外転筋
- 長母指屈筋腱
- 短小指屈筋
- 短母指屈筋
- 虫様筋
- 短指屈筋腱
- 長指屈筋腱

深層

- 母指外転筋
- 短指屈筋
- 小指外転筋
- 長母指屈筋腱
- 長足底靱帯
- 長指屈筋腱
- 足底方形筋
- 後脛骨筋腱
- 長腓骨筋腱
- 母指外転筋
- 小指外転筋
- 短母指屈筋
- 短小指屈筋
- 母指内転筋の斜頭
- 小指対立筋
- 底側骨間筋
- 母指内転筋の横頭
- 虫様筋
- 長母指屈筋腱
- 短指屈筋腱
- 長指屈筋腱

第3章 筋系

第3章 確認問題

選択問題：質問に適した答えを、1つまたは2つ選びなさい。

1. 筋収縮時に短くなるのはどれか。（❶A帯 ❷I帯 ❸H帯 ❹ミオシンフィラメント ❺アクチンフィラメント）

2. 筋紡錘に分布しないのはどれか。（❶α運動神経線維 ❷γ運動神経線維 ❸Ⅰa知覚神経線維 ❹Ⅰb知覚神経線維 ❺Ⅱ知覚神経線維）

3. 咀嚼筋でないのはどれか。（❶前頭筋 ❷側頭筋 ❸咬筋 ❹内側翼突筋 ❺外側翼突筋）

4. 烏口突起に停止する筋はどれか。（❶大円筋 ❷小円筋 ❸大胸筋 ❹小胸筋 ❺烏口腕筋）

5. 僧帽筋の働きで誤っているのはどれか。（❶鎖骨の挙上 ❷肩甲骨の挙上 ❸肩甲骨の下制 ❹肩甲骨の内転 ❺肩甲骨の下方回旋）

6. 二関節筋であるのはどれか。（❶大腿直筋 ❷中間広筋 ❸腓腹筋 ❹ヒラメ筋 ❺上腕筋）

7. 拮抗筋で誤っているのはどれか。（❶上腕二頭筋―上腕三頭筋 ❷上腕筋―腕橈骨筋 ❸外肋間筋―内肋間筋 ❹棘上筋―三角筋 ❺大菱形筋―前鋸筋）

8. 肩関節に直接作用しないのはどれか。（❶僧帽筋 ❷広背筋 ❸大胸筋 ❹大円筋 ❺前鋸筋）

9. 第1中手骨底に停止するのはどれか。（❶長母指屈筋 ❷短母指屈筋 ❸長母指伸筋 ❹短母指伸筋 ❺長母指外転筋）

10. 二重神経支配の筋でないのはどれか。（❶浅指屈筋 ❷深指屈筋 ❸虫様筋 ❹短母指屈筋 ❺短母指外転筋）

11. 坐骨結節に付着しないのはどれか。（❶大腿二頭筋 ❷半腱様筋 ❸半膜様筋 ❹大殿筋 ❺大腿方形筋）

12. 下腿の筋で伸筋支帯の下を通らないのはどれか。（❶長腓骨筋 ❷第3腓骨筋 ❸前脛骨筋 ❹後脛骨筋 ❺長指伸筋）

解答は312ページ

第4章
神経系

神経系 ▶ 神経系の基礎知識

神経系の区分と神経系の細胞

◆神経系は中枢神経系と末梢神経系に区分される。神経組織は神経細胞(ニューロン)と神経膠細胞(グリア細胞)からなる。

1 神経系の区分
- 中枢神経系：情報を統合し、命令を立案する部分
  - 脳：大脳・間脳・中脳・橋・延髄・小脳
  - 脊髄
- 末梢神経系
  - 脳神経：脳に出入りする末梢神経、12対
  - 脊髄神経：脊髄に出入りする末梢神経、31対

2 機能による末梢神経の区分
- 求心性神経：脳や脊髄に情報を伝える末梢神経
  - 体性求心性
    - 皮膚の感覚、筋・腱・関節からの固有感覚
    - 特殊感覚：嗅覚、視覚、聴覚、平衡覚、味覚
  - 自律(内臓)性求心性：空腹感や排便の感覚、内臓の痛みなど
- 遠心性神経：脳や脊髄からの命令を身体各部に伝える
  - 体性遠心性(運動神経)：骨格筋の運動
  - 自律(内臓)性遠心性：平滑筋・心筋の運動と腺の分泌

3 神経系の細胞
- 神経細胞(ニューロン)：情報の受容と伝達
  - 構成：細胞体・樹状突起・軸索(1本、終末は分枝)
  - 種類：単極性・双極性・偽単極性・多極性ニューロン
- 神経膠細胞(グリア細胞)：ニューロンの周囲の細胞
  - 中枢性：稀(希)突起膠細胞(髄鞘の形成)・星状膠細胞(血液脳関門)・小膠細胞(食作用)
  - 末梢性：シュワン細胞(髄鞘の形成)・外套細胞(神経節ニューロン細胞体の栄養)

第4章 神経系

さまざまなニューロン

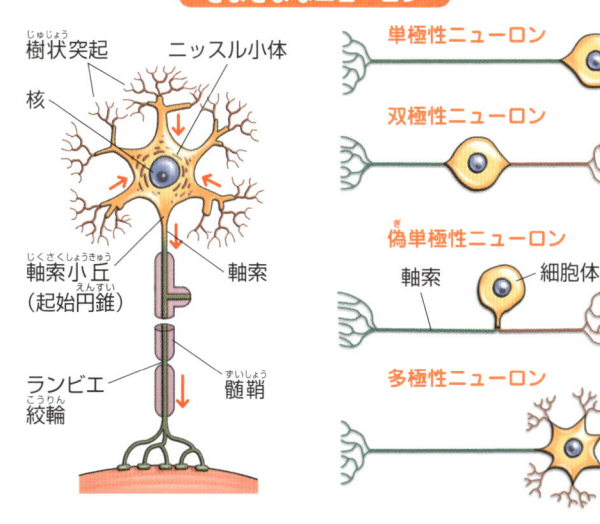

樹状突起 / **ニッスル小体**
核
軸索小丘（起始円錐）
軸索
ランビエ絞輪 / **髄鞘**

単極性ニューロン

双極性ニューロン

偽単極性ニューロン
軸索 / 細胞体

多極性ニューロン

矢印はインパルスの伝達方向：
樹状突起→細胞体→軸索

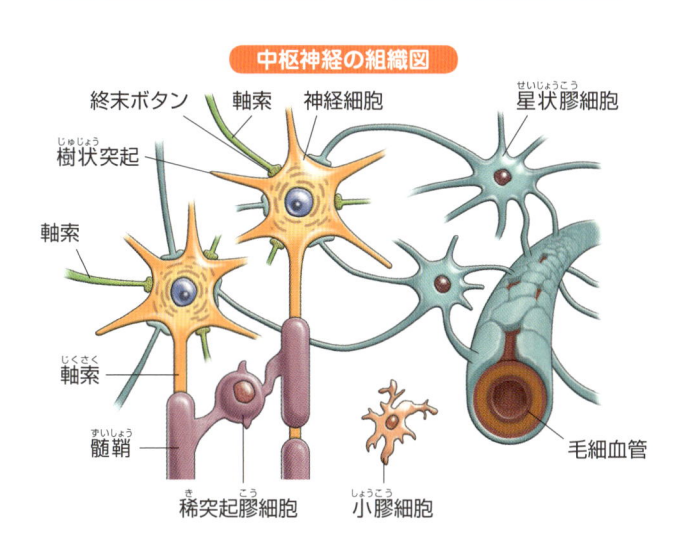

細胞によって樹状突起は
0本〜多数ある

中枢神経の組織図

終末ボタン / 軸索 / 神経細胞 / 星状膠細胞
樹状突起
軸索
軸索
髄鞘
稀突起膠細胞
小膠細胞
毛細血管

神経系 ▶ 神経系の基礎知識

神経線維・シナプスと神経系の構成

◆神経細胞体から出る比較的長い突起(軸索)を、神経線維という。ほかの神経細胞との間にシナプスをつくる。

1 神経線維
- 有髄神経線維：髄鞘(ミエリン鞘)あり(シュワン細胞が1本の神経線維を幾重にも取り巻く)、ランビエ絞輪、伝達速度が速い P.159左上
- 無髄神経線維：髄鞘なし(1個のシュワン細胞が複数の神経線維を取り囲む)、伝達速度が遅い

2 シナプス
ニューロンとニューロンの接続部をシナプスという。ニューロンと他の細胞(骨格筋・平滑筋・心筋・腺)の接続部も、シナプスの一種である。神経終末には化学伝達物質が含まれ、シナプス後膜はその化学伝達物質を受け止める受容体(レセプター)をもつ。

3 末梢神経系の構成
- 末梢神経＝神経線維＋神経内膜＋神経周膜＋神経上膜
  - 知覚神経(知覚神経線維のみ)・運動神経(運動神経線維のみ)・混合神経(知覚と運動神経線維の両方)
- 神経節：中枢以外にあるニューロン細胞体の集合部
  - 感覚神経節・自律神経節
- 神経叢：神経を構成する神経線維が再配列する場所

4 中枢神経系の構成
- 灰白質：ニューロン細胞体の集合部(大脳皮質・小脳皮質・脊髄の髄質)
  - 神経核：白質のなかに局在する灰白質(大脳基底核など)
- 白質：神経線維の集合部(大脳髄質・脊髄皮質・錐体路)
- 網様体：灰白質と白質の入り混じったもの(脳幹網様体)

末梢神経系

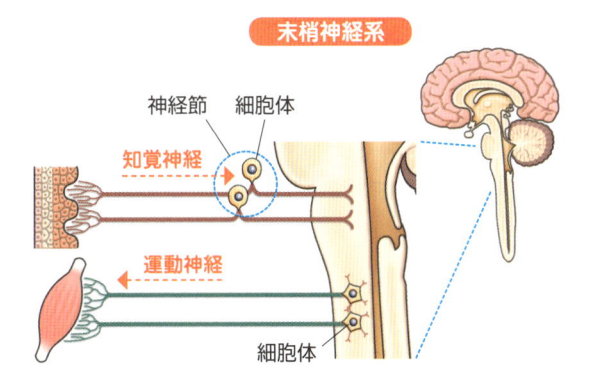

- 神経節
- 細胞体
- **知覚神経**
- **運動神経**
- 細胞体

末梢神経の構成

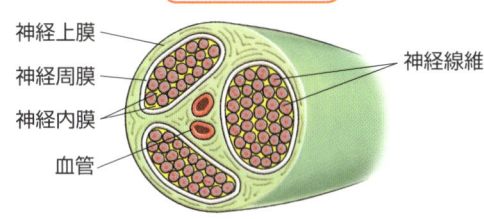

- 神経上膜
- 神経周膜
- 神経内膜
- 血管
- 神経線維

中枢神経系

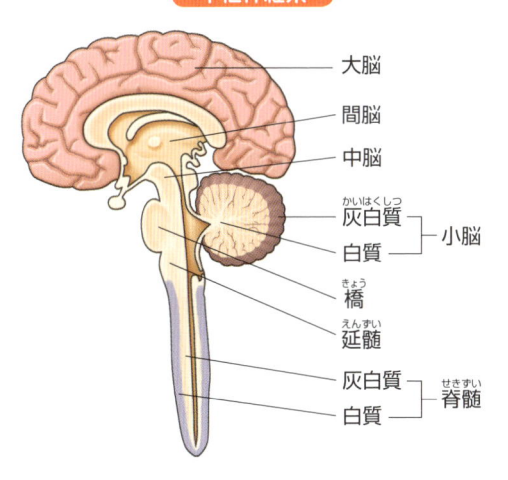

- 大脳
- 間脳
- 中脳
- 灰白質（かいはくしつ）
- 白質 ｝小脳
- 橋（きょう）
- 延髄（えんずい）
- 灰白質
- 白質 ｝脊髄（せきずい）

第4章 神経系

神経系 ▶ 神経系の基礎知識

神経系の発生と脳室系

◆神経系は外胚葉から分化する。外胚葉から神経管が形成され、脳と脊髄の原基となる。神経管の内腔は脳室系となる。

1 神経系の発生

- 神経管：
  - 壁：中枢神経の原基（脳・脊髄・松果体・神経性下垂体・目の網膜）
  - 内腔：脳室系（側脳室・第三脳室・第四脳室・中脳水道・〈脊髄〉中心管）
- 神経堤：末梢神経の原基（脳神経節・脊髄神経節・自律神経節・副腎髄質）

> なお、神経管の両側にある体節は中胚葉に由来し、骨と筋を発生する。
>
> 中胚葉→体節→椎節→椎骨
>   ↘皮節→真皮と皮下組織
>   ↘筋節→骨格筋

2 脳室系（P.165上）

脳室系は脳・脊髄の内部にあり、脳脊髄液を入れる空洞である。
- 側脳室：左右大脳半球の内部、1対、前角・後角・下角
- 第3脳室：左右の間脳の間、1個
  - 室間孔（モンロー孔）：側脳室と第3脳室を連結する孔
- 中脳水道：中脳の内部、第3脳室と第4脳室を結ぶ管、1個
- 第4脳室：橋・延髄と小脳の間、1個
  - 第4脳室正中口（マジャンディ孔）：1個、クモ膜下腔と連絡
  - 第4脳室外側口（ルシュカ孔）：1対、クモ膜下腔と連絡
- （脊髄）中心管：延髄と脊髄の内部、1個

発生時期別ヒトの神経溝・神経管（背面図）

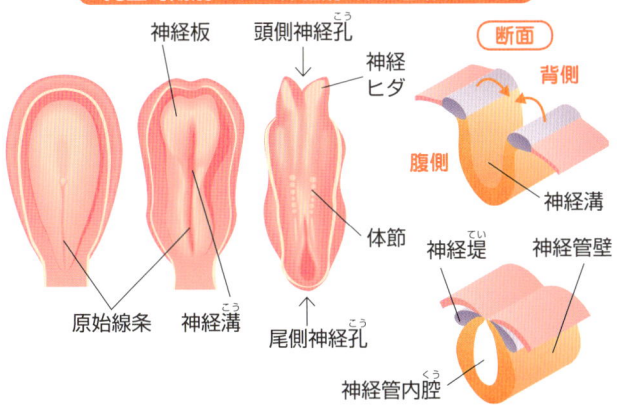

- 神経板
- 頭側神経孔
- 神経ヒダ
- 原始線条
- 神経溝
- 尾側神経孔
- 体節

断面
- 背側
- 腹側
- 神経溝
- 神経堤
- 神経管壁
- 神経管内腔

一次脳胞・二次脳胞

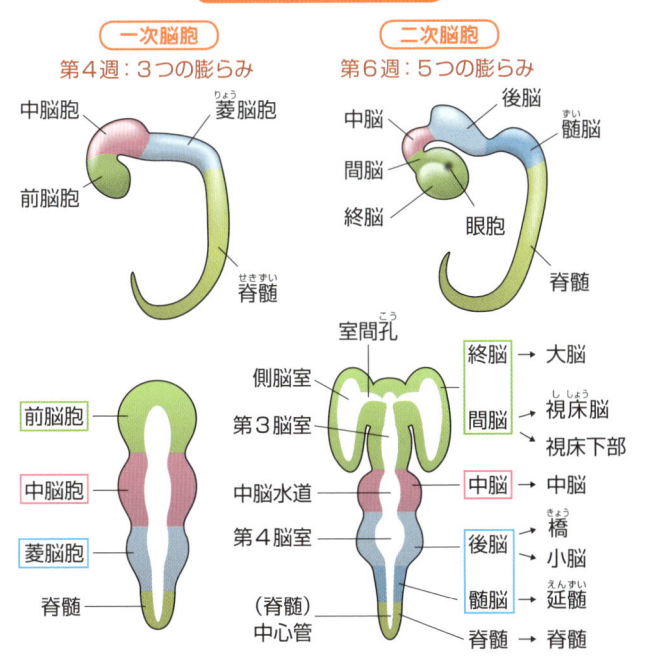

一次脳胞
第4週：3つの膨らみ
- 中脳胞
- 菱脳胞
- 前脳胞
- 脊髄

二次脳胞
第6週：5つの膨らみ
- 中脳
- 後脳
- 間脳
- 髄脳
- 終脳
- 眼胞
- 脊髄

- 前脳胞
- 中脳胞
- 菱脳胞
- 脊髄

- 室間孔
- 側脳室
- 第3脳室
- 中脳水道
- 第4脳室
- （脊髄）中心管

- 終脳 → 大脳
- 間脳 → 視床脳
- 　　 → 視床下部
- 中脳 → 中脳
- 後脳 → 橋
- 　　 → 小脳
- 髄脳 → 延髄
- 脊髄 → 脊髄

上：側面図　下：縦断面図

神経系 ▶ 神経系の基礎知識

脳脊髄液と髄膜

◆脳脊髄液は脳と脊髄の内外にあり、中枢神経の栄養と保護に関わる。髄膜は、脳脊髄の表面を包む結合組織の被膜である。

1 脳脊髄液
- 性質：水様透明で少数の白血球が含まれる。90〜150mℓ
- 産出部位：側脳室・第3脳室・第4脳室の脈絡叢（上衣細胞＋脳軟膜＋血管）
- 流出部位：第4脳室の正中口と外側口
- 流出先：脳室内→クモ膜下腔→クモ膜顆粒→硬膜静脈洞

2 髄膜
- 硬膜
    - 内葉・外葉（外葉は本来の骨膜）の2枚からなる厚い膜、大部分のところで密着
    - 内葉の突出
        - 大脳鎌：左右大脳半球間にある大脳縦裂内に位置
            - 下矢状静脈洞（硬膜静脈洞の一種） P.219上
        - 小脳テント：大脳と小脳の間に位置
    - 内葉・外葉の分離部
        - 硬膜静脈洞：上矢状静脈洞・直静脈洞・横静脈洞・S状静脈洞 P.219上
- クモ膜
    - 硬膜の下にある薄い膜、無数の細い柱状線維により軟膜に付着
    - クモ膜下腔：クモ膜と軟膜の間、脳脊髄液が存在、脳や脊髄に分布する血管が走行
    - クモ膜顆粒：クモ膜のイボ状の突起、クモ膜下腔と硬膜静脈洞を連結（脳脊髄液の流出）
- 軟膜：脳・脊髄の表面に密着、脳の溝の中にも入り込む

脳室系の構造

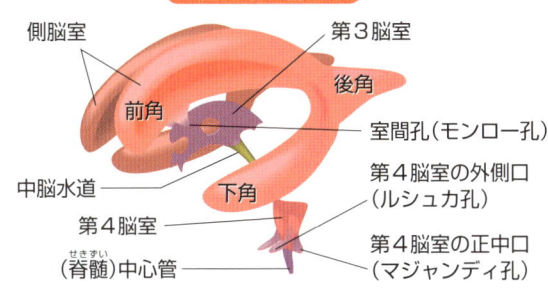

- 側脳室
- 第3脳室
- 後角
- 前角
- 室間孔（モンロー孔）
- 中脳水道
- 下角
- 第4脳室の外側口（ルシュカ孔）
- 第4脳室
- 第4脳室の正中口（マジャンディ孔）
- （脊髄）中心管

脳脊髄液の産出・流出

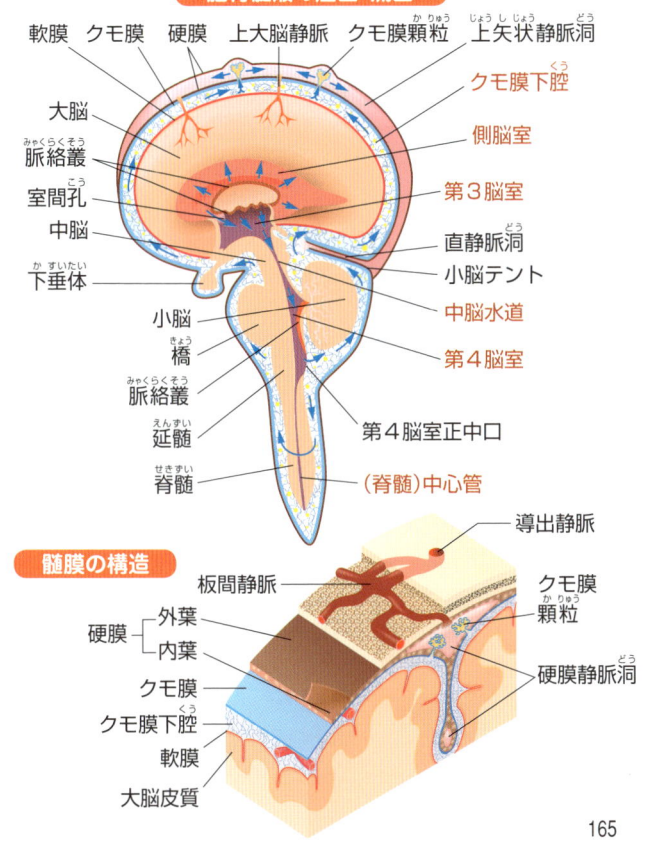

- 軟膜
- クモ膜
- 硬膜
- 上大脳静脈
- クモ膜顆粒
- 上矢状静脈洞
- クモ膜下腔
- 大脳
- 脈絡叢
- 側脳室
- 室間孔
- 中脳
- 第3脳室
- 下垂体
- 直静脈洞
- 小脳テント
- 小脳
- 中脳水道
- 橋
- 第4脳室
- 脈絡叢
- 延髄
- 第4脳室正中口
- 脊髄
- （脊髄）中心管

髄膜の構造

- 導出静脈
- 板間静脈
- クモ膜顆粒
- 硬膜　外葉／内葉
- 硬膜静脈洞
- クモ膜
- クモ膜下腔
- 軟膜
- 大脳皮質

第4章 神経系

神経系 ▶ 中枢神経系

大脳（終脳）❶ 概要

◆脳は大脳・間脳・中脳・橋・延髄・小脳からなる。成人の脳重量は、男子が1,350～1,400g、女子が1,200g～1,250gである。

1 大脳の所在と構成
- 所在：小脳テントより上方の頭蓋腔、大脳縦裂によって左右の大脳半球に分かれる
- 重量：脳重量の80％
- 優位半球：言語中枢のある半球、（ほとんどの人は）左半球
- 大脳表面には大脳溝と、その間の大脳回（盛り上がり）がある
  - 大脳溝：中心溝（ローランド溝）・外側溝（シルビウス溝）など
  - 大脳回：中心前回・中心後回・角回など
- 構成：大脳皮質（灰白質）・大脳髄質（白質）・大脳核（灰白質）

2 大脳半球表面の区分
- 前頭葉：中心溝より前方、前頭蓋窩に位置、中心前回など
- 側頭葉：外側溝の下方、中頭蓋窩に位置、上・中・下側頭回
- 頭頂葉：中心溝の後方・外側溝の上方、中心後溝・中心後回・縁上回・角回など
- 後頭葉：頭頂後頭溝より後方
- 辺縁葉：脳梁を囲む古い皮質、帯状回・海馬傍回・鉤が存在
  - 辺縁系＝辺縁葉（表層）＋扁桃体・中隔核・海馬（深部）
  - 本能行動（性欲・食欲）・情動行動（快、不快）、記憶に関係
- 島：外側溝の深部、前頭・頭頂・側頭葉におおい隠された皮質

3 大脳皮質の細胞構築とブロードマン野
- 大脳皮質の層構造：（外から）Ⅰ表在層（分子層）・Ⅱ外顆粒層・Ⅲ外錐体細胞層・Ⅳ内顆粒層・Ⅴ内錐体細胞層（ベッツの大錐体細胞）・Ⅵ多形細胞層の6層
- ブロードマン野：大脳皮質細胞層の発達程度の違いに基づいて区分された、大脳皮質の52のエリア（1野～52野）

大脳の構造

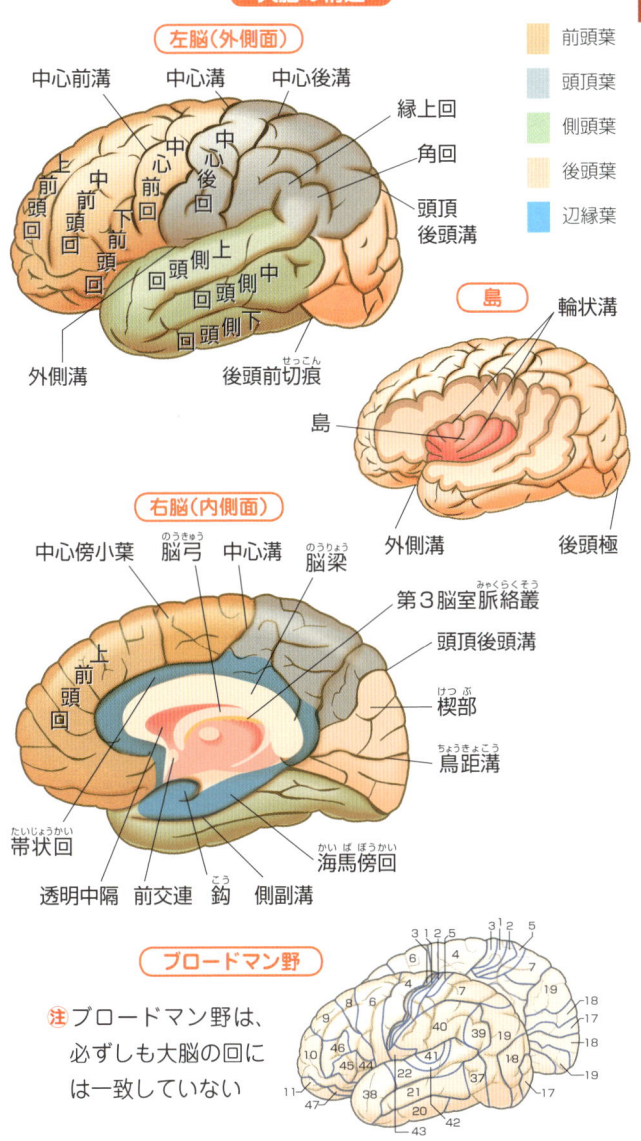

左脳（外側面）

- 中心前溝
- 中心溝
- 中心後溝
- 縁上回
- 角回
- 頭頂後頭溝
- 上前頭回
- 中前頭回
- 下前頭回
- 中心前回
- 中心後回
- 上側頭回
- 中側頭回
- 下側頭回
- 外側溝
- 後頭前切痕（せっこん）

凡例：
- 前頭葉
- 頭頂葉
- 側頭葉
- 後頭葉
- 辺縁葉

島

- 輪状溝
- 島
- 外側溝
- 後頭極

右脳（内側面）

- 中心傍小葉
- 脳弓（のうきゅう）
- 中心溝
- 脳梁（のうりょう）
- 第3脳室脈絡叢（みゃくらくそう）
- 頭頂後頭溝
- 楔部（けつぶ）
- 鳥距溝（ちょうきょこう）
- 上前頭回
- 帯状回（たいじょうかい）
- 海馬傍回（かいばぼうかい）
- 透明中隔
- 前交連（こう）
- 鉤
- 側副溝

ブロードマン野

注 ブロードマン野は、必ずしも大脳の回には一致していない

第4章 神経系

神経系 ▶ 中枢神経系

大脳（終脳）❷ 大脳皮質の機能局在

◆大脳皮質は、部位によって働きが異なる。これを大脳皮質の**機能局在**という。

1 大脳皮質の機能局在
- 前頭葉
  - **運動野**（主に中心前回）：4野、反対側半身の随意運動
  - **運動前野**：6野の外側面、運動野と連絡、運動の計画・遂行
  - **補足運動野**：6野の内側面、筋活動の順序を決定
  - **運動性言語野**（**ブローカ中枢**）：44・45野、障害されると**運動性失語症**（意味ある言語が発声できなくなる）
- 頭頂葉
  - **体性感覚野**（主に中心後回）：反対側半身からの体性感覚（触覚、温度覚、痛覚、深部感覚〈固有感覚〉）
  - **視覚性言語野**：角回に局在、障害されると**失読症**（目にした文字の意味が理解できなくなる）
  - **味覚野**：味覚
- 側頭葉
  - （一次）**聴覚野**：聴覚、41・42野
  - **感覚性言語野**（**ウェルニッケ中枢**）：障害されると**感覚性失語症**（聞いた言葉の内容が理解できなくなる）、22・39野
  - **嗅覚野**：海馬傍回に局在（一説）、嗅覚
- 後頭葉
  - （一次）**視覚野**：視覚（物を見る）、17野
  - **二次視覚野**：見た物の性質を判断する、18・19野

2 連合野
- **一次運動野**（運動野＋運動前野）・**一次感覚野**（体性感覚野＋一次聴覚野＋一次視覚野＋味覚野）
- **連合野**：一次運動野と一次感覚野以外の皮質、統合作用

第4章 神経系

大脳皮質の機能局在

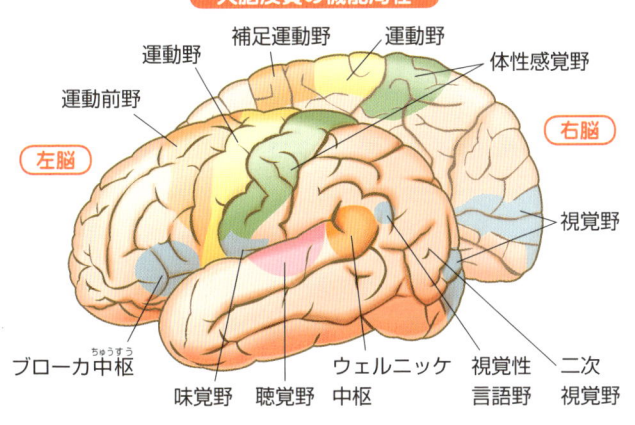

- 補足運動野
- 運動野
- 運動野
- 体性感覚野
- 運動前野
- 左脳
- 右脳
- 視覚野
- ブローカ中枢
- 味覚野
- 聴覚野
- ウェルニッケ中枢
- 視覚性言語野
- 二次視覚野

中心前回（運動）の機能局在

中心後回（知覚）の機能局在

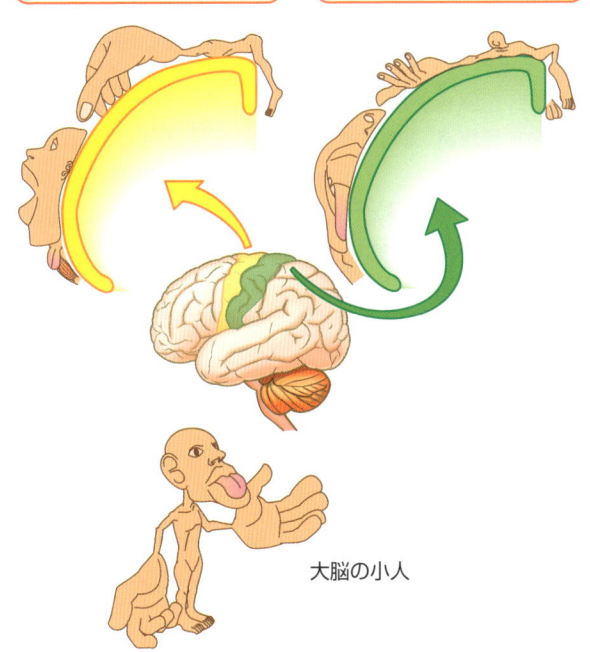

大脳の小人

169

神経系 ▶ 中枢神経系

大脳(終脳)❸ 大脳基底核と大脳髄質

◆**大脳基底核**は大脳半球の髄質の中にある数個の**灰白質**塊である。
　大脳髄質は皮質の深部にある白質で、**神経線維**の集合部である。

1 大脳基底核と内包
- 機能：中脳の黒質、間脳の視床、大脳皮質運動野と連絡し、骨格筋の**筋緊張**を調節(＝**不随意運動**を調節)することで、運動を円滑にする。
- 構成：**淡蒼球・被殻・前障・尾状核・扁桃体**(海馬傍回鈎に局在)
  - **淡蒼球＋被殻＝レンズ核、尾状核＋被殻＝線条体**(障害されるとハンチントン病)
- 内包：視床、尾状核、レンズ核との間の白質、大脳皮質と連絡する上行・下行性伝導路が通行
  - **前脚**：前頭橋路(前頭葉→橋核)
  - **膝**：皮質核路(運動野→脳幹の運動性神経核)
  - **後脚**
    - **皮質脊髄路**(運動野→脊髄の前角の運動ニューロン)
    - **視床皮質路**(視床→体性感覚野)
    - **視放線**(視覚の中継核である外側膝状体→視覚野)
    - **聴放線**(聴覚の中継核である内側膝状体→聴覚野)

2 大脳髄質
- **連合線維**：同側の大脳半球の皮質間を連絡する線維
  - **弓状線維・上縦束・下縦束・鈎状束・帯状束・前頭後頭束**
- **交連線維**：左右の大脳半球の皮質間を連絡する線維
  - **脳梁・前交連** P.167左中
- **投射線維**：大脳皮質と下部の**中枢**を結ぶ線維(上下方向)
  - **内包・外包**(レンズ核と前障の間)
  - **脳弓**：海馬体→乳頭体 P.167左中

*「→」「←」は、情報伝達方向を表している

大脳基底核

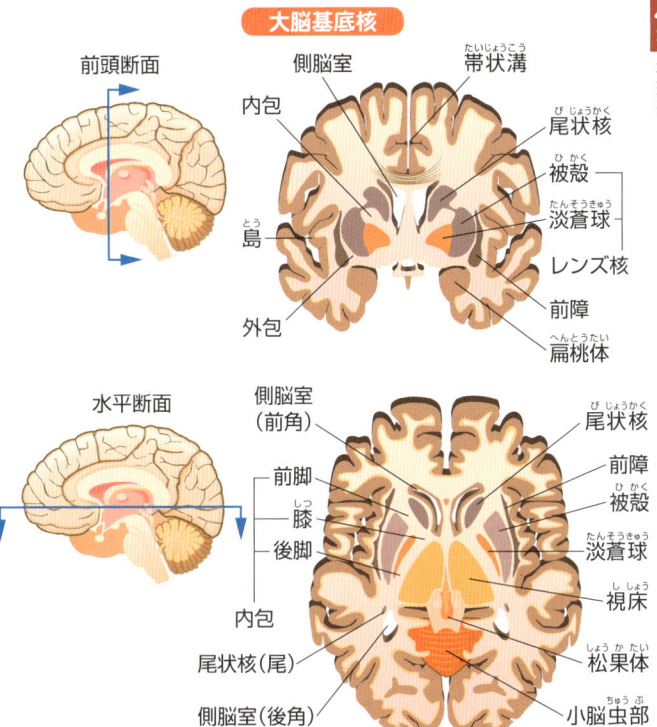

前頭断面

- 側脳室
- 内包
- 帯状溝
- 尾状核
- 被殻
- 淡蒼球
- レンズ核
- 前障
- 扁桃体
- 島
- 外包

水平断面

- 側脳室（前角）
- 内包
  - 前脚
  - 膝
  - 後脚
- 尾状核（尾）
- 側脳室（後角）
- 尾状核
- 前障
- 被殻
- 淡蒼球
- 視床
- 松果体
- 小脳虫部

大脳髄質の連合線維

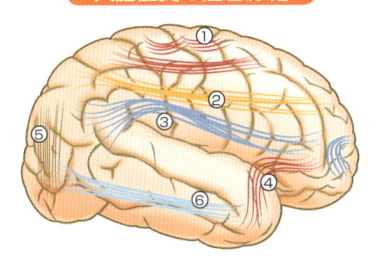

❶ 弓状線維　❷ 前頭後頭束　❸ 上縦束　❹ 鉤状束
❺ 縦束　❻ 下縦束

神経系 ▶ 中枢神経系

間脳と脳幹の全景

◆間脳は第3脳室の両側に位置する。間脳に続く中脳・橋・延髄をまとめて脳幹と呼ぶ(間脳を含む説もある)。

1 間脳と脳幹の外景
- 間脳：視床・視床下部・松果体・内側膝状体・外側膝状体
- 中脳：大脳脚・上丘・下丘・上小脳脚
- 橋：中小脳脚・菱形窩
- 延髄：錐体・錐体交叉・オリーブ・後索・下小脳脚

2 間脳
大脳半球によりほぼ完全に隠され、外側からは見えない。

- 視床脳
  - 視床：卵円形の灰白質塊(白質はわずか)
    - 感覚性伝導路の中継核(嗅覚を除く)：視床→大脳頭頂葉の体性感覚野(視床皮質路)
    - 運動性伝導路の中継核：運動前野・補足運動野・線条体・大脳基底核・小脳と連絡、不随意運動を調節
    - 意識水準の調節(覚醒が起こる)：脳幹網様体→視床→大脳皮質の広い範囲
  - 視床上部：松果体(内分泌腺)
  - 視床後部：膝状体
    - 内側膝状体：聴覚の中継核、聴覚野にいたる(聴放線)
    - 外側膝状体：視覚の中継核、視覚野にいたる(視放線)
- 視床下部
  - 外部は乳頭体・漏斗・下垂体、内部はさまざまな神経核
  - 自律神経系の最高中枢
  - 自律性機能の中枢：体温調節・摂食調節・水分調節中枢・性行動・情動行動
  - 下垂体ホルモンの分泌を調節

*「→」「←」は、情報伝達方向を表している

間脳・脳幹

背側面

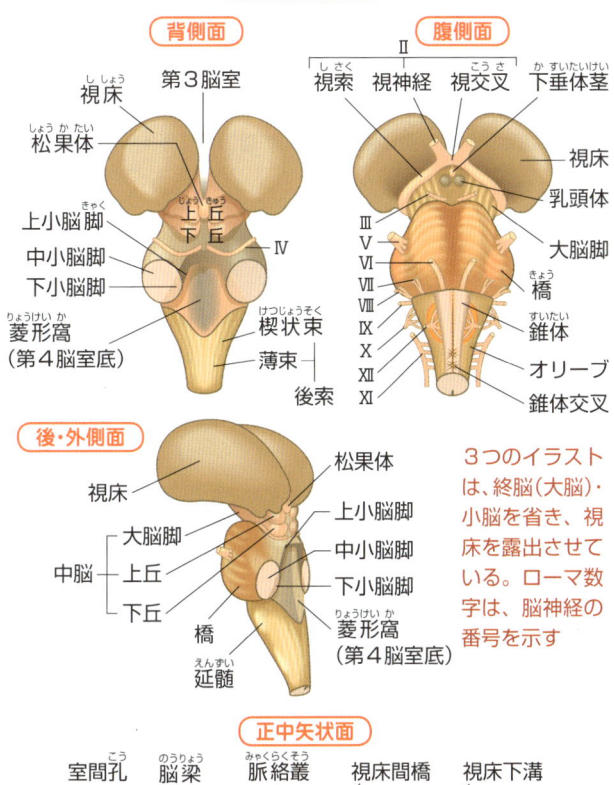

- 視床
- 松果体
- 第3脳室
- 上小脳脚
- 中小脳脚
- 下小脳脚
- 上丘
- 下丘
- IV
- 菱形窩（第4脳室底）
- 楔状束
- 薄束
- 後索

腹側面

- II
- 視索
- 視神経
- 視交叉
- 下垂体茎
- 視床
- 乳頭体
- 大脳脚
- 橋
- 錐体
- オリーブ
- 錐体交叉
- III, IV, V, VI, VII, VIII, IX, X, XI, XII

後・外側面

- 視床
- 松果体
- 大脳脚
- 上小脳脚
- 中小脳脚
- 下小脳脚
- 中脳
- 上丘
- 下丘
- 橋
- 菱形窩（第4脳室底）
- 延髄

3つのイラストは、終脳（大脳）・小脳を省き、視床を露出させている。ローマ数字は、脳神経の番号を示す

正中矢状面

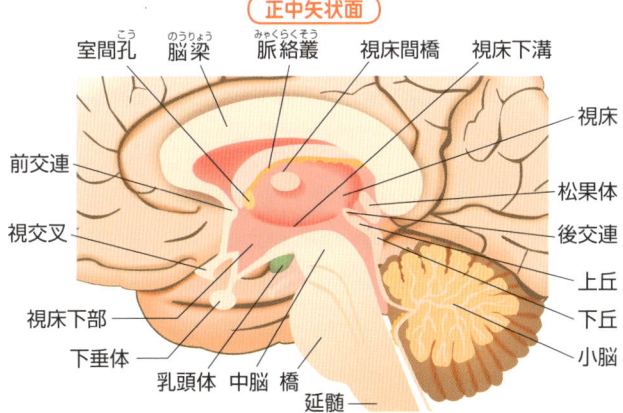

- 室間孔
- 脳梁
- 脈絡叢
- 視床間橋
- 視床下溝
- 前交連
- 視床
- 松果体
- 視交叉
- 後交連
- 上丘
- 視床下部
- 下丘
- 下垂体
- 小脳
- 乳頭体
- 中脳
- 橋
- 延髄

神経系 ▶ 中枢神経系

中脳と橋

◆中脳は間脳の下にあり、下は橋に続く。中心部に中脳水道が貫く。橋は中脳と延髄の間で、小脳の腹側に位置する。

1 中脳
- 中脳蓋(四丘体)
  - 上丘(1対):視覚の中継核、視覚の体性反射
  - 下丘(1対):聴覚の中継核、聴覚の体性反射
- 被蓋
  - 神経核(灰白質):動眼神経(主)核(→動眼神経→上直筋・下直筋・内側直筋・下斜筋)・動眼神経副核(→動眼神経→瞳孔括約筋・毛様体筋)・滑車神経核(→滑車神経→上斜筋)・赤核(不随意運動)・黒質(メラニン含有、不随意運動)
  - 神経路(白質):外側毛帯(聴覚の神経路、上行性で下丘に達する)・内側毛帯(触覚の神経路、上行性で視床に達する)
  - 中脳網様体:意識水準の調節
- 大脳脚:白質、錐体路・錐体外路の線維、下行性

2 橋
- 橋背部(橋被蓋)
  - 神経核(灰白質):外転神経核(→外転神経→外側直筋)・顔面神経核(→顔面神経→表情筋)・三叉神経運動核(→三叉神経→咀嚼筋)・三叉神経主感覚核(←主として三叉神経←口腔と顔面の感覚)・三叉神経脊髄路核(←主として三叉神経←口腔と顔面の感覚)・前庭神経核(←前庭神経←平衡感覚)・蝸牛神経核(←蝸牛神経←聴覚)
  - 神経路(白質):内側毛帯(触覚の神経路、上行性)
- 橋底部
  - 神経核には橋核(→小脳)、錐体路からの入力
  - 橋網様体:骨格筋の緊張を調節

＊「→」「←」は、情報伝達方向を表している

中脳

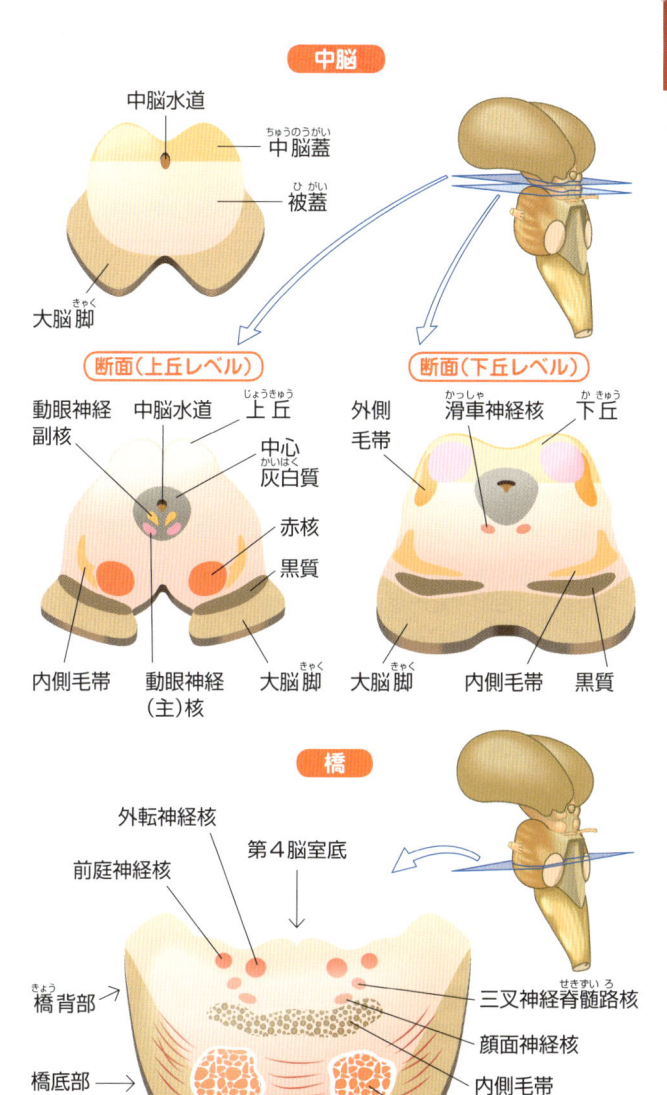

- 中脳水道
- 中脳蓋（ちゅうのうがい）
- 被蓋（ひがい）
- 大脳脚（きゃく）

断面（上丘レベル）

- 動眼神経副核
- 中脳水道
- 上丘（じょうきゅう）
- 中心灰白質（かいはくしつ）
- 赤核
- 黒質
- 内側毛帯
- 動眼神経（主）核
- 大脳脚（きゃく）

断面（下丘レベル）

- 外側毛帯
- 滑車神経核（かっしゃ）
- 下丘（かきゅう）
- 大脳脚（きゃく）
- 内側毛帯
- 黒質

橋

- 外転神経核
- 前庭神経核
- 第4脳室底
- 橋背部（きょう）
- 橋底部
- 三叉神経脊髄路核（せきずいろ）
- 顔面神経核
- 内側毛帯
- 錐体路（すいたいろ）
- 橋核

神経系 ▶ 中枢神経系

延髄

◆延髄は脳の下端部であり、上方では橋、下方では脊髄に続く。延髄と脊髄の境は、ほぼ大後頭孔の高さである。

- 神経核
  - **舌下神経核**：→舌下神経→内舌筋・外舌筋
  - **迷走神経背側核**：→迷走神経→頸・胸・腹部の腺・平滑筋
  - **孤束核**：←顔面神経・舌咽神経・迷走神経←味覚
    ←舌咽神経・迷走神経←内臓感覚
  - **前庭神経核**：←前庭神経←前庭神経節←内耳前庭←平衡感覚
  - **三叉神経脊髄路核**：←頭部の感覚
  - **疑核**：→舌咽神経→咽頭筋
    →迷走神経→喉頭筋・内臓運動
  - **後索核**(薄束核＋楔状束核)：→毛帯交叉→内側毛帯
    - **薄束核**：←薄束←脊髄神経節←下肢と下半身の識別触覚・固有感覚
    - **楔状束核**：←楔状束←脊髄神経節←上肢と上半身の識別触覚・固有感覚
  - **オリーブ核**：→小脳、身体の平衡・直立歩行に関与
- 神経路
  - **錐体路**(皮質脊髄路＋皮質核路)：下行性
    - **錐体交叉**：運動交叉
  - **内側毛帯**：触覚・固有感覚の神経路、上行性
    - **毛帯交叉**：感覚性交叉
- 延髄網様体
  - 骨格筋の筋緊張の調節、意識の発現
  - **生命中枢**：**呼吸中枢・心臓抑制中枢・血管運動中枢**が存在

＊「→」「←」は、情報伝達方向を表している

第4章 神経系

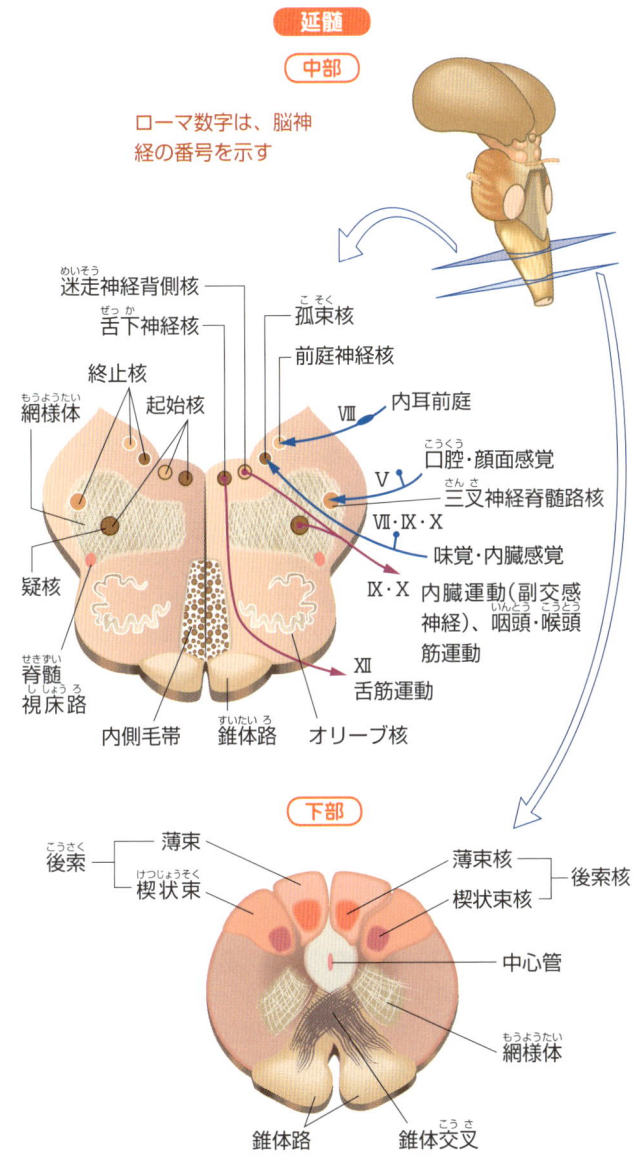

延髄

中部

ローマ数字は、脳神経の番号を示す

- 迷走神経背側核
- 舌下神経核
- 終止核
- 起始核
- 網様体
- 疑核
- 脊髄視床路
- 内側毛帯
- 錐体路
- 孤束核
- 前庭神経核
- Ⅷ 内耳前庭
- Ⅴ 口腔・顔面感覚
- 三叉神経脊髄路核
- Ⅶ・Ⅸ・Ⅹ 味覚・内臓感覚
- Ⅸ・Ⅹ 内臓運動（副交感神経）、咽頭・喉頭筋運動
- Ⅻ 舌筋運動
- オリーブ核

下部

- 後索
  - 薄束
  - 楔状束
- 薄束核
- 楔状束核
- 後索核
- 中心管
- 網様体
- 錐体路
- 錐体交叉

神経系 ▶ 中枢神経系

小脳

◆小脳は橋・延髄の背側にあり、後頭蓋窩に位置する。重さは130〜135gで、脳全重量の10％を占め、筋運動の協調に関与する。

1 小脳の分葉
小脳は左右の小脳半球と中央の虫部からなる。表面にはたくさんの溝とヒダがあり、それぞれ小脳溝と小脳回と呼ぶ。深い小脳溝は裂（第1裂・水平裂・第2裂・後外側裂）と呼ばれる。
- 前葉（第1裂より前上部）・後葉（第1裂より後方）
- 片葉小節葉＝小節＋片葉、後外側裂（溝）より前方

2 小脳脚
- 上小脳脚：間脳・中脳←小脳、小脳から出る神経線維束
- 中小脳脚：橋（橋核）→小脳への線維束、最も大きな小脳脚
- 下小脳脚：延髄・（脊髄）→小脳への神経線維束

3 小脳の内部構造
- 小脳皮質：分子層・神経細胞層・顆粒層の3層、厚さ1mmほど
  - 入力線維
    - 登上線維（オリーブ核の軸索）→プルキンエ細胞樹状突起
    - 苔状線維（橋核の軸索など）→顆粒細胞樹状突起
  - 出力線維：プルキンエ細胞の軸索、小脳核に終わる
- 小脳髄質＝小脳活樹（生命樹）
- 小脳核：室頂核・球状核・栓状核・歯状核、1対ずつ

4 小脳の機能的区分
- 前庭小脳＝原（始）小脳：片葉小節葉、前庭神経からの平衡覚情報を受け、体の平衡を維持
- 脊髄小脳＝古小脳：虫部と半球の中間部、脊髄からの固有感覚情報を受け、筋緊張を制御
- 橋小脳＝新小脳：半球の外側部、（大脳皮質→）橋核からの各種の情報を受け、筋運動の計画・形成に関与

＊「→」「←」は、情報伝達方向を表している

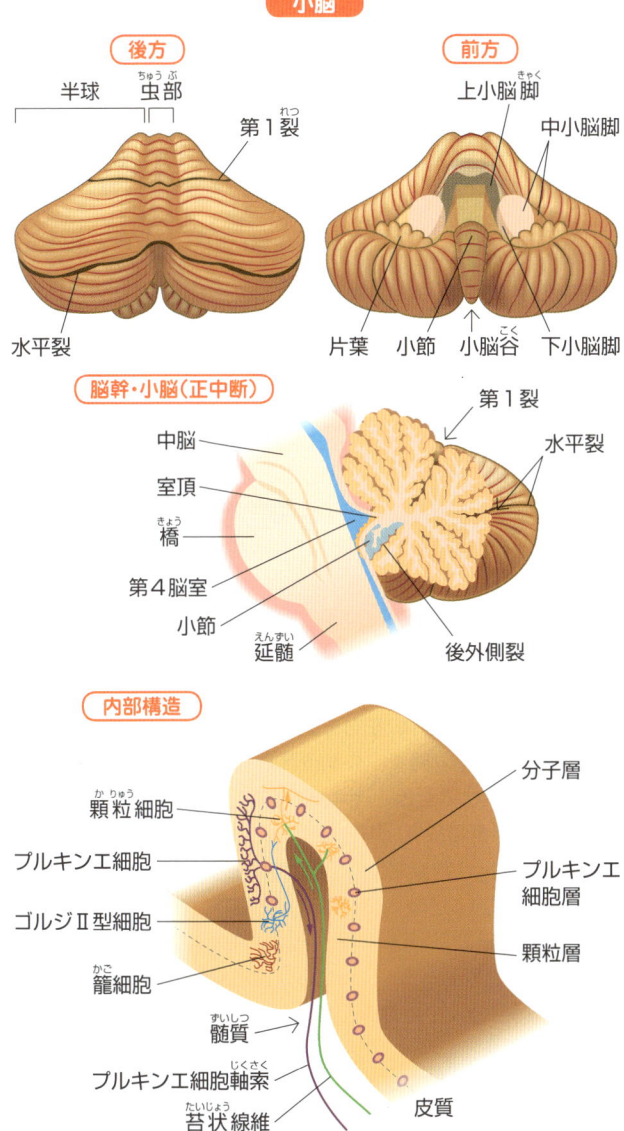

小脳

後方
- 半球
- 虫部
- 第1裂
- 水平裂

前方
- 上小脳脚
- 中小脳脚
- 片葉
- 小節
- 小脳谷
- 下小脳脚

脳幹・小脳（正中断）
- 中脳
- 室頂
- 橋
- 第4脳室
- 小節
- 延髄
- 第1裂
- 水平裂
- 後外側裂

内部構造
- 顆粒細胞
- プルキンエ細胞
- ゴルジⅡ型細胞
- 籠細胞
- 分子層
- プルキンエ細胞層
- 顆粒層
- 髄質
- プルキンエ細胞軸索
- 苔状線維
- 皮質

神経系 ▶ 中枢神経系

脊髄

◆脊柱管の中に収まる中枢神経で、全長40〜45cmの細長い円柱状を呈する。成人では第1〜2腰椎のレベルで終わる。

1 脊髄の外景
- 区分：頸髄（8節）・胸髄（12節）・腰髄（5節）・仙髄（5節）・尾髄（1節）、計31髄節（31対の脊髄神経を出す）P.187左上
- 表面の縦溝(裂)：前正中裂・前外側溝・後外側溝・後正中溝
- ２つの膨大部：頸膨大・腰膨大（上肢・下肢を支配する部位）
- 脊髄円錐：脊髄の下端
- 終糸：脊髄の下端で下方に伸びる糸状の軟膜、尾骨と連結
- 馬尾：脊柱管の下部に存在する脊髄神経の束
- 脊髄神経：脊髄につながる31対の末梢神経

2 脊髄の構成
- 被膜＝脊髄膜：結合組織、硬膜・クモ膜・軟膜
- 皮質＝白質：有髄神経線維束（↑は上行性、↓は下行性）
  - 前索：前脊髄視床路↑、前皮質脊髄路↓
    - 白交連：脊髄内の左右を連絡
  - 側索：脊髄小脳路↑、外側皮質脊髄路↓
  - 後索：楔状束（上肢と上半身の触覚・固有感覚）↑、薄束（下肢と下半身の触覚・固有感覚）↑
- 髄質＝灰白質：神経細胞体の集合、細胞学的レクセドの10層
  - 前角（前柱）：運動ニューロンの細胞体、出力 P.187下
    - α運動ニューロン：錘外筋線維を支配（随意運動）
    - γ運動ニューロン：筋紡錘の錘内筋線維を支配
  - 側角（側柱）：自律性遠心性ニューロンの細胞体、平滑筋・心筋・腺を支配
  - 後角（後柱）：知覚ニューロンの細胞体、体性感覚・内臓感覚の入力、胸髄核（クラーク核、固有感覚に関係）が存在

脊髄

背面

- 延髄
- 大(後頭)孔
- 頸膨大
- 腰膨大
- 脊髄円錐
- 馬尾
- 仙骨

胸髄(2節)

- 後正中溝
- 中心管
- 後角
- 後索
- 側索
- 側角
- 前角
- 後根
- 前索
- 前外側溝
- 脊髄神経
- 前根
- 根糸
- 白交連
- 前正中裂

横断面(灰白質・白質)

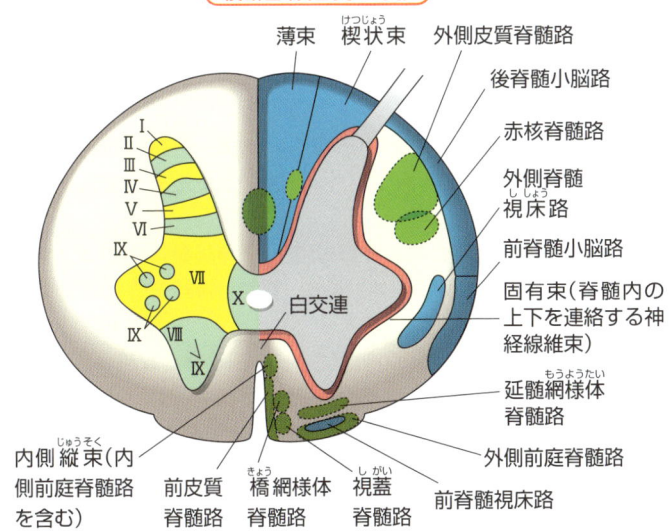

- 薄束
- 楔状束
- 外側皮質脊髄路
- 後脊髄小脳路
- 赤核脊髄路
- 外側脊髄視床路
- 前脊髄小脳路
- 固有束(脊髄内の上下を連絡する神経線維束)
- 延髄網様体脊髄路
- 外側前庭脊髄路
- 前脊髄視床路
- 視蓋脊髄路
- 橋網様体脊髄路
- 前皮質脊髄路
- 内側縦束(内側前庭脊髄路を含む)
- 白交連

左：レクセドの層、ローマ数字は各層を表す
右：主な伝導路、青色の部分は上行性の伝導路で、緑色の部分は下行性の伝導路を表す

第4章 神経系

神経系 ▶ 末梢神経系

脳神経

◆脳神経は脳に出入りする末梢神経で12対ある。前から後へ向かって、Ⅰ～Ⅻの番号が付けられている。

1 神経線維の種類により脳神経の分類
- 運動神経：動眼神経Ⅲ・滑車神経Ⅳ・外転神経Ⅵ・副神経Ⅺ・舌下神経Ⅻ
- 感覚神経：嗅神経Ⅰ・視神経Ⅱ・内耳神経Ⅷ
- 混合神経：三叉神経Ⅴ・顔面神経Ⅶ・舌咽神経Ⅸ・迷走神経Ⅹ
- 副交感神経が混入するもの：Ⅲ・Ⅶ・Ⅸ・Ⅹ（語呂：ミナトク）

2 脳幹における脳神経核
- 中脳：動眼神経Ⅲ・滑車神経Ⅳ
- 橋：三叉神経Ⅴ・外転神経Ⅵ・顔面神経Ⅶ・内耳神経Ⅷ
- 延髄：舌咽神経Ⅸ・迷走神経Ⅹ・副神経Ⅺ・舌下神経Ⅻ

3 第Ⅰ～Ⅻ脳神経
- Ⅰ嗅神経：鼻腔の嗅上皮（嗅細胞）→嗅糸→[篩骨の篩板]→嗅球→嗅索→嗅三角→内側・外側嗅条→大脳皮質の嗅覚野、嗅覚
- Ⅱ視神経：網膜の視神経節細胞→[視神経管]→視交叉（半交叉）→視索→外側膝状体、視覚、異常⇒視野欠損 P.199
- Ⅲ動眼神経
  - 運動神経線維：動眼神経（主）核→運動神経線維→[上眼窩裂]→上直筋・下直筋・内側直筋・下斜筋・上眼瞼挙筋
  - 副交感神経線維：動眼神経副核→[上眼窩裂]→毛様体神経節→瞳孔括約筋（瞳孔の縮小）・毛様体筋（焦点を合わせる）
  - 異常：眼瞼下垂、外斜視、複視、瞳孔散大、対光反射消失
- Ⅳ滑車神経：滑車神経核→[上眼窩裂]→上斜筋
- Ⅴ三叉神経：3枝に分かれ、第1枝（眼神経）をV1、第2枝（上顎神経）をV2、第3枝（下顎神経）をV3と表現する。V1とV2

＊神経そのものを「→」で、貫通部位を「[ ]」で表している

脳神経とそれが貫通する頭蓋の主な孔

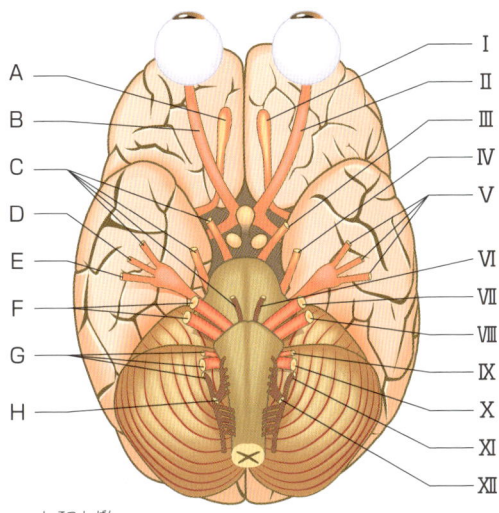

- A 篩骨篩板：I
- B 視神経管：II
- C 上眼窩裂：III・IV・V1・VI
- D 正円孔：V2
- E 卵円孔：V3
- F 内耳孔：VII・VIII
- G 頸静脈孔：IX・X・XI
- H 舌下神経管：XII

は知覚性、V3は混合神経、関係する神経核は三叉神経主感覚核・三叉神経脊髄路核・三叉神経運動核、主な働きは口腔顔面の感覚と咀嚼筋の運動

● 三叉神経の分枝 P.189中

- ■ V1眼神経→[上眼窩裂]→眼球の結膜・角膜、鼻腔と副鼻腔の粘膜、前頭部と頭頂部の皮膚感覚
- ■ V2上顎神経→[正円孔]→[下眼窩裂]→上顎の歯・歯肉、口腔・口蓋・鼻腔・咽頭の粘膜、上顎部と頬部の皮膚感覚
- ■ V3下顎神経→[卵円孔]→下歯槽神経(下顎の歯・歯肉)・舌神経(舌粘膜)・耳介側頭神経(外耳と側頭の皮膚)・咀嚼筋(咬筋・側頭筋・内側翼突筋・外側翼突筋)と鼓膜張筋への筋枝
- ■ 異常：分布域の感覚異常(たとえば、角膜反射の低下や消失、

三叉神経痛)、咀嚼筋の麻痺や痙攣、聴覚異常
- **Ⅵ外転神経**：橋にある外転神経核→[上眼窩裂]→外側直筋、異常⇒内斜視
- **Ⅶ顔面神経**＝狭義の顔面神経(主成分、運動神経線維)＋中間神経(知覚神経線維・副交感神経線維)
  - 狭義の顔面神経：顔面神経核→[内耳孔]→[顔面神経管]→[茎乳突孔]→表情筋と舌骨上筋の一部、異常⇒顔面筋の運動麻痺
    - アブミ骨筋神経：アブミ骨筋を支配、異常は聴覚過敏
  - 中間神経
    - 大錐体神経：副交感神経線維(涙腺、唾液腺、鼻腺の分泌)・知覚線維(口蓋粘膜の味覚)
    - 鼓索神経：副交感神経線維(顎下腺・舌下腺の分泌)・知覚線維(舌前2/3の味覚)、異常⇒味覚の消失
- **Ⅷ内耳神経**
  - 蝸牛神経：内耳の蝸牛のラセン器→ラセン神経節→[内耳孔]→延髄の蝸牛神経核→内側膝状体→聴放線→内包→側頭葉の聴覚野、聴覚、異常⇒耳鳴りや聴覚障害
  - 前庭神経：内耳の前庭にある平衡斑と半規管にある膨大部稜→前庭神経節→[内耳孔]→橋と延髄にある前庭神経核、平衡覚、異常⇒めまいや眼振 **P.198**
- **Ⅸ舌咽神経**：神経核の大部分が迷走神経と共通する
  - 知覚線維：舌後1/3や咽頭の味覚と知覚・頸動脈洞(血圧の圧受容器)・頸動脈小体(血液ガスの化学受容器)→[頸静脈孔]→上神経節・下神経節→迷走神経背側核・孤束核
  - 運動線維：疑核→[頸静脈孔]→咽頭の筋(嚥下)を支配
  - 副交感神経線維：下唾液核→耳神経節→耳下腺の分泌
- **Ⅹ迷走神経**：頸部・胸部・腹部内臓に広く分布する脳神経
  - 運動線維：疑核→[頸静脈孔]→咽頭と喉頭の筋、上喉頭神経・下喉頭神経(反回神経)
  - 知覚線維：内臓感覚(骨盤内臓を除く)→上・下神経節→[頸

静脈孔]→孤束核・迷走神経背側核
- 副交感神経線維(主成分)：迷走神経背側核→[頸静脈孔]→各臓器の平滑筋・心筋運動、分泌腺の調節
- ⅩⅠ副神経：延髄・頸髄にある副神経核→[頸静脈孔]→胸鎖乳突筋・僧帽筋
- ⅩⅡ舌下神経：舌下神経核→[舌下神経管]→舌筋

目・舌の神経分布

目や舌は複数の脳神経により支配されている。

目の神経分布
- 視覚：Ⅱ視神経
- 眼球運動：Ⅲ動眼神経(上直筋、下直筋、内側直筋、下斜筋)・Ⅳ滑車神経(上斜筋)・Ⅵ外転神経(外側直筋)
- 開眼(上眼瞼挙筋)：Ⅲ動眼神経
- 閉眼(眼輪筋)：Ⅶ顔面神経
- 瞳孔の大きさ
   - 縮瞳(瞳孔括約筋)：Ⅲ動眼神経の副交感神経線維
   - 散瞳(瞳孔散大筋)：交感神経(脳神経ではない)
- 水晶体の厚さ(毛様体筋)：Ⅲ動眼神経の副交感神経線維
- 角膜の痛み：Ⅴ1三叉神経の第1枝の眼神経
- 涙腺の分泌：Ⅶ顔面神経

舌の神経分布
- 舌の一般感覚(温度・触圧覚・痛覚)：前2/3は舌神経(Ⅴ三叉神経第3枝の枝)・後1/3はⅨ舌咽神経
- 舌の味覚：前2/3鼓索神経(Ⅶ顔面神経分枝)・後1/3 Ⅸ舌咽神経
- 舌の運動：Ⅻ舌下神経

神経系 ▶ 末梢神経系

脊髄神経❶ 脊髄神経全景

◆脊髄神経は脊髄から出る末梢神経で、椎間孔を通って脊柱管を離れ、皮膚に分布する皮枝と骨格筋に分布する筋枝になる。

- 区分：頸神経8対・胸神経12対・腰神経5対・仙骨神経5対・尾骨神経1対（脊髄の31分節の髄節から出る31対の脊髄神経）
- 構成
  - 前根：遠心性線維、出力
    - 運動神経線維：脊髄前角の運動神経細胞からの遠心性線維→骨格筋の運動
    - 交感神経線維：脊髄（T1〜L3）側角の交感神経細胞からの遠心性線維→血管・皮膚の立毛筋や汗腺・内臓の平滑筋や腺
    - 副交感神経線維：脊髄（S2〜S4）側角の副交感神経細胞からの遠心性線維、骨盤内臓神経になり、骨盤内臓に分布（排便・排尿に関与）
  - 後根：求心性線維、入力
    - 脊髄後角ニューロンに伝える体性求心性線維（皮膚・筋）
    - 内臓からの自律性求心性線維
    - 脊髄神経節（後根神経節）が存在

前根と後根が合わさって、椎間孔から出て間もなく前枝と後枝に分岐する。

  - 前枝：混合神経、後枝より太い（C1とC2は例外）
    - 体幹の側面と前面・上肢・下肢の筋・皮膚に分布
    - 神経叢を構成：頸神経叢C1〜C4・腕神経叢C5〜T1・腰神経叢T12〜L4・仙骨神経叢L4〜S3・尾骨神経叢S4〜Co
  - 後枝：混合神経、細い
    - 頸部を含めた体幹の背面の固有背筋と背部の皮膚に分布

脊髄神経

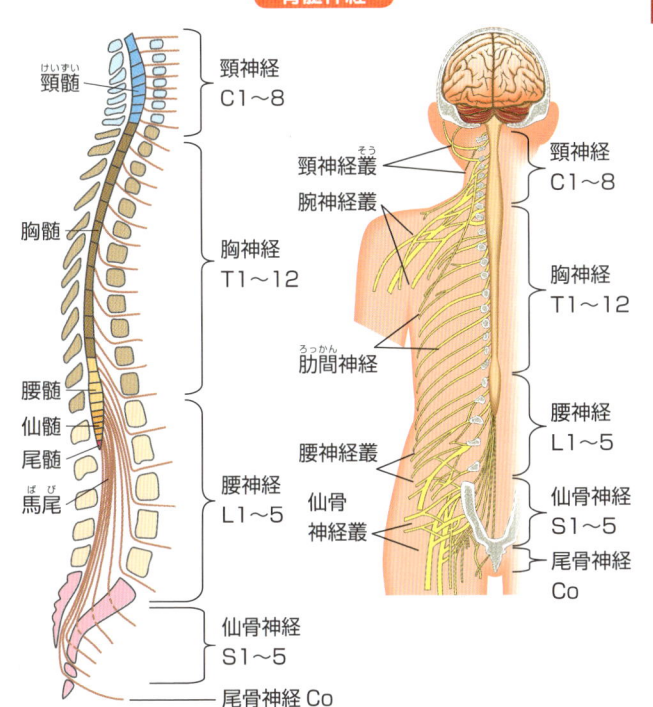

- 頸髄
- 胸髄
- 腰髄
- 仙髄
- 尾髄
- 馬尾

- 頸神経 C1〜8
- 胸神経 T1〜12
- 腰神経 L1〜5
- 仙骨神経 S1〜5
- 尾骨神経 Co

- 頸神経叢
- 腕神経叢
- 肋間神経
- 腰神経叢
- 仙骨神経叢

- 頸神経 C1〜8
- 胸神経 T1〜12
- 腰神経 L1〜5
- 仙骨神経 S1〜5
- 尾骨神経 Co

脊髄神経の一般構造

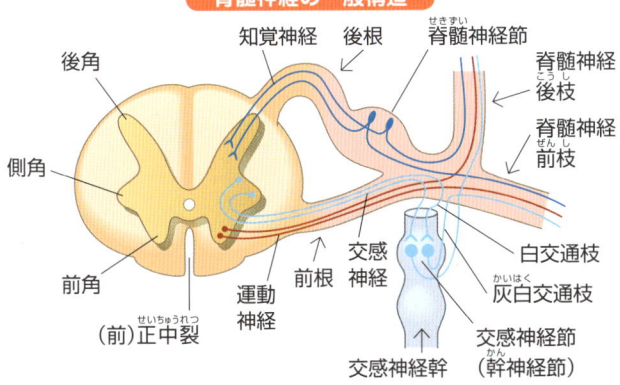

- 後角
- 側角
- 前角
- (前)正中裂
- 知覚神経
- 後根
- 運動神経
- 前根
- 交感神経
- 脊髄神経節
- 脊髄神経後枝
- 脊髄神経前枝
- 白交通枝
- 灰白交通枝
- 交感神経節(幹神経節)
- 交感神経幹

第4章 神経系

神経系 ▶ 末梢神経系

脊髄神経❷ 頸神経叢と腕神経叢

◆頸神経叢はC1～C4の前枝により、腕神経叢は脊髄神経C5～T1の前枝によりつくられる。

1 頸神経叢
- 皮枝：皮膚の感覚をつかさどる分枝
  - 小後頭神経
  - 大耳介神経
  - 頸横神経
  - 鎖骨上神経
- 筋枝
  - 頸神経ワナ：オトガイ舌骨筋・舌骨下筋群（4筋）
  - 横隔神経C3～5：横隔膜を支配、斜角筋の前・肺根の前・縦隔で胸膜と心膜の間を走行
  - 副神経との交通枝：胸鎖乳突筋・僧帽筋

2 腕神経叢
- 成り立ち：根（5本、C5～T1の前枝）→幹（3本、上・中・下神経幹）→束（3本、内側・外側・後神経束）
- 根・幹部からの主な枝（鎖骨上部での分枝）
  - 肩甲背神経：肩甲挙筋・大菱形筋・小菱形筋
  - 長胸神経：前鋸筋
  - 肩甲上神経：棘上筋・棘下筋
- 束からの主な枝（鎖骨下部での分枝）
  - 肩甲下神経：肩甲下筋・大円筋
  - 胸背神経：広背筋
  - 内側・外側胸筋神経：大胸筋・小胸筋
  - 内側上腕皮神経：上腕内側の皮膚感覚
  - 内側前腕皮神経：前腕内側の皮膚感覚
  - 腋窩神経・橈骨神経・正中神経・尺骨神経・筋皮神経 P.190

第4章 神経系

頸神経叢

- 舌下神経(脳神経)
- 小後頭神経(C2・3)
- 大耳介神経(C2・3)
- 頸横神経(C2・3)
- 頸神経ワナの上根(C1)
- 副神経との交通枝(C2-4)
- 頸神経ワナの下根(C2・3)
- 鎖骨上神経(C3・4)
- 横隔神経(C3-5)

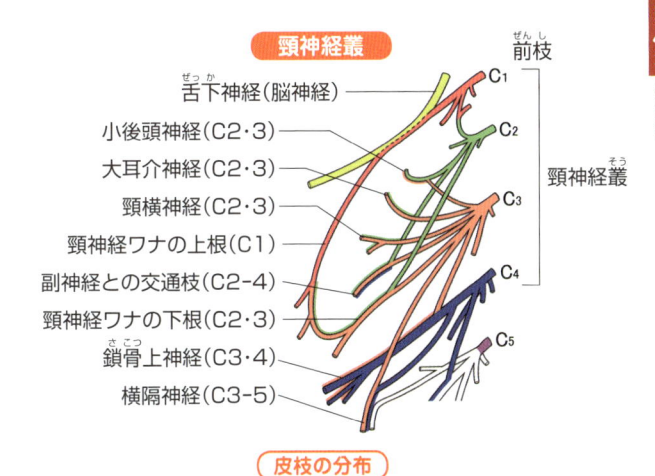

前枝 C1, C2, C3, C4, C5 — 頸神経叢

皮枝の分布

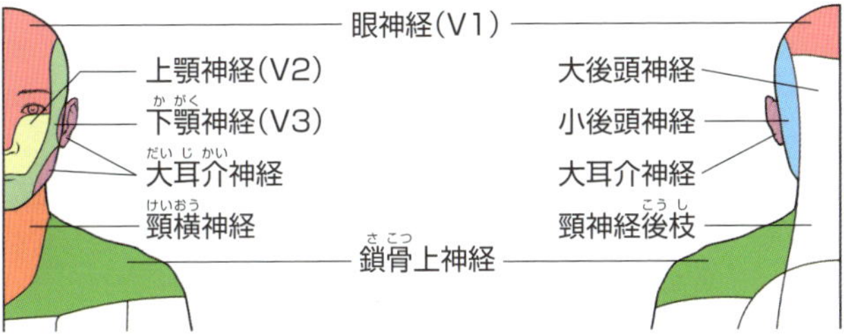

- 眼神経(V1)
- 上顎神経(V2)
- 下顎神経(V3)
- 大耳介神経
- 頸横神経
- 鎖骨上神経

- 大後頭神経
- 小後頭神経
- 大耳介神経
- 頸神経後枝

腕神経叢

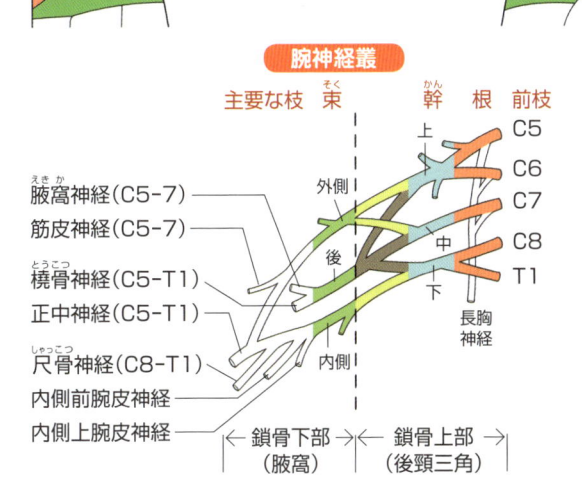

主要な枝　束　幹　根　前枝

- 腋窩神経(C5-7)
- 筋皮神経(C5-7)
- 橈骨神経(C5-T1)
- 正中神経(C5-T1)
- 尺骨神経(C8-T1)
- 内側前腕皮神経
- 内側上腕皮神経

外側／後／内側　上／中／下

C5, C6, C7, C8, T1

長胸神経

←鎖骨下部（腋窩）→ ←鎖骨上部（後頸三角）→

神経系 ▶ 末梢神経系

脊髄神経❸（腕神経叢）神経束の分枝

◆上肢に分布する筋皮神経・正中神経・尺骨神経・橈骨神経・腋窩神経は、すべて腕神経叢の神経束に由来する。

- **筋皮神経**C5〜C7：**外側神経束**に由来
  - 筋枝：上腕の屈筋（上腕二頭筋・烏口腕筋・上腕筋）
  - 皮枝＝**外側前腕皮神経**（終枝）：前腕外側の皮膚
- **正中神経**C5〜T1：**内側・外側神経束**に由来、上腕動脈に伴走、肘窩・**手根管**を走行、損傷・麻痺は**猿手**
  - 前腕の屈筋：円回内筋・橈側手根屈筋・長掌筋・浅指屈筋・深指屈筋の橈側・長母指屈筋・方形回内筋
  - 母指球筋：短母指外転筋・短母指屈筋浅頭・母指対立筋
  - 中手筋：第1〜2虫様筋
- **尺骨神経**C8〜T1：**内側神経束**に由来、上腕動脈・正中神経に伴走、内側上顆後面の**尺骨神経溝**・豆状骨外側の**ギヨン管**を走行、損傷・麻痺は**鷲手**
  - 前腕屈筋：深指屈筋の尺側半・尺側手根屈筋
  - 小指球筋全部（短掌筋・小指外転筋・短小指屈筋・小指対立筋）・母指球筋の1.5筋（短母指屈筋深頭・母指内転筋）
  - 中手筋：第3〜4虫様筋・背側骨間筋・掌側骨間筋
- **橈骨神経**C5〜T1：**後神経束**に由来、腕神経叢のいちばん大きな分枝、**橈骨神経溝**を走行、損傷・麻痺は**下垂手**
  - 筋枝：上腕伸筋の全部（上腕三頭筋・肘筋）・前腕伸筋の全部（腕橈骨筋・長橈側手根伸筋・短橈側手根伸筋・（総）指伸筋・小指伸筋・尺側手根伸筋・回外筋・長母指外転筋・短母指伸筋・長母指伸筋・示指伸筋）
  - 皮枝：後上腕皮神経・後前腕皮神経・浅枝・背側指神経など
- **腋窩神経**C5〜C7：**後神経束**に由来、筋枝は小円筋・三角筋を支配、皮枝は上外側上腕皮神経

＊下線は、「二重神経支配筋」

第4章 神経系

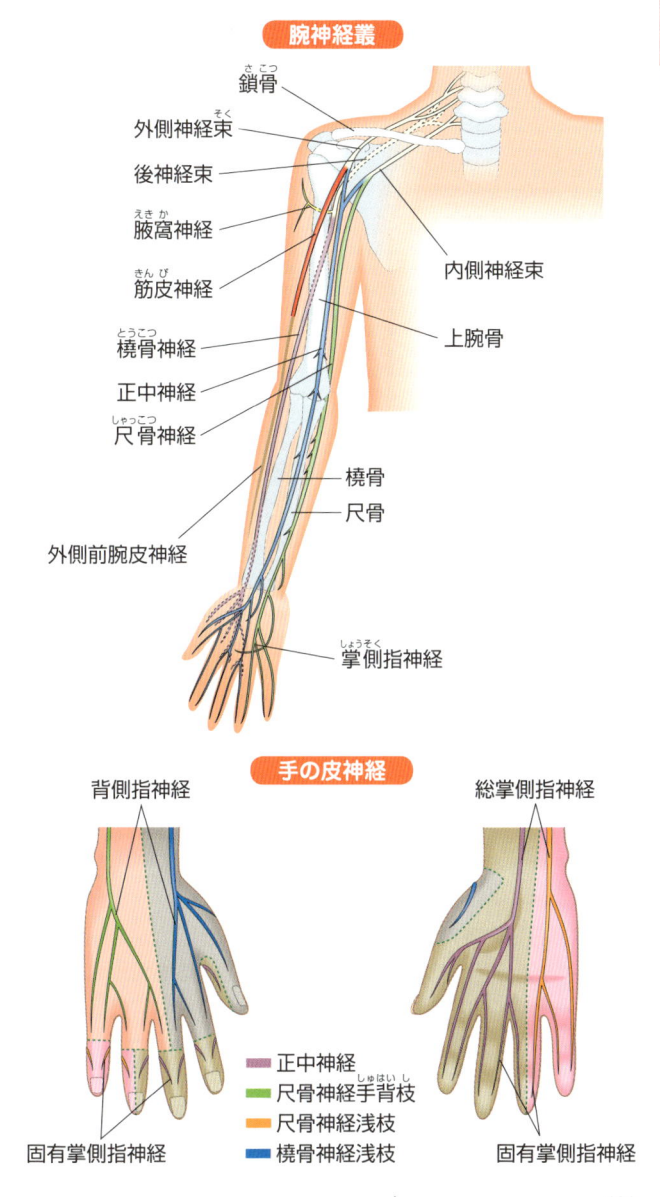

腕神経叢

- 鎖骨
- 外側神経束
- 後神経束
- 腋窩神経
- 筋皮神経
- 橈骨神経
- 正中神経
- 尺骨神経
- 外側前腕皮神経
- 内側神経束
- 上腕骨
- 橈骨
- 尺骨
- 掌側指神経

手の皮神経

- 背側指神経
- 総掌側指神経
- 固有掌側指神経

凡例:
- 正中神経
- 尺骨神経手背枝
- 尺骨神経浅枝
- 橈骨神経浅枝

神経系 ▶ 末梢神経系

脊髄神経❹ 胸神経前枝と腰神経叢・仙骨神経叢

◆胸神経はT1とT12を除き、神経叢に関与しない。腰神経叢は T12〜L4、仙骨神経叢はL4〜S3の前枝により構成される。

1 胸神経前枝
- 筋枝＝肋間神経11対＋肋下神経 1 対：外・内・最内肋間筋、上後鋸筋・下後鋸筋・外腹斜筋・内腹斜筋・腹横筋・腹直筋
- 皮枝：外側皮枝（胸腹部外側部）＋前皮枝（胸腹部前部）

2 腰神経叢（T12〜L4前枝）
腰神経叢の基部は大腰筋の中に位置する。
- 腸骨下腹神経（次ページ下図①）：側腹筋と下腹部・殿部皮膚
- 腸骨鼠径神経②：内腹斜筋・腹横筋および陰部皮膚
- 外側大腿皮神経③：大腿外側部皮膚
- 陰部大腿神経④：精巣挙筋と陰嚢♂・陰唇♀・大腿前上部皮膚
- 閉鎖神経⑤：閉鎖管を通過、薄筋・長内転筋・短内転筋・大内転筋および大腿内側の皮膚
- 大腿神経⑥：腰神経叢の最大の分枝、鼠径靱帯の下・筋裂孔・大腿三角を走行 P.194
  - 筋枝：腸腰筋・縫工筋・大腿四頭筋・恥骨筋
  - 皮枝：前皮枝（大腿前面の皮膚）・伏在神経（下腿内側の皮膚、最も大きな皮神経、大伏在静脈に伴走）

3 仙骨神経叢（L4〜S3の前枝）
仙骨神経叢の基部は骨盤後部の前面に位置し、外寛骨筋である梨状筋・上双子筋・下双子筋・大腿方形筋へ筋枝を出す。
- 上殿神経⑦：中殿筋・小殿筋・大腿筋膜張筋
- 下殿神経⑧：大殿筋
- 後大腿皮神経⑨：大腿後面の皮膚
- 坐骨神経⑩→脛骨神経＋総腓骨神経 P.194
- 陰部神経⑪：会陰の筋（外尿道・外肛門括約筋含む）と皮膚

＊下線は、「二重神経支配筋」

第4章 神経系

胸神経

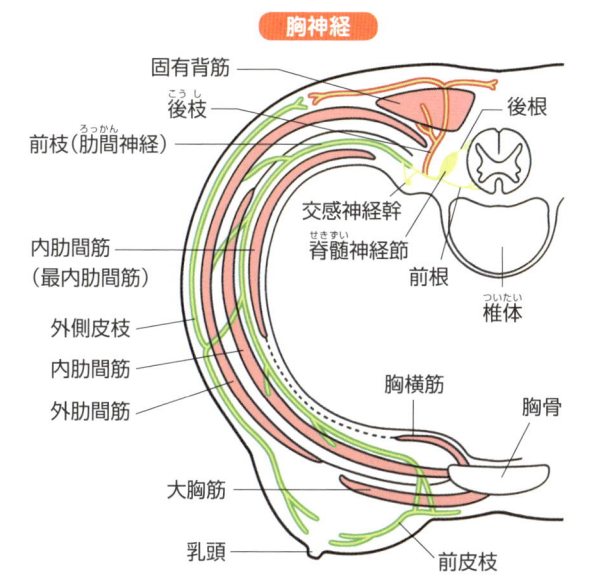

- 固有背筋
- 後枝（こうし）
- 前枝（肋間神経）（ろっかん）
- 後根
- 交感神経幹
- 脊髄神経節（せきずい）
- 前根
- 椎体（ついたい）
- 内肋間筋（最内肋間筋）
- 外側皮枝
- 内肋間筋
- 外肋間筋
- 胸横筋
- 胸骨
- 大胸筋
- 乳頭
- 前皮枝

腰神経叢・仙骨神経叢

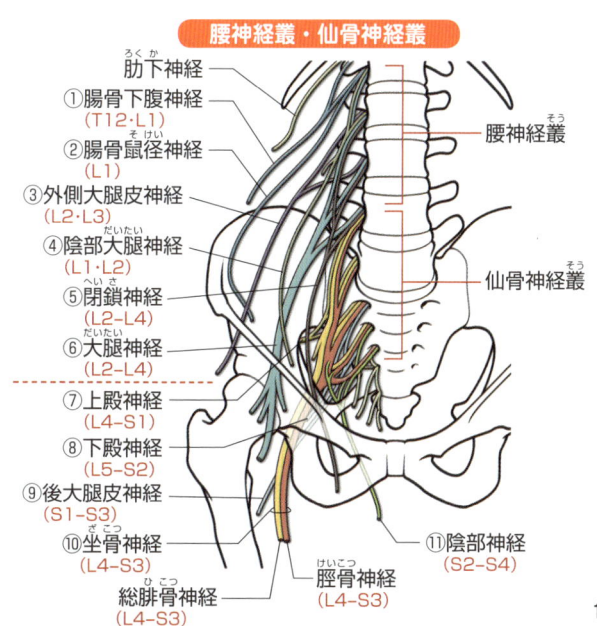

- 肋下神経（ろっか）
- ①腸骨下腹神経（T12・L1）
- ②腸骨鼠径神経（L1）
- ③外側大腿皮神経（L2・L3）
- ④陰部大腿神経（L1・L2）
- ⑤閉鎖神経（へいさ）（L2-L4）
- ⑥大腿神経（L2-L4）
- ⑦上殿神経（L4-S1）
- ⑧下殿神経（L5-S2）
- ⑨後大腿皮神経（S1-S3）
- ⑩坐骨神経（ざこつ）（L4-S3）
- 総腓骨神経（ひこつ）（L4-S3）
- 脛骨神経（けいこつ）（L4-S3）
- ⑪陰部神経（S2-S4）
- 腰神経叢（そう）
- 仙骨神経叢（そう）

神経系 ▶ 末梢神経系

脊髄神経❺ 坐骨神経

◆坐骨神経は人体最大の神経であり、膝窩の上方で脛骨神経と総腓骨神経に分かれる。

● **坐骨神経**
　大腿の屈筋（大腿二頭筋・半腱様筋・半膜様筋）・大内転筋を支配、梨状筋下孔を走行。

● **総腓骨神経**：大腿二頭筋腱に伴走・腓骨頭の下を走行
　■ **浅腓骨神経**：下腿外側の筋（長腓骨筋、短腓骨筋）
　■ **深腓骨神経**：下腿前面の筋（前脛骨筋・長母指伸筋・長指伸筋・第3腓骨筋）・足背の伸筋群（短母指伸筋・短指伸筋）
　■ **外側腓腹皮神経→腓腹神経**：下腿外側の皮膚

● **脛骨神経**：下腿後面筋（下腿三頭筋・足底筋・膝窩筋・後脛骨筋・長指屈筋・長母指屈筋）を支配、内果後面の足根管を走行

　■ **内側腓腹皮神経→腓腹神経**：下腿後面下部の皮膚
　■ **内側足底神経**：母指外転筋・短母指屈筋・短指屈筋・第1虫様筋
　■ **外側足底神経**：足底方形筋、小指外転筋、短小指屈筋、小指対立筋・底側骨間筋、背側骨間筋、第2〜第4虫様筋、母指内転筋

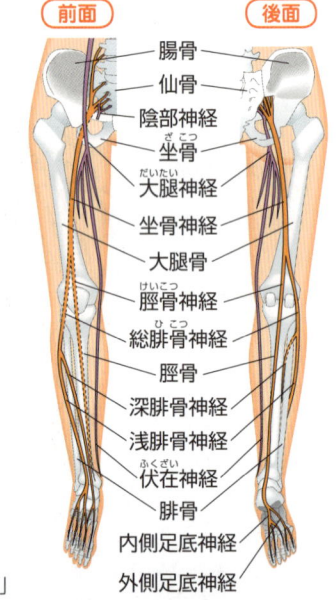

坐骨神経

前面　　後面

- 腸骨
- 仙骨
- 陰部神経
- 坐骨
- 大腿神経
- 坐骨神経
- 大腿骨
- 脛骨神経
- 総腓骨神経
- 脛骨
- 深腓骨神経
- 浅腓骨神経
- 伏在神経
- 腓骨
- 内側足底神経
- 外側足底神経

＊下線は、「二重神経支配筋」

神経系 ▶ 末梢神経系

脊髄神経❻ 皮節（デルマトーム）

◆1つの脊髄神経の感覚神経線維により支配される皮膚の領域を皮節と呼ぶ。

● 皮節（デルマトーム）

C1には皮膚に分布する知覚神経線維が含まれてないので、皮節が髄節より1つ少なく、30対ある。

- 隣り合った皮節は互いに重複しているため、1本の神経根が障害されても相当する領域の知覚脱落は目立たない。
- 隣り合った神経根が障害されたとき、皮節に対応した領域の知覚異常が生じる。脊髄損傷の高さを診断する手がかりになる。
- 代表的な皮節：頸部はC3、乳頭はT4とT5の境、臍はT10、鼠径溝はL1とL2の境、手の第1～2指はC6、第3指はC7、第4～5指はC8

デルマトーム
前面　後面

手のデルマトーム
背面　掌面

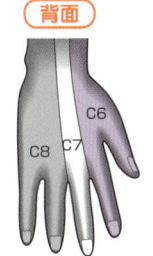

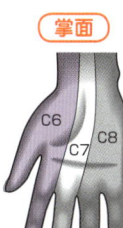

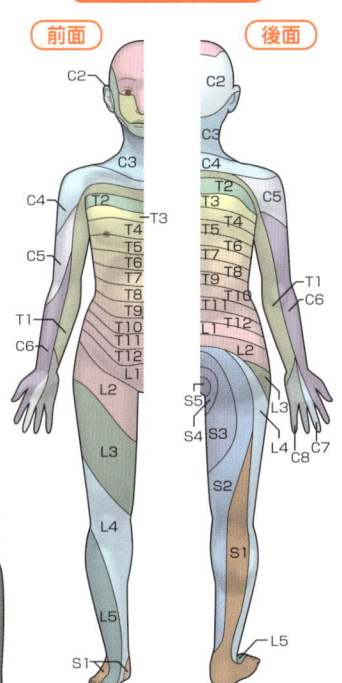

神経系 ▶ 伝導路

上行性伝導路 ❶ 体性感覚の伝導路

◆中枢神経系では、下位から上位中枢への感覚情報や上位から下位中枢への指令は、ニューロンの連鎖(伝導路)により行われる。

- **上行性伝導路**：一般感覚(温度覚・痛覚・触圧覚・固有感覚)、特殊感覚(嗅覚、視覚、聴覚、平衡覚、味覚)、内臓感覚の伝導路
- **下行性伝導路**：運動性伝導路

1 痛覚・温度覚(温覚と冷覚)の伝導路

- **外側脊髄視床路**：体幹と体肢の痛覚・温度覚

  受容器は自由神経終末
  ↓求心性脊髄神経
  一次ニューロンは脊髄神経節
  ↓後根
  二次ニューロンは脊髄の後角
  ↓脊髄内の白交連で交叉
  ↓脊髄の側索を上行
  三次ニューロンは視床後腹側核
  ↓内包の後脚
  体性感覚野(中心後回の体幹・体肢領域)

- **三叉神経視床路**：顔面部の痛覚・温度覚

  受容器は自由神経終末
  ↓三叉神経(第5脳神経)
  一次ニューロンは三叉神経節
  ↓
  二次ニューロンは橋・延髄の三叉神経核
  ↓交叉・非交叉の両方
  三次ニューロンは視床後腹側核
  ↓内包の後脚
  体性感覚野(中心後回の顔面領域)

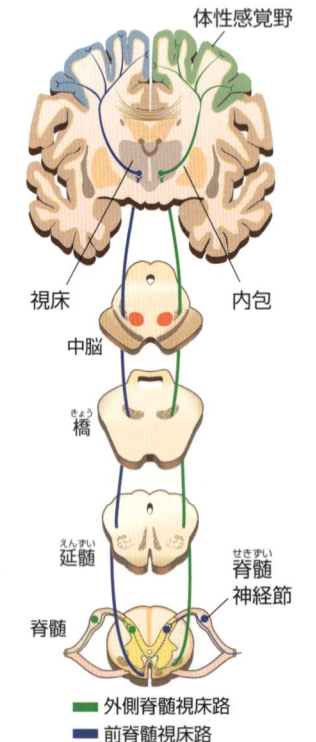

体性感覚野
視床
内包
中脳
橋
延髄
脊髄神経節
脊髄

🟩 外側脊髄視床路
🟦 前脊髄視床路

196

2 精細触圧覚および意識的な深部感覚の伝導路

精細触圧覚はまた、識別力のある触覚ともいわれる。深部感覚は固有感覚とも呼ばれ、筋・腱・関節の感覚をさす。

● 後索路―内側毛帯系：体幹と体肢

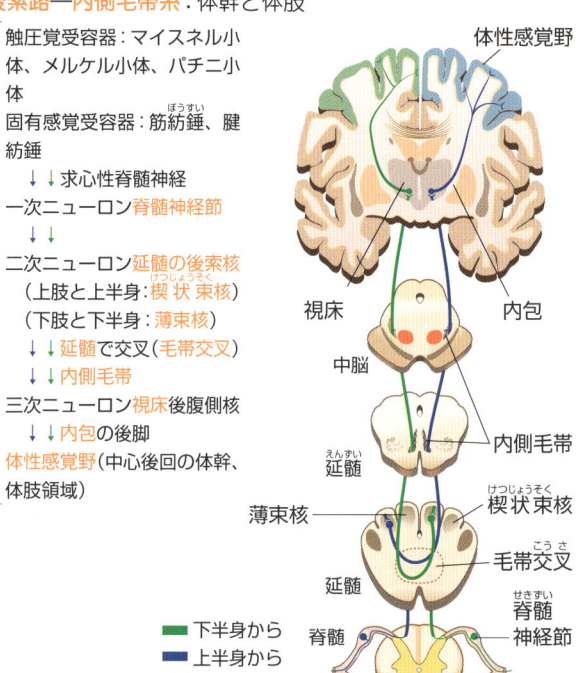

触圧覚受容器：マイスネル小体、メルケル小体、パチニ小体
固有感覚受容器：筋紡錘、腱紡錘
　↓↓求心性脊髄神経
一次ニューロン 脊髄神経節
　↓↓
二次ニューロン 延髄の後索核
　（上肢と上半身：楔状束核）
　（下肢と下半身：薄束核）
　↓↓延髄で交叉（毛帯交叉）
　↓↓内側毛帯
三次ニューロン 視床後腹側核
　↓↓内包の後脚
体性感覚野（中心後回の体幹、体肢領域）

図中ラベル：体性感覚野／視床／内包／中脳／内側毛帯／延髄／薄束核／楔状束核／毛帯交叉／延髄／脊髄／脊髄神経節
■下半身から　■上半身から

3 識別力のない粗大触圧覚を伝える伝導路
● 前脊髄視床路（脊髄の前索と前外側索を上行）P.196（青色）

4 無意識的な深部感覚の伝導路
● 下半身：後脊髄小脳路・前脊髄小脳路
● 上半身：楔状束核小脳路

神経系 ▶ 伝導路

上行性伝導路❷ 特殊感覚の伝導路

◆特殊感覚の伝導路は複雑で、かかわるニューロンの数が多かったり、複数の伝導路が関与したりして、さまざまなケースがある。

1 視覚路

```
受容器：視細胞（杆状体・錐状体細胞）（網膜内）
  ↓
双極細胞（網膜内）
  ↓
視神経節細胞（網膜内）、この軸索が視神経
  ↓ 視神経
  ↓ 視神経交叉（内側半）
  ↓ 視索→上丘（視覚の体性反射など）
  ↓ 視索→視蓋前域（上丘の前方）、対光反射
外側膝状体
  ↓ 視放線
大脳後頭葉の視覚野
```

2 平衡覚の伝導路

受容器は内耳の前庭にある平衡斑（有毛細胞）と半規管にある膨大部稜（有毛細胞）→前庭神経節の一次ニューロン→前庭神経→前庭神経核（橋・延髄）の二次ニューロンで、次のように4つの経路に分けられる

- ①→視床→大脳皮質（平衡覚の意識にあずかる）
- ②→外眼筋支配の運動核である動眼神経核・滑車神経核・外転神経核（前庭中脳路）、前庭動眼反射（頭運動時に像のぶれを防ぐ）
- ③→小脳、反射的に頭部の姿勢や運動を調節
- ④→脊髄（前庭脊髄路）、反射的に体の姿勢や運動を調節

注 嗅覚は視床・内包を経由しない（他の感覚は経由する）

視覚路

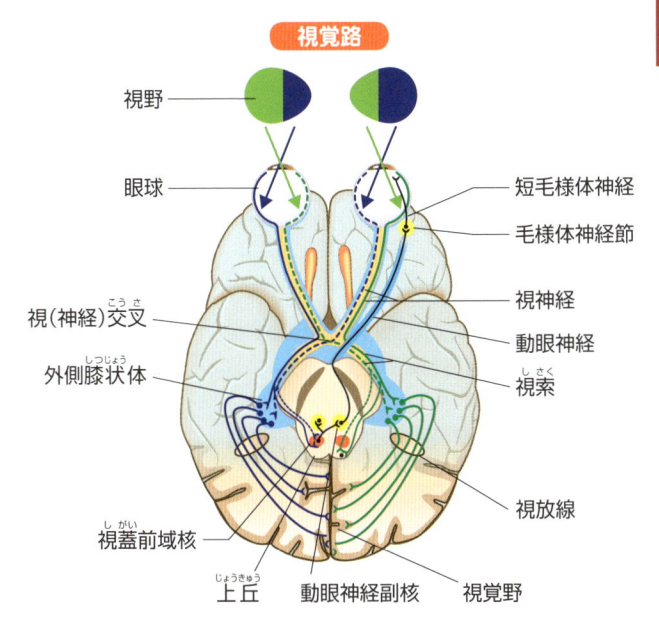

視野 — 眼球 — 短毛様体神経 — 毛様体神経節 — 視神経 — 視(神経)交叉 — 動眼神経 — 外側膝状体 — 視索 — 視放線 — 視蓋前域核 — 上丘 — 動眼神経副核 — 視覚野

3 味覚路

```
受容器：味蕾(味細胞)(舌乳頭・軟口蓋・咽頭)
    ↓
舌前2/3        舌後1/3        軟口蓋・咽頭
    ↓              ↓                ↓
 ↓鼓索神経     ↓舌咽神経       ↓迷走神経
膝神経節       ↓下神経節       ↓下神経節(一次ニューロン)
    ↓顔面神経       ↓
孤束核(二次ニューロン) ←
    ↓
視床(三次ニューロン)
    ↓
大脳皮質の味覚野
```

4 嗅覚路 (P.182)

5 聴覚路 (P.184)

神経系 ▶ 伝導路

下行性伝導路

◆骨格筋に運動命令を伝える伝道路は、錐体路(随意運動)と錐体外路(不随意運動)の２つに大別される。

1 錐体路
- **皮質脊髄路**：体幹と四肢(体肢)の筋運動
  - 外側皮質脊髄路(狭義の錐体路)
  - 前皮質脊髄路
- **皮質延髄路**(皮質核路)：頭頸部の筋運動

皮質脊髄路	皮質延髄路
一次ニューロン：皮質運動野(中心前回の体幹・四肢領域)の大錐体細胞 ↓ 放線冠 ↓ 内包の後脚 ↓ 皮質脊髄路 ↓ 外側皮質脊髄路(延髄で交叉、錐体交叉、9割、脊髄の側索を下行) ↓ 前皮質脊髄路(延髄で交叉しない、1割、脊髄の前索を下行、順次脊髄で交叉) 二次ニューロン：脊髄前角にあるα運動神経細胞 ↓ 遠心性脊髄神経(運動神経) 効果器：体幹・四肢の骨格筋	一次ニューロン：皮質運動野(中心前回の顔面領域)の大錐体細胞 ↓ 放線冠 ↓ 内包の膝 ↓ 両側性(顔面神経核下部と舌下神経核は対側性) 二次ニューロンは脳幹・頸髄にある運動性脳神経核(動眼神経核・滑車神経核・外転神経核・三叉神経運動核・顔面神経核・疑核・副神経核・舌下神経核) ↓ 遠心性脳神経(第Ⅲ～Ⅶと Ⅸ～Ⅻ脳神経) 効果器：頭頸部の筋(外眼筋・咀嚼筋・表情筋・咽頭筋・喉頭筋・僧帽筋・胸鎖乳突筋・舌筋)

注 皮質延髄路には介在ニューロンが存在するが、省略してある

錐体路

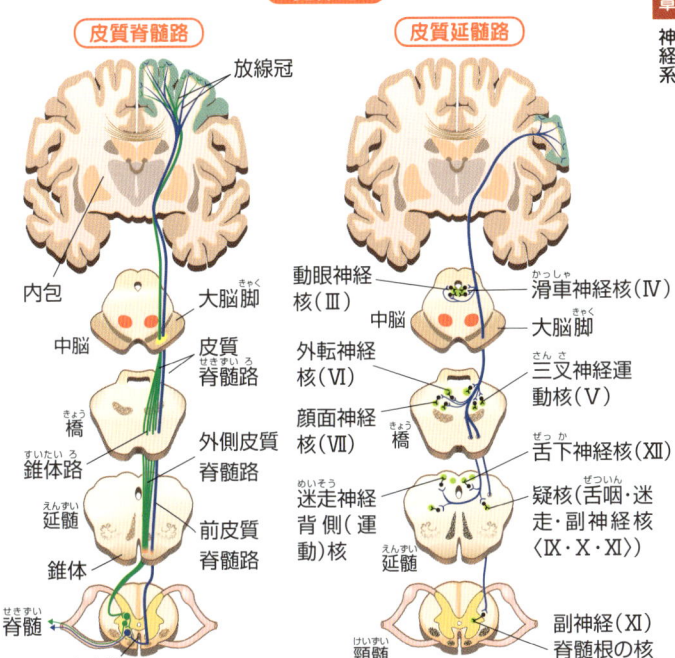

皮質脊髄路

- 放線冠
- 内包
- 中脳 — 大脳脚、皮質脊髄路
- 橋 — 外側皮質脊髄路
- 延髄 — 錐体、前皮質脊髄路
- 脊髄 — 白交連

皮質延髄路

- 中脳 — 動眼神経核（Ⅲ）、滑車神経核（Ⅳ）、大脳脚
- 橋 — 外転神経核（Ⅵ）、顔面神経核（Ⅶ）、三叉神経運動核（Ⅴ）
- 延髄 — 迷走神経背側（運動）核、舌下神経核（Ⅻ）、疑核（舌咽・迷走・副神経核〈Ⅸ・Ⅹ・Ⅺ〉）
- 頸髄 — 副神経（Ⅺ）脊髄根の核

2 錐体外路

錐体路以外の体性運動伝導路の総称。

- 役割：反射的**筋緊張**制御、平衡維持、円滑な随意運動の遂行
- 関連中枢：皮質**運動野**（4野）以外の皮質運動中枢
- 関連部位：大脳皮質・**視床**・**尾状核**・**被殻**・**淡蒼球**・視蓋（上丘）・**黒質**・**赤核**・小脳・網様体・オリーブ核・**前庭神経核**
- 以上の核の相互間、およびこれらから運動性**脳神経核**や**脊髄前角**に向かう神経路：**皮質網様体脊髄路**（姿勢の制御）・**皮質視蓋脊髄路**（視覚の体性反射）・**赤核脊髄路**（屈筋の興奮・伸筋の抑制）、**前庭脊髄路**（平衡の維持）・内側縦束
- γ・α運動神経細胞に影響を与え、骨格筋の筋緊張などを制御

神経系 ▶ 伝導路

反射弓と関連痛

◆**大脳皮質**を介さず、感覚刺激が意識することなく**骨格筋**・**平滑筋**・**心筋**の活動や**腺**の分泌を起こす経路を**反射路**（**反射弓**）と呼ぶ。

1 反射

- 経路：**受容器**→**求心性**神経→**反射中枢**→**遠心性**神経→**効果器**
- 効果器の種類により分類：**体性**反射・**自律性**反射（内臓反射）
- 反射中枢の存在する部位により分類：**脊髄**反射（膝蓋腱反射・挙睾筋反射など）・**脳幹**反射（角膜反射・対光反射など）
- **膝蓋腱反射**：大腿四頭筋の膝蓋腱をハンマーで軽くたたくと、大腿四頭筋およびその中にある筋紡錘が引き延ばされ、その結果、大腿四頭筋が収縮して足が上がる反射（伸張反射の1つ）
  - 反射弓：受容器は**筋紡錘**（筋の長さの伸びに反応）→**Ⅰa求心性線維**（大腿神経の求心性線維）→反射中枢は脊髄**L2-L4**→**α運動線維**（大腿神経の遠心性線維）→大腿四頭筋
- **アキレス腱反射**：アキレス腱をたたくと、下腿三頭筋が収縮する反射（伸張反射の1つ）、反射中枢は脊髄**S1-S2**、求心路・遠心路は**脛骨**神経
- **挙睾筋反射**：大腿内側の皮膚を軽くこすると、同側の挙睾筋が収縮し、睾丸が挙上する。錐体路障害でこの反射が消失するので、臨床的に重要である
- **角膜反射**：角膜を触れると眼瞼を閉じる反射、求心路は**三叉神経**、反射中枢は**橋**と**延髄**、遠心路は**顔面神経**
- **対光反射**：光が網膜に照射されると、瞳孔が小さくなる反射、求心路は**視神経**、反射中枢は**中脳**、遠心路は**動眼神経**（詳細：**片側**の目に光刺激→網膜→視神経線維→同側と対側の動眼神経副核（中脳）→動眼神経の副交感神経線維→毛様体神経節→**瞳孔括約筋**→**両側**の瞳孔が収縮）

反射弓

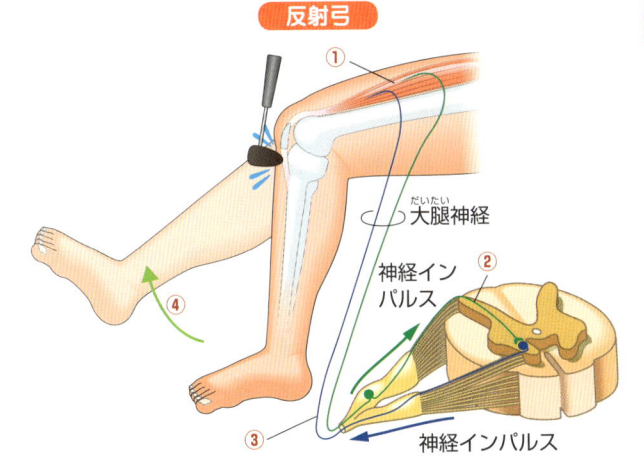

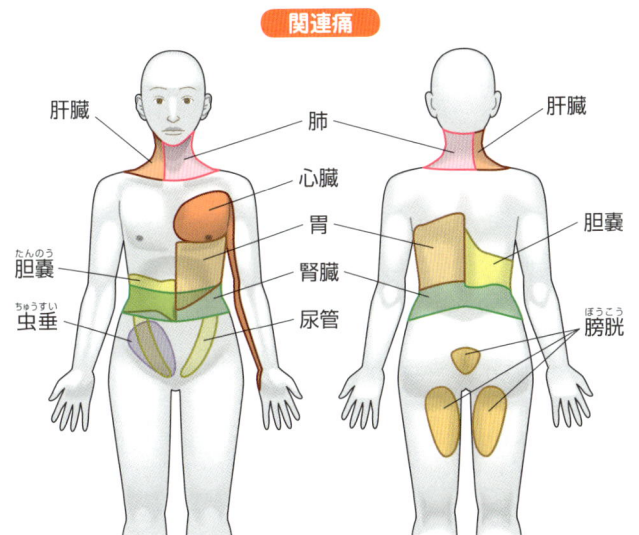

①
大腿神経
② 神経インパルス
③
④
神経インパルス

関連痛

肝臓　肺　肝臓
心臓
胃　胆嚢
胆嚢　腎臓
虫垂　尿管　膀胱

2 関連痛

　ある内臓に病変が生じると、特定の皮膚領域に痛みが起こる。この現象について明確なことは解っていないが、診断に役立つ。

第4章　神経系

自律神経系

◆自律神経には交感神経と副交感神経がある。交感神経は胸腰系、副交感神経は頭仙系とも呼ばれる。

1 自律神経の構成
- 第1ニューロン（節前ニューロン）の細胞体は中枢神経系にあり、その神経線維は節前線維（有髄線維）という
- 第2ニューロン（節後ニューロン）の細胞体は中枢神経の外の自律神経節にあり、節後線維（無髄線維）を出す
- 節後線維は標的器官（効果器）（平滑筋・心筋・腺）に達する

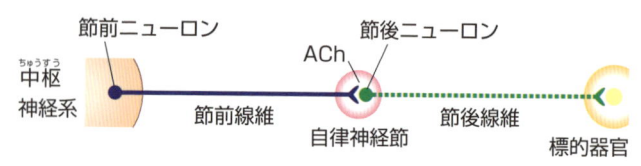

中枢神経系 — 節前線維 — 自律神経節（ACh）— 節後線維 — 標的器官
節前ニューロン　節後ニューロン

2 交感神経と副交感神経の相違
- 節前ニューロンの存在部位
  - 交感神経：胸髄と上部腰髄の側角
  - 副交感神経：脳幹（中脳・橋・延髄）と仙髄の側角
- 自律神経節の位置
  - 交感神経節（幹神経節・椎前神経節）：効果器より遠い、節後線維が長い
  - 副交感神経節：効果器に近い（または効果器内部）、節後線維が短い
- 化学伝達物質
  - 交感神経：節前線維はアセチルコリン・節後線維はノルアドレナリンなどを放出
  - 副交感神経：節前線維はアセチルコリン・節後線維はアセチルコリンを放出

自律神経

中脳部
菱脳部（延髄）
III
VII
X IX

頸髄
上頸神経節

胸髄
星状神経節
1
2
3
4
腹腔神経節
5 — 大内臓神経
6
7
8
9 — 小内臓神経
10
11
12

腰髄
1
2
3
下腸間膜動脈神経節

上腸間膜動脈神経節

汗腺
立毛筋
血管

仙髄→
2
3
4

交感神経幹
骨盤内臓神経

- 眼球
- 涙腺
- 舌下腺
- 顎下腺
- 耳下腺
- 頭・頸部の動脈
- 心臓
- 血管
- 気管
- 胃
- 肝臓
- 膵臓
- 小腸
- 腎臓
- 大腸
- 膀胱
- 生殖器

―― 交感神経節前線維　　その他の実線：副交感神経節前線維
‐‐‐ 交感神経節後線維　　その他の破線：副交感神経節後線維

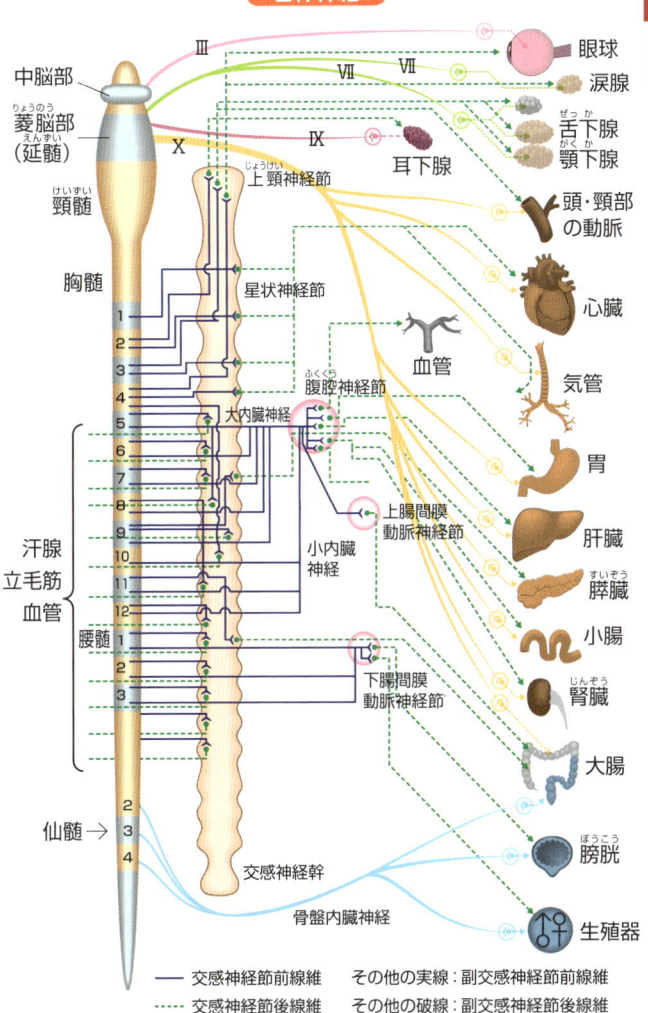

● **拮抗支配**：多くの内臓は、交感神経と副交感神経で二重に支配される。交感神経は興奮時に、副交感神経は安静時に働く。

「分担解剖学 2 脈管系・神経系 改正第11版」（平沢興、金原出版）
1983, 482p. より抜粋・改変

神経系 ▶ 自律神経系

自律神経の走行

◆自律神経系は2個のニューロンの連鎖からなる。平滑筋・心筋・腺を支配し、呼吸・消化・分泌などの機能を反射的に調節する。

1 交感神経の走行（ P.187・205 ）

交感神経の節前ニューロンはT1～L2（L3）の脊髄側角にある。すべての節前線維は白交通枝を通り、幹神経節に入る。幹神経節でニューロンを交代し、節後線維は灰白交通枝を通り、再び脊髄神経に入り、これとともに末梢に分布するものが多い。一部は幹神経節を素通りし、椎前神経節でニューロンを交代し、節後線維は腹部内臓に分布する。交感神経は全身に分布する。

第1 ニューロン	節前 線維	第2 ニューロン	節後線維	効果器 （標的器官）
T1-T5の脊髄の側角		脊柱の両側に位置する22～26対の幹神経節 ●頸神経節：3対（上、中、下頸神経節）	独立した節後線維（のちに脳神経または脊髄神経に入る）、たとえば、上心臓神経	●頭部：瞳孔散大筋・涙腺・唾液腺・頭部動脈 ●頸部：気管・食道・頸部動脈 ●胸部の内臓：心臓、肺
T1-L3		●胸神経節：10～12対 ●腰神経節：4～5対 ●仙骨神経節：4～5対 ●尾骨神経節：1個	脊髄神経	●皮膚の立毛筋・汗腺 ●血管

T5-T12の脊髄の側角	● 大内臓神経 ● 小内臓神経	腹腔大動脈の前面に沿って位置する3つの椎前神経節 ● 腹腔神経節 ● 上腸間膜動脈神経節	腹部内臓（胃、小腸、結腸前半、肝、膵、脾、腎） 注 例外として、副腎髄質には節前線維そのものが入る
L1-L3の脊髄の側角	腰内臓神経	● 下腸間膜動脈神経節	下行結腸から直腸、膀胱、生殖器

2 副交感神経の走行（ P.205 ）

　副交感神経系の節前ニューロンは、脳幹（中脳、橋、延髄）と仙髄（S2-S4）の離れた二部位にある。したがって、節前線維は4種の脳神経と仙骨神経に含まれて末梢に至り、効果器の近傍または内部にある副交感神経節でニューロンを交代し、短い節後線維となり、標的器官を支配する。副交感神経は内臓のみに分布する。

（表の色は、205ページの副交感神経に対応）

第1ニューロン	節前線維	第2ニューロン	効果器（標的器官）
中脳の動眼神経副核	動眼神経（Ⅲ）に伴う	眼窩内部の毛様体神経節	毛様体筋・瞳孔括約筋
橋の上唾液核	顔面神経（Ⅶ）の中間神経に伴う	翼口蓋神経節・顎下神経節	涙腺・顎下腺・舌下腺
延髄の下唾液核	舌咽神経（Ⅸ）に伴う	耳神経節	耳下腺
延髄の疑核と迷走神経背側核	迷走神経（Ⅹ）に伴う	効果器の近傍または内部	● 胸部内臓（心臓、肺、食道など） ● 腹部内臓（胃、小腸、結腸前半、肝、膵、脾、腎など）
S2-S4の側角	仙骨神経に伴う（骨盤内臓神経を構成）	効果器の近傍または内部	● 下行結腸 ● 骨盤内臓（直腸、膀胱、生殖器）（排便、排尿、勃起に関与）

第4章 確認問題

選択問題：質問に適した答えを、1つまたは2つ選びなさい。

1. 血液脳関門に関わるグリア細胞はどれか。（❶シュワン細胞 ❷星状膠細胞 ❸稀突起膠細胞 ❹小膠細胞 ❺外套細胞）
2. 脈絡叢をもたないのはどれか。（❶側脳室 ❷第三脳室 ❸第四脳室 ❹中脳水道 ❺脊髄中心管）
3. 運動性言語野を有するのはどれか。（❶前頭葉 ❷頭頂葉 ❸側頭葉 ❹後頭葉 ❺辺縁葉）
4. 外側膝状体より大脳皮質への投射線維は何と呼ぶか。（❶視放線 ❷聴放線 ❸放線冠 ❹内包 ❺内側毛帯）
5. 中脳にあるのはどれか。（❶孤束核 ❷顔面神経核 ❸滑車神経核 ❹前庭神経核 ❺舌下神経核）
6. 大脳基底核であるのはどれか。（❶オリーブ核 ❷歯状核 ❸淡蒼球 ❹被殻 ❺球状核）
7. 脊髄で誤っているのはどれか。（❶前索―白質 ❷後索―灰白質 ❸前角―運動ニューロン ❹側角―自律性遠心性ニューロン ❺後角―知覚ニューロン）
8. 脊髄神経の後枝に支配されるのはどれか。（❶広背筋 ❷前鋸筋 ❸僧帽筋 ❹脊柱起立筋 ❺大殿筋）
9. 誤っているのはどれか。（❶頸神経叢―C1〜C4 ❷腕神経叢―C5〜T1 ❸腰神経叢―T12〜L3 ❹仙骨神経叢―L4〜S3 ❺尾骨神経叢―S4〜Co）
10. 長時間の正座で起こる"足のしびれ"に関係するのはどれか。（❶坐骨神経 ❷総腓骨神経 ❸脛骨神経 ❹閉鎖神経 ❺大腿神経）
11. 視覚にかかわるのはどれか。（❶動眼神経 ❷滑車神経 ❸外転神経 ❹視神経 ❺眼神経）
12. 皮質脊髄路が通らないのはどれか。（❶放線冠 ❷内包 ❸大脳脚 ❹小脳脚 ❺錐体）

解答は312ページ

第5章
循環器系

循環器系 ▶ 循環器系の基礎知識

循環器系の基礎知識

◆循環器系は血管系（心臓・血管・血液）とリンパ管系（リンパ管・リンパ節・リンパ性器官・リンパ液）からなる。

1 体循環（大循環）と肺循環（小循環）
- 体循環：左心室→大動脈→動脈→細動脈（直径0.1mm以下）→全身の毛細血管→細静脈→静脈→上・下大静脈→右心房
- 肺循環：右心室→肺動脈→肺の毛細血管→肺静脈→左心房

2 血管の構造
　一般的に血管は内膜（内皮、単層扁平上皮）・中膜（輪走する平滑筋と弾性線維）と外膜（結合組織）の3層からなる。
- 動脈：壁厚、中膜の平滑筋の層が厚くて弾性板あり、弁なし
- 静脈：壁薄、中膜の平滑筋の層が薄くて弾性板なし、弁あり
- 毛細血管：内膜のみ、内径8〜10μm

3 心臓の所在と大きさ
- 縦隔内、横隔膜の上面、心底（右後上方）は第2肋間、心尖（左前下方）は第5肋間、左は乳頭線の内側、右は胸骨右縁
- 手拳大、重量250〜300g

4 心臓の壁
　内層は心内膜、中層は心筋層（心房2層、心室3層）、外層は臓側心膜（心外膜）

5 心膜
- 線維性心膜：結合組織性の厚い膜（壁側心膜の外側）
- 漿膜性心膜：壁側心膜・臓側心膜（心外膜）
  - 心膜腔：壁側心膜と臓側心膜の間、心膜液が存在
- 心嚢＝線維性心膜＋壁側心膜（別説あり）

6 心臓の外景
　心底、心尖、左・右心房、左・右心室、左・右心耳（心房にある）、左・右冠状溝（心房と心室の間）、前・後室間溝（左右心室間）

第5章 循環器系

血液循環

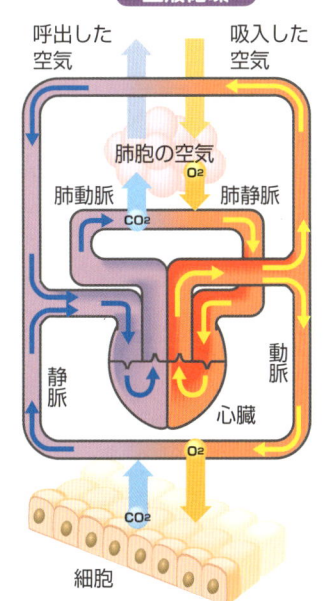

- 呼出した空気
- 吸入した空気
- 肺胞の空気 O_2
- 肺動脈 / 肺静脈
- CO_2
- 静脈 / 動脈
- 心臓
- O_2 / CO_2
- 細胞

心臓の壁・心膜

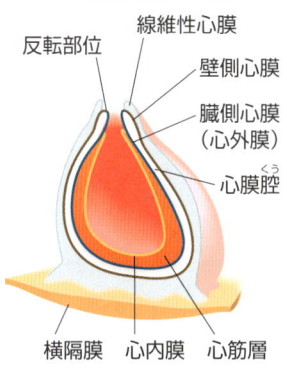

- 反転部位
- 線維性心膜
- 壁側心膜
- 臓側心膜（心外膜）
- 心膜腔
- 横隔膜
- 心内膜
- 心筋層

心臓は筋肉でできており（心筋）、その内側を内膜が内張りし、外側を心外膜が包んでいる

心臓（前面）

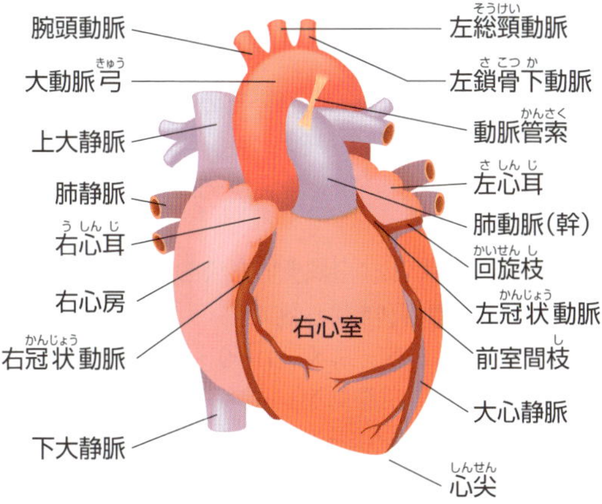

- 腕頭動脈
- 大動脈弓
- 上大静脈
- 肺静脈
- 右心耳
- 右心房
- 右冠状動脈
- 下大静脈
- 左総頸動脈
- 左鎖骨下動脈
- 動脈管索
- 左心耳
- 肺動脈（幹）
- 回旋枝
- 左冠状動脈
- 前室間枝
- 大心静脈
- 右心室
- 心尖

循環器系 ▶ 心臓

心臓

◆心臓は血液のポンプで、自律神経が洞房結節・房室結節に作用して、ポンプの調節を行う(交感神経→亢進、副交感神経→抑制)。

1 心臓の内景
- 左心房：肺静脈口（4つ：左右2つずつ）
- 右心房：上大静脈口・下大静脈口・冠状静脈洞口
- 左心室：上行大動脈口・(左房室弁)・乳頭筋・腱索
- 右心室：肺動脈口・(右房室弁)・乳頭筋・腱索
- 心房中隔（卵円窩）（卵円孔のなごり）・心室中隔

2 心臓の弁
- 房室弁（尖弁）：心房と心室の間、乳頭筋・腱索で心室と接続、心室が収縮するときに閉じる
    - 左房室弁：別名僧帽弁、二尖弁
    - 右房室弁：別名三尖弁
- 動脈弁（半月弁）：大動脈基部、心室が拡張するときに閉じる
    - 肺動脈弁：3つの半月弁
    - 大動脈弁：3つの半月弁

3 心臓の栄養血管
- 左冠状動脈→回旋枝（左心房全体・左心室後部）と前室間枝（左右の心室前部・心室中隔の前部）
- 右冠状動脈→後室間枝（右心房全体・左右の心室後部・心室中隔の後部）
- 冠状静脈洞（左冠状溝）：心臓壁の血液を集め、右心房に注ぐ

4 心臓の刺激伝導系（特殊心筋）
- 洞房結節（SA結節、ペースメーカー）：上大静脈開口部付近
- 房室結節（AV結節、田原結節）：冠状静脈洞の開口部付近
- 刺激伝導経路：洞房結節→心房壁→房室結節→房室束（ヒス束）→左脚・右脚→プルキンエ線維→心室壁

第5章 循環器系

心臓の内景

- 腕頭動脈
- 左総頸動脈
- 左鎖骨下動脈
- 上行大動脈
- 大動脈弓
- 上大静脈
- 肺動脈（幹）
- 左肺動脈
- 右肺動脈
- 右肺静脈口
- 右心房
- 左肺静脈
- 心房中隔
- 左心房
- 卵円窩
- 左房室弁（僧帽弁）
- 肺動脈弁
- 大動脈弁
- 冠状静脈口
- 左心室
- 右房室弁（三尖弁）
- 腱索
- 右心室
- 乳頭筋
- 心室中隔
- 下大静脈

心臓の弁

心房を切削して、4つの弁を上から見たところ。冠状動脈は大動脈弁のすぐ上の上行大動脈から分枝

- 右房室口（三尖弁）
- 後室間枝
- 線維三角
- 左房室口（僧帽弁）
- 回旋枝
- 前室間枝
- 左冠状動脈
- 線維輪
- 右冠状動脈
- 肺動脈口（肺動脈弁）
- 大動脈口（大動脈弁）

刺激伝導系

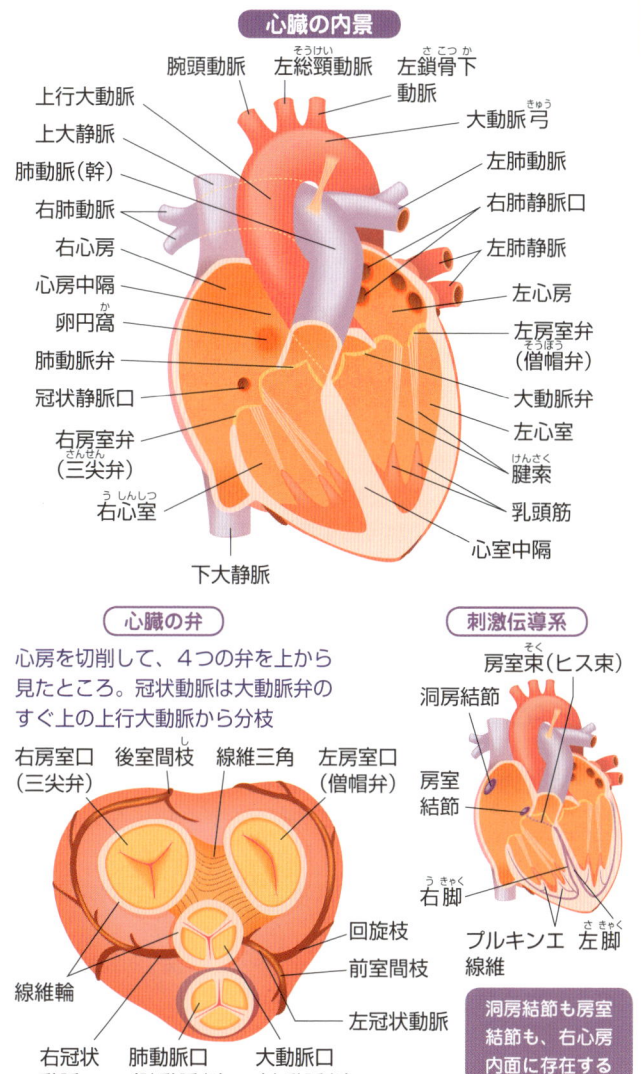

- 房室束（ヒス束）
- 洞房結節
- 房室結節
- 右脚
- プルキンエ線維
- 左脚

洞房結節も房室結節も、右心房内面に存在する

注 冠状動脈は交感神経により拡張し、副交感神経により収縮する

循環器系 ▶ 動脈系

動脈系

◆**大動脈**は体循環系の本幹である。（上行）**大動脈**は左心室から起こり、**大動脈弓**・下行大動脈（**胸大動脈・腹大動脈**）へと続く。

1 大動脈の分枝
- **上行大動脈**：左右の**冠状動脈**（心臓の栄養血管）
- **大動脈弓**：腕頭動脈（→右総頸動脈・右鎖骨下動脈）・**左総頸動脈・左鎖骨下動脈**
- **胸大動脈**：臓側枝は**気管支動脈**（肺の**栄養**血管）・**食道動脈**、壁側枝は**肋間動脈**・肋下動脈
- **腹大動脈**：臓側枝は**腹腔動脈**[→総肝動脈（→固有肝動脈）・左胃動脈・脾動脈]・**上腸間膜動脈・下腸間膜動脈・腎動脈・精巣動脈**♂・**卵巣動脈**♀、壁側枝は**下横隔動脈・腰動脈**
  - 腹腔動脈：肝臓・胆嚢・膵臓・脾臓・胃・十二指腸
  - 上腸間膜動脈：空腸・回腸・大腸の前半（横行結腸まで）
  - 下腸間膜動脈：大腸の後半（下行結腸、S状結腸、直腸）

2 頸・顔面部の動脈
- **総頸動脈**（頸動脈三角）◀→**内頸動脈・外頸動脈**◀
  - 外頸動脈→上甲状腺動脈・舌動脈・**顔面動脈**（下顎角の前方を走行）◀・**後頭動脈**（外後頭隆起の外側を走行）・**浅側頭動脈**（外耳孔の前上部を走行）・顎動脈
  - 頸動脈小体：総頸動脈の分岐部、**化学**受容器（血液ガス）
  - 頸動脈洞：内頸動脈の基部、**圧**受容器（血圧）
- **鎖骨下動脈**◀→**椎骨動脈・内胸動脈**・甲状頸動脈・肋頸動脈

3 大脳動脈輪（ウイリスの動脈輪）
- **内頸動脈**→**中大脳動脈**（前頭葉・側頭葉）・前交通枝・**前大脳動脈**（前頭葉・頭頂葉）・**眼動脈**
- 左右の**椎骨動脈**が合流→**脳底動脈**→**後大脳動脈**（後頭葉）
- 大脳動脈輪＝左右の前・中・後**大脳動脈**＋前・後**交通枝**

214 ＊「→」は動脈の走行を表し、「◀」は触診箇所を表す

第5章 循環器系

大動脈の分枝

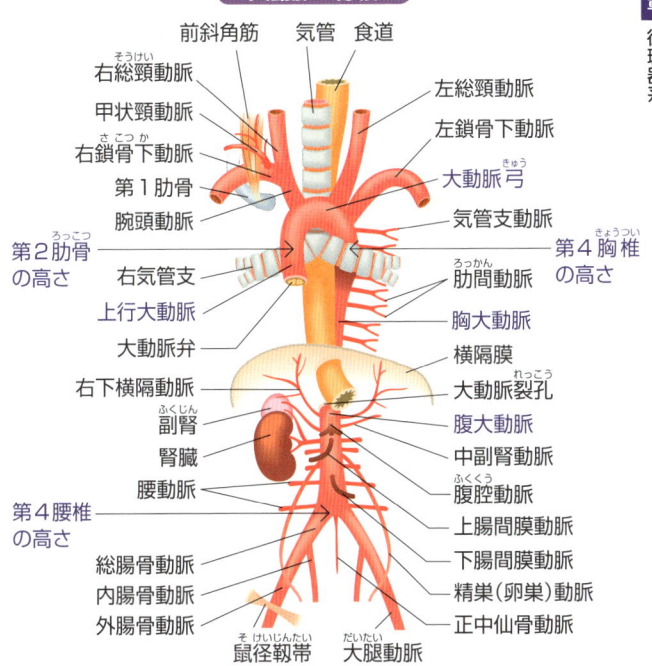

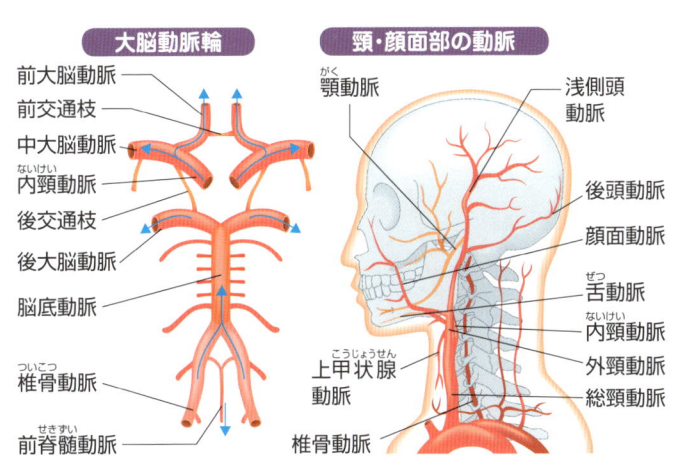

- 前斜角筋
- 気管
- 食道
- 右総頸動脈（そうけい）
- 甲状頸動脈
- 右鎖骨下動脈（さこつか）
- 第1肋骨
- 腕頭動脈
- 左総頸動脈
- 左鎖骨下動脈
- 大動脈弓（きゅう）
- 気管支動脈
- 第2肋骨の高さ（ろっこつ）
- 右気管支
- 上行大動脈
- 大動脈弁
- 肋間動脈（ろっかん）
- 胸大動脈
- 第4胸椎の高さ（きょうつい）
- 右下横隔動脈
- 副腎（ふくじん）
- 腎臓
- 腰動脈
- 横隔膜
- 大動脈裂孔（れっこう）
- 腹大動脈
- 中副腎動脈
- 腹腔動脈（ふくくう）
- 第4腰椎の高さ
- 総腸骨動脈
- 内腸骨動脈
- 外腸骨動脈
- 鼠径靭帯（そけいじんたい）
- 大腿動脈（だいたい）
- 上腸間膜動脈
- 下腸間膜動脈
- 精巣（卵巣）動脈
- 正中仙骨動脈

大脳動脈輪

- 前大脳動脈
- 前交通枝
- 中大脳動脈
- 内頸動脈（ないけい）
- 後交通枝
- 後大脳動脈
- 脳底動脈
- 椎骨動脈（ついこつ）
- 前脊髄動脈（せきずい）

頸・顔面部の動脈

- 顎動脈（がく）
- 浅側頭動脈
- 後頭動脈
- 顔面動脈
- 舌動脈（ぜつ）
- 内頸動脈（ないけい）
- 上甲状腺動脈（こうじょうせん）
- 外頸動脈
- 総頸動脈
- 椎骨動脈

4 上肢の動脈

鎖骨下動脈◀→椎骨動脈・内胸動脈・甲状頸動脈・肋頸動脈
　　　　　　　（語呂：ツナコロッケ）
↓
腋窩動脈◀→最上胸動脈・胸肩峰動脈・外側胸動脈・肩甲下動脈・
　　　　　前上腕回旋動脈・後上腕回旋動脈
　　　　　（語呂：さきがけて前後に回す）
↓
上腕動脈◀
↓
橈骨動脈◀
尺骨動脈◀
↓
浅・深掌動脈弓

上肢の動脈

- 肩甲上動脈
- 椎骨動脈
- 総頸動脈
- 甲状頸動脈
- 胸肩峰動脈
- 肩甲下動脈
- 肩甲回旋動脈
- 後上腕回旋動脈
- 前上腕回旋動脈
- 鎖骨下動脈（鎖骨内側1/3の点より約1cm上で触知）
- 肋頸動脈
- 内胸動脈
- 腋窩動脈（腋窩で触知）
- 最上胸動脈
- 上腕深動脈
- 上腕動脈（内側上腕二頭筋溝で触知）
- 外側胸動脈
- 胸背動脈
- 上尺側側副動脈
- 橈骨動脈（橈側手根屈筋腱の外側で触知）
- 尺骨動脈（尺側手根屈筋腱と浅指屈筋腱間で触知）
- 浅掌動脈弓
- 深掌動脈弓

216　＊「→」は動脈の走行を表し、「◀」は触診箇所を表す

5 腸骨動脈と下肢の動脈

総腸骨動脈→**内腸骨**動脈→**臓側枝**は骨盤内臓、壁側枝には**閉鎖**
　　　　　　　動脈・**上殿**動脈・**下殿**動脈など
↓
外腸骨動脈→下腹壁動脈、深腸骨回旋動脈
↓
大腿動脈◀
↓
膝窩動脈◀
↓
前脛骨動脈
　→**足背**動脈◀
後脛骨動脈◀
　→**腓骨**動脈
↓
足底動脈
↓
内側・外側
足底動脈
↓
足底動脈弓

腸骨動脈・下肢の動脈

腸腰動脈
深腸骨回旋動脈
浅腹壁動脈
大腿深動脈
外側大腿回旋動脈
内側大腿回旋動脈
下行枝
内転筋腱裂孔を通る
前脛骨動脈
足背動脈（足関節部前方で触知）
弓状動脈

腹大動脈
総腸骨動脈
内腸骨動脈
外腸骨動脈
大腿動脈（大腿三角で触知）
閉鎖動脈
内転筋管を通る
膝関節動脈網

膝窩動脈（膝窩で触知）
後脛骨動脈（内果の後下方で触知）
腓骨動脈
外側足底動脈
内側足底動脈
足底動脈弓

静脈系

> ◆本幹には上大静脈、下大静脈、冠状静脈洞の3本があり、それぞれ上半身・下半身・心臓壁の静脈血を集め、右心房に注ぐ。

1 静脈系の特徴
- 深部—深静脈：同名の動脈と伴走するものが多い
- 浅部—皮静脈：動脈と伴走せず、単独に走行する

2 硬膜静脈洞
2葉の硬膜の間にできた静脈。脳の静脈血を集め→内頸静脈

3 上大静脈
- 根枝：上大静脈（1本）←腕頭静脈←鎖骨下静脈・内頸静脈
- 静脈角：鎖骨下静脈と内頸静脈の合流部

4 下大静脈
- 下大静脈（1本）←左右の総腸骨静脈が合流（L4の高さ）←内腸骨静脈・外腸骨静脈
- 壁側根：下横隔静脈・腰静脈
- 臓側根：肝静脈（2〜3本）・腎静脈・右副腎静脈（左側は左腎静脈の根）・右精巣静脈♂・卵巣静脈♀（左側は左腎静脈の根）

5 奇静脈系
- 胸椎の両側にあり、肋間静脈・食道静脈・気管支静脈などが注ぐ、上大静脈と下大静脈を結ぶバイパスの役目
- 右：奇静脈、上大静脈に注ぐ、奇静脈←右上行腰静脈
- 左：奇静脈に注ぐ
  - 上方：副半奇静脈
  - 下方：半奇静脈←左上行腰静脈

6 上肢の静脈
- 深部：鎖骨下静脈←腋窩静脈←上腕静脈←橈骨・尺骨静脈
                  ↑   ↑
- 浅部：　　　　橈側皮静脈　尺側皮静脈

第5章 循環器系

頭部の静脈

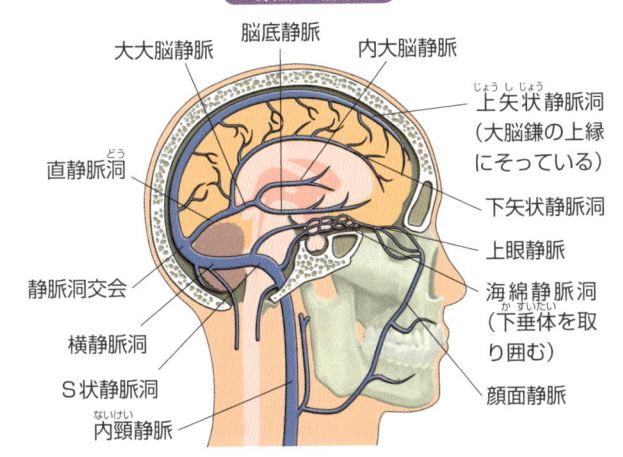

- 大大脳静脈
- 脳底静脈
- 内大脳静脈
- 上矢状静脈洞（大脳鎌の上縁にそっている）
- 直静脈洞
- 下矢状静脈洞
- 上眼静脈
- 静脈洞交会
- 海綿静脈洞（下垂体を取り囲む）
- 横静脈洞
- S状静脈洞
- 顔面静脈
- 内頸静脈

体幹・上肢の静脈

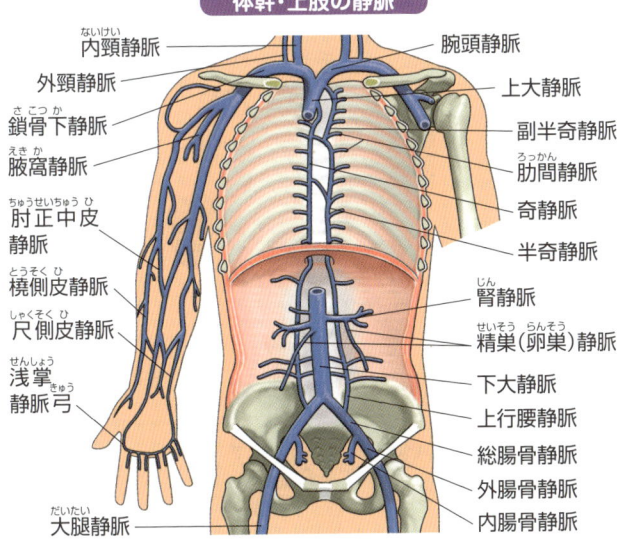

- 内頸静脈
- 腕頭静脈
- 外頸静脈
- 上大静脈
- 鎖骨下静脈
- 副半奇静脈
- 腋窩静脈
- 肋間静脈
- 肘正中皮静脈
- 奇静脈
- 橈側皮静脈
- 半奇静脈
- 尺側皮静脈
- 腎静脈
- 精巣（卵巣）静脈
- 浅掌静脈弓
- 下大静脈
- 上行腰静脈
- 総腸骨静脈
- 外腸骨静脈
- 大腿静脈
- 内腸骨静脈

注 採血は、橈側皮静脈、尺側皮静脈よりも、それらの吻合によってつくられる肘正中皮静脈で行われる

7 下肢の静脈
- 深部：**大腿**静脈←膝窩静脈←前・後**脛骨**静脈←足背・足底の静脈
- 浅部：**大伏在**静脈　**小伏在**静脈

8 門脈系
- 門脈は**腹部**内臓（胃、腸、膵臓、脾臓）（腹腔動脈・上腸間膜動脈・下腸間膜動脈の分布区域）の血液を集める**静脈**
- 消化管で吸収された栄養物を**肝臓**（**肝門**を経由）に運ぶ
- 次の主根を受ける：**脾静脈・上腸間膜静脈・下腸間膜静脈**

9 門脈系と体静脈系の吻合
- 吻合部：**食道下部・直腸・腹壁**
- 肝硬変・門脈の狭窄→**食道静脈瘤**、痔核、腹壁の**メズサの頭**

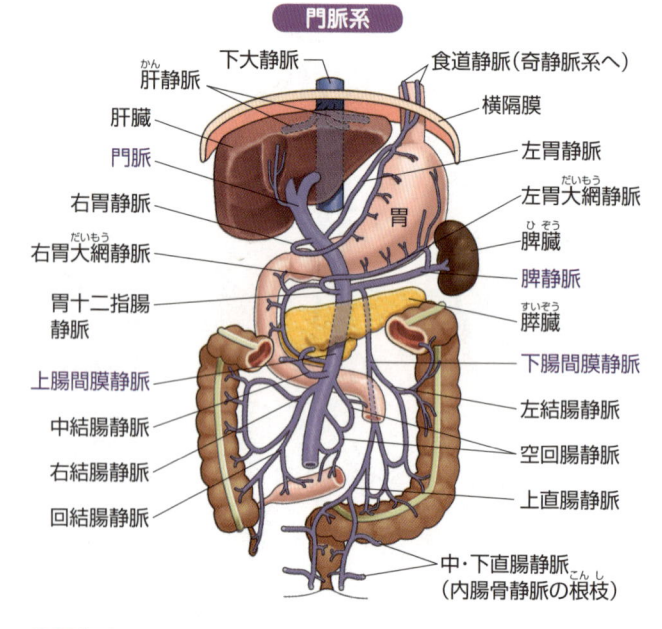

門脈系

- 肝静脈
- 下大静脈
- 食道静脈（奇静脈系へ）
- 肝臓
- 横隔膜
- 門脈
- 左胃静脈
- 右胃静脈
- 左胃大網静脈
- 胃
- 脾臓
- 右胃大網静脈
- 脾静脈
- 胃十二指腸静脈
- 膵臓
- 下腸間膜静脈
- 上腸間膜静脈
- 中結腸静脈
- 左結腸静脈
- 右結腸静脈
- 空回腸静脈
- 上直腸静脈
- 回結腸静脈
- 中・下直腸静脈（内腸骨静脈の根枝）

注 腎静脈は門脈には入らない

第5章 循環器系

下肢の静脈

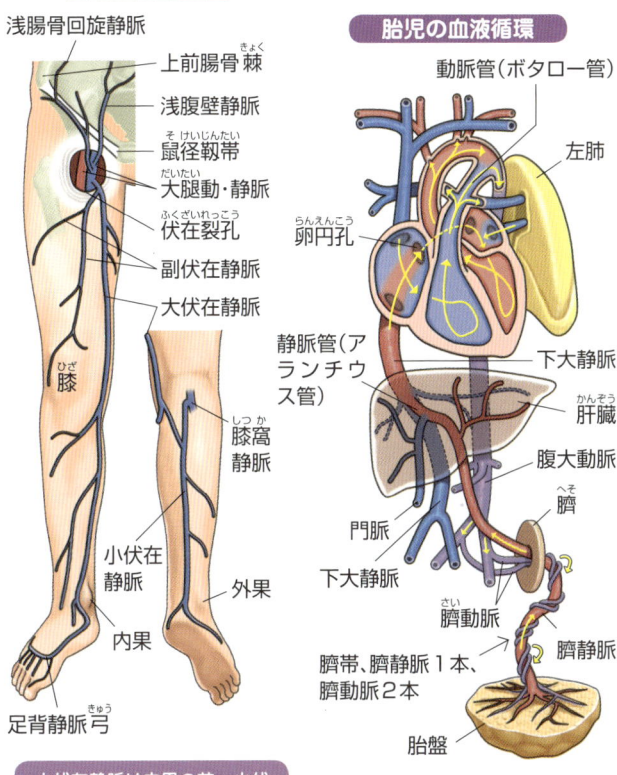

- 浅腸骨回旋静脈
- 上前腸骨棘
- 浅腹壁静脈
- 鼠径靱帯
- 大腿動・静脈
- 伏在裂孔
- 副伏在静脈
- 大伏在静脈
- 膝
- 膝窩静脈
- 小伏在静脈
- 外果
- 内果
- 足背静脈弓

大伏在静脈は内果の前、小伏在静脈は外果の後ろを通る

胎児の血液循環

- 動脈管(ボタロー管)
- 左肺
- 卵円孔
- 静脈管(アランチウス管)
- 下大静脈
- 肝臓
- 腹大動脈
- 門脈
- 臍
- 下大静脈
- 臍動脈
- 臍静脈
- 臍帯、臍静脈1本、臍動脈2本
- 胎盤

動脈管・静脈管・臍動脈・臍静脈は、生後は使われないので、結合組織化して索となる

10 胎児循環

- **卵円孔**：心房中隔にある、生後は卵円窩
- **動脈管**：肺動脈と大動脈弓の末端部の間、生後は動脈管索
- **静脈管**：門脈と下大静脈の間、生後は静脈管索
- **臍動脈**：内腸骨動脈から起こる、静脈血、生後は臍動脈索
- **臍静脈**：胎盤→臍静脈→静脈管、動脈血、生後は肝円索

循環器系 ▶ リンパ管系

リンパ管系

◆リンパ液を末梢から静脈角にまで導くリンパ管とリンパ節・リンパ性器官(脾臓・胸腺)・リンパ液(リンパ漿とリンパ球)からなる。

1 リンパ管
- 種類:毛細リンパ管→ リンパ集合管→リンパ本幹
- 右上半身のリンパ:右気管支縦隔リンパ本幹+右頸リンパ本幹+右鎖骨下リンパ本幹→右リンパ本幹→右静脈角
- 左上半身のリンパ:左気管支縦隔リンパ本幹+左頸リンパ本幹+左鎖骨下リンパ本幹→胸管→左静脈角
- 下半身のリンパ:左腰リンパ本幹+右腰リンパ本幹+腸リンパ本幹→乳ビ槽→胸管→左静脈角

2 リンパ節
- リンパ管の途中に存在する実質性器官、ソラマメ形、凸面に輸入リンパ管が入り、凹面は門で、輸出リンパ管が出る
- 構造:被膜・皮質(辺縁洞・リンパ小節)・髄質(リンパ洞)
- 働き:リンパのろ過、リンパ球の増殖→食作用による異物(細菌・がん細胞を含む)の除去や抗体産生による免疫
- 粘膜付属リンパ性器官:リンパ小節(リンパ球が密に集合して小結節状になったもの)・扁桃(大型のリンパ組織、たとえば咽頭の境界部の周囲にある口蓋扁桃・咽頭扁桃・舌扁桃)

3 脾臓
- 腹腔の左上部に位置、平たい卵円形の実質性器官
- 構造:被膜・脾柱・実質は赤脾髄(老廃赤血球破壊・血小板の貯蔵)と白脾髄(リンパ小節が存在、リンパ球産生・食作用)

4 胸腺
- 皮質と髄質に区別、Tリンパ球の成熟場所
- リンパ管が直接出入りすることがない

5 リンパ管系の役割

リンパ器官・リンパ節

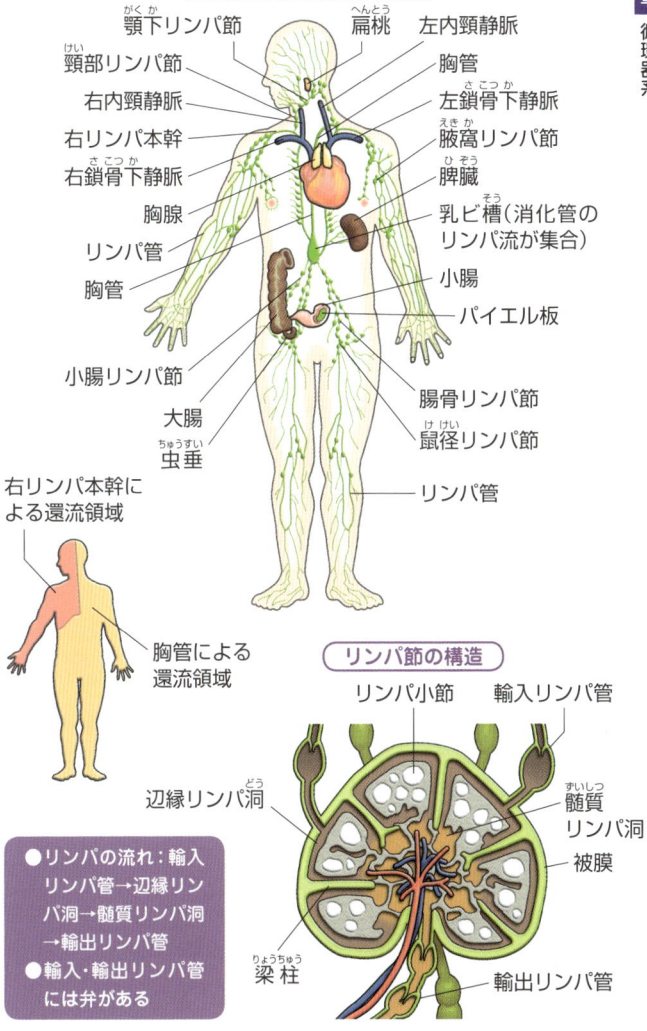

- 顎下リンパ節
- 頸部リンパ節
- 右内頸静脈
- 右リンパ本幹
- 右鎖骨下静脈
- 胸腺
- リンパ管
- 胸管
- 小腸リンパ節
- 大腸
- 虫垂
- 扁桃
- 左内頸静脈
- 胸管
- 左鎖骨下静脈
- 腋窩リンパ節
- 脾臓
- 乳ビ槽（消化管のリンパ流が集合）
- 小腸
- パイエル板
- 腸骨リンパ節
- 鼠径リンパ節
- リンパ管

右リンパ本幹による還流領域

胸管による還流領域

リンパ節の構造

- リンパ小節
- 輸入リンパ管
- 辺縁リンパ洞
- 髄質リンパ洞
- 被膜
- 梁柱
- 輸出リンパ管

- ●リンパの流れ：輸入リンパ管→辺縁リンパ洞→髄質リンパ洞→輸出リンパ管
- ●輸入・輸出リンパ管には弁がある

- 組織液の還流（細胞外液量の調節）、防御機構、消化管から吸収した脂肪の運搬

第5章 確認問題

選択問題：質問に適した答えを、1つまたは2つ選びなさい。

1. 大循環に含まれないのはどれか。（❶左心房 ❷右心房 ❸左心室 ❹肺動脈 ❺大動脈）
2. 左心房に開口するのはどれか。（❶冠状静脈洞 ❷硬膜静脈洞 ❸肺静脈 ❹上大静脈 ❺下大静脈）
3. 腱索、乳頭筋を介して心室とつながっている弁はどれか。（❶肺動脈弁 ❷大動脈弁 ❸左房室弁 ❹右房室弁 ❺下大静脈弁）
4. 内頸動脈の分枝でないのはどれか。（❶前大脳動脈 ❷中大脳動脈 ❸後大脳動脈 ❹眼動脈 ❺椎骨動脈）
5. 体表から拍動を触知できないのはどれか。（❶顔面動脈 ❷腕頭動脈 ❸鎖骨下動脈 ❹大腿動脈 ❺足背動脈）
6. 大動脈弓から直接分枝しないのはどれか。（❶左鎖骨下動脈 ❷右鎖骨下動脈 ❸左総頸動脈 ❹右総頸動脈 ❺腕頭動脈）
7. 正しい組み合わせはどれか。（❶上大静脈→左心房 ❷下大静脈→右心房 ❸肺静脈→肺 ❹奇静脈→胸壁 ❺門脈→肝臓）
8. 橈側皮静脈の注入先はどれか。（❶鎖骨下静脈 ❷腋窩静脈 ❸上腕静脈 ❹橈側静脈 ❺尺骨静脈）
9. 門脈の主根でないのはどれか。（❶上腸間膜静脈 ❷下腸間膜静脈 ❸脾静脈 ❹腎静脈 ❺肝静脈）
10. 栄養血管に分類されるのはどれか。（❶肺静脈 ❷肺動脈 ❸気管支動脈 ❹肝固有動脈 ❺門脈）
11. 右リンパ本幹は（❶右上半身 ❷左上半身 ❸右下半身 ❹左下半身 ❺右半身）からのリンパを集める。
12. 誤っているのはどれか。（❶卵円窩は胎生期の卵円孔の名残である ❷リンパ液はリンパ球とリンパ漿からなる ❸胸管は左静脈角に開口する ❹胸腺はTリンパ球が成熟する場所である ❺脾臓は皮質と髄質からなる）

解答は312ページ

第6章
消化器系

消化器系 ▶ 消化器系の基礎知識／口腔

消化器系の働きと構成

◆栄養物を消化・吸収し、不要物を便として排泄する器官系。消化管と消化腺(唾液腺・肝臓・膵臓)からなる。

1 消化管
- 口腔:上壁は口蓋、側壁は頬(ほお)、後方は咽頭、底面は舌(した)
  - 区分:口腔前庭(歯列弓の外、口唇・頬の内側)・固有口腔
  - 口峡:口腔と咽頭の境(軟口蓋、口蓋弓と舌根で囲まれる
- 咽頭:長さ約12cmの筋性の管、横紋筋、第6頸椎の高さで食道へ移行、鼻部・口部・喉頭部の3部に区分、耳管咽頭口が開口
  - ワルダイエルの咽頭輪:咽頭扁桃(咽頭の上後壁)・口蓋扁桃(口峡側壁)・耳管扁桃(耳管咽頭口の周囲)・舌扁桃(舌根部)、リンパ性組織、感染に対する防御関門
- 食道:長さ約25cmの筋性の管(頸部5、胸部17、腹部3cm)、第6頸椎～第11胸椎の高さ、狭窄部3つ(食道起始部・気管分岐部・横隔膜の貫通部、それぞれC6・T4〈T5〉・T10の高さ)、上1/3は横紋筋、下1/3は平滑筋、中1/3は両方
- 胃:容量は約1,400mL、入口は噴門、T11の高さ、出口は幽門、L1の高さ、前壁・後壁に区別、右縁は小弯・左縁は大弯、大弯で大網・小弯で小網に続く、小弯の幽門側に角切痕 P.231
- 小腸:十二指腸・空腸・回腸に区分、栄養分の消化・吸収
- 大腸:盲腸(虫垂がついている)・(上行・横行・下行・S状)結腸・直腸に区分、水分の吸収、便の形成と排泄

2 消化腺
- 唾液腺:小唾液腺(口腔粘膜に散在)と大唾液腺(耳下腺・顎下腺・舌下腺、前者は上顎第2大臼歯の向い側の耳下腺乳頭〈口腔前庭〉に開口、残り2腺は舌下小丘〈固有口腔〉に開口)
- 肝臓:約1,200g、胆汁の分泌、栄養素代謝、解毒作用など
- 膵臓:膵頭・膵体・膵尾に区分、膵液とインスリンなどの分泌

第6章 消化器系

口腔・咽頭（正中断面）

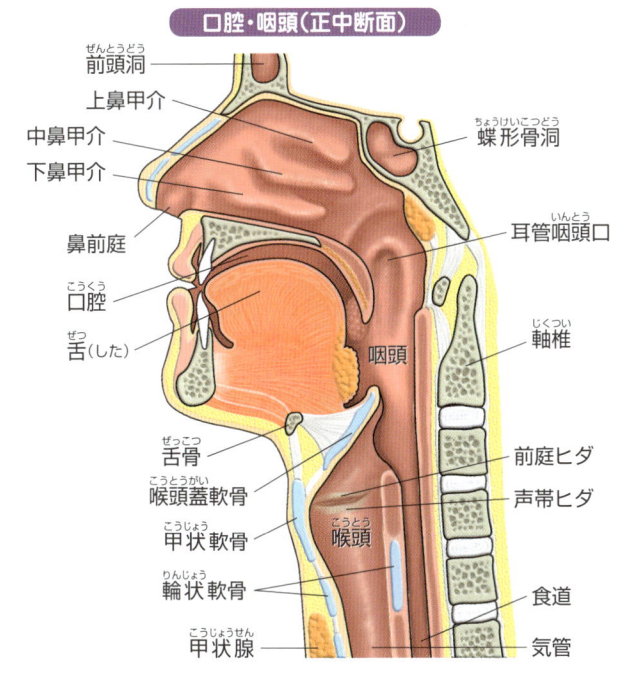

- 前頭洞
- 上鼻甲介
- 中鼻甲介
- 下鼻甲介
- 鼻前庭
- 口腔
- 舌(した)
- 蝶形骨洞
- 耳管咽頭口
- 咽頭
- 軸椎
- 舌骨
- 喉頭蓋軟骨
- 甲状軟骨
- 輪状軟骨
- 甲状腺
- 喉頭
- 前庭ヒダ
- 声帯ヒダ
- 食道
- 気管

口腔

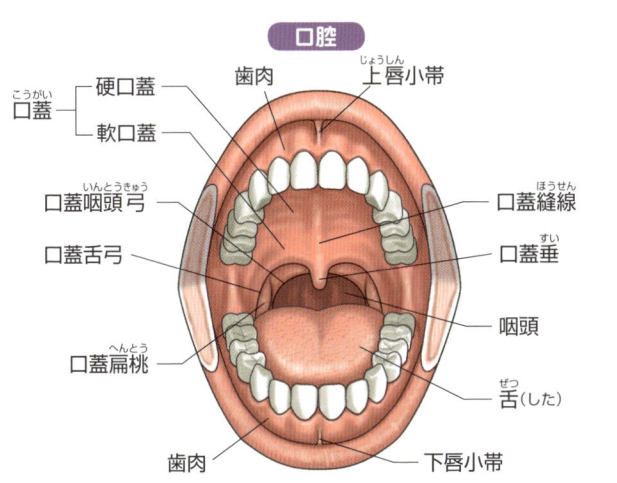

- 口蓋
  - 硬口蓋
  - 軟口蓋
- 歯肉
- 上唇小帯
- 口蓋咽頭弓
- 口蓋舌弓
- 口蓋扁桃
- 口蓋縫線
- 口蓋垂
- 咽頭
- 舌(した)
- 歯肉
- 下唇小帯

消化器系 ▶ 消化器系の基礎知識／歯・舌

歯・舌と消化管の基本的構造

◆歯は人体で最も硬い組織で、舌は咀嚼・嚥下・発声にかかわる重要な筋性器官。消化管は基本的に粘膜・筋層・外膜からなる。

1 歯
- 区分：歯冠・歯頸（歯冠と歯根の間）・歯根に区分
- 乳歯：乳切歯2本・乳犬歯1本・乳臼歯2本、総数20本
- 永久歯：切歯2本・犬歯1本・小臼歯2本・大臼歯3本、総数32本
- 組成：
  - 歯髄：血管・神経を含む、歯髄を入れる腔所は歯髄腔
  - 象牙質・エナメル質（歯冠部）またはセメント質（歯根部）
  - 歯根膜：歯根と歯槽の間の結合組織

2 舌
- 区分：舌尖・舌体（分界溝より前、舌の前2/3）・舌根（分界溝より後ろ、舌の後ろ1/3）
- 舌背：舌正中溝（舌背の正中）・舌盲乳・分界溝
- 舌筋：内舌筋（舌内部に起始・停止）・外舌筋、すべて骨格筋
- 舌乳頭：糸状乳頭・茸状（じじょう）乳頭・葉状乳頭・有郭乳頭
  - 糸状乳頭を除き、ほかの乳頭は味蕾（味覚器）をもつ
- 舌下小丘：舌根の下面、舌下腺・顎下腺の開口部

3 消化管の基本的構造
- 内層は粘膜：内表面は常に粘液で湿っている
  - 粘膜上皮：食道は重層扁平上皮、胃・腸は単層円柱上皮
  - 粘膜固有層：消化腺（食道腺・胃腺・腸腺）、粘液を分泌
  - 粘膜筋板
  - 粘膜下組織：消化腺、粘膜下神経叢（消化腺の分泌など）
- 中層は筋層：内輪・外縦の2層（胃には最内斜筋層あり、3層）、平滑筋、胃腸の分節・蠕動運動に関与、筋層間神経叢が存在
- 外層は外膜または漿膜（腹膜）

第6章 消化器系

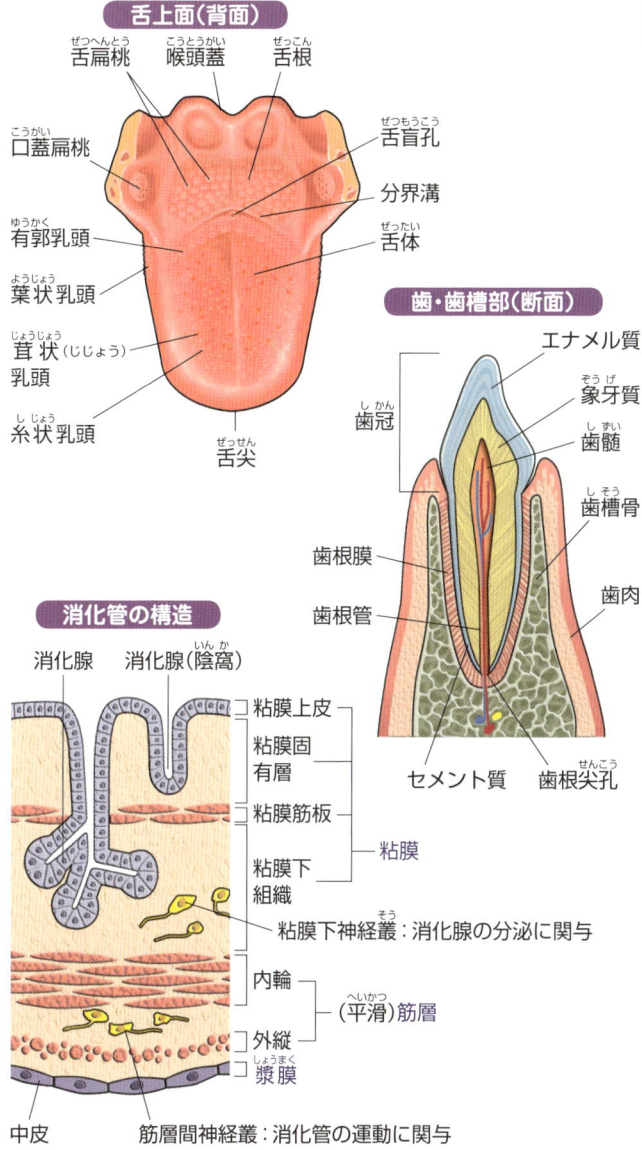

舌上面（背面）

- 舌扁桃
- 喉頭蓋
- 舌根
- 口蓋扁桃
- 舌盲孔
- 分界溝
- 有郭乳頭
- 舌体
- 葉状乳頭
- 茸状（じじょう）乳頭
- 糸状乳頭
- 舌尖

歯・歯槽部（断面）

- エナメル質
- 象牙質
- 歯冠
- 歯髄
- 歯根膜
- 歯槽骨
- 歯肉
- 歯根管
- セメント質
- 歯根尖孔

消化管の構造

- 消化腺
- 消化腺（陰窩）
- 粘膜上皮
- 粘膜固有層
- 粘膜筋板
- 粘膜下組織
- 粘膜
- 粘膜下神経叢：消化腺の分泌に関与
- 内輪
- 外縦
- （平滑）筋層
- 漿膜
- 中皮
- 筋層間神経叢：消化管の運動に関与

消化器系 ▶ 腹部消化管

腹部消化管

◆胃・小腸・大腸は腹腔におさまっている消化管。大腸の終末部、直腸のみが腹腔下部の骨盤腔に位置する。

1 胃
- 区分：噴門・胃底・胃体・幽門部（幽門に幽門括約筋、平滑筋）
- 内景：胃粘膜ヒダ（拡張時に消失）・胃小窩（胃腺の開口部）
- 胃腺：噴門腺・幽門腺（粘液腺）・固有胃腺（胃底腺・胃体腺）
  - 固有胃腺（混合腺）：主細胞（ペプシノゲン分泌、蛋白質の消化）・壁細胞（塩酸分泌）・副細胞（粘液分泌、粘膜保護）
- 胃の内分泌
  - G細胞：幽門腺に存在、ガストリン分泌、塩酸分泌促進
  - D細胞：全胃腺に存在、ソマトスタチン分泌、塩酸分泌抑制

2 小腸
- 十二指腸：長さ約25cm、C字形、膵頭を囲む、上部・下行部・水平部・上行部の4部、下行部には大十二指腸乳頭（オッディの括約筋）（主膵管が開口）・小十二指腸乳頭（副膵管が開口）、粘膜には十二指腸腺（ブルンネル腺）
- 十二指腸・空腸移行部には十二指腸提筋＝トライツ靭帯
- 空腸（初めの2/5）・回腸（終わりの3/5）：約6m、腸内には輪状ヒダ、腸絨毛、粘膜には集合リンパ小節（パイエル板、回腸にのみ）・腸腺（リーベルキューン腺）

3 大腸
- 回腸に続く消化管、約1.5m
- 盲腸：約6cm、回盲弁（バウヒン弁）（逆流防止弁）、虫垂
- 結腸：結腸ヒモ3本（外縦走筋が3か所に集まったもの）・結腸膨起（嚢状のふくらみ）・腹膜垂（脂肪の房）・内腔には半月ヒダ
- 直腸：骨盤内に位置、内腔には直腸横ヒダ3本、下部は肛門管で、内肛門括約筋（平滑筋）・外肛門括約筋（横紋筋）が存在

第6章 消化器系

腹部消化管

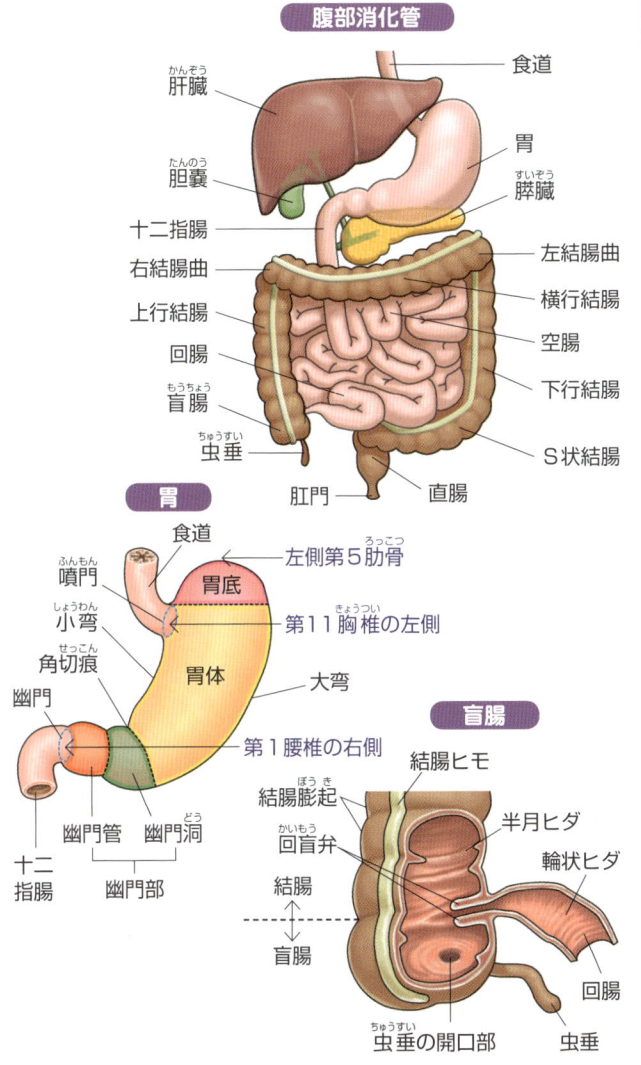

- 食道
- 肝臓（かんぞう）
- 胆嚢（たんのう）
- 胃
- 膵臓（すいぞう）
- 十二指腸
- 右結腸曲
- 左結腸曲
- 上行結腸
- 横行結腸
- 回腸
- 空腸
- 盲腸（もうちょう）
- 下行結腸
- 虫垂（ちゅうすい）
- S状結腸
- 肛門
- 直腸

胃

- 食道
- 噴門（ふんもん）
- 胃底
- 左側第5肋骨（ろっこつ）
- 小弯（しょうわん）
- 第11胸椎（きょうつい）の左側
- 角切痕（せっこん）
- 胃体
- 大弯
- 幽門
- 第1腰椎の右側
- 幽門管
- 幽門洞（どう）
- 十二指腸
- 幽門部

盲腸

- 結腸ヒモ
- 結腸膨起
- 半月ヒダ
- 回盲弁（かいもう）
- 輪状ヒダ
- 結腸 ↕ 盲腸
- 回腸
- 虫垂の開口部（ちゅうすい）
- 虫垂

注 食道には内容物の逆流を防ぐ<u>生理学</u>的な括約筋、咽頭食道括約筋・胃食道括約筋がある

消化器系 ▶ 肝臓・胆嚢

肝臓と胆嚢

◆肝臓は胆汁を分泌する人体最大の外分泌腺。肝臓の実質は肝小葉で構成され、胆汁は胆嚢で貯蔵・濃縮されている。

1 肝臓外観
- 構成：右葉・左葉・尾状葉・方形葉
- 肝門：総胆管・(固有)肝動脈・門脈・神経・リンパ管が走行
- 血管：栄養血管は固有肝動脈(流入血液の1/5)、機能血管は門脈(流入血液の4/5)、輸出静脈は肝静脈3本(→下大静脈)
- 他臓器との接触面：上面は横隔面、下面は臓側面で、左葉には食道圧痕・胃圧痕、右葉には結腸圧痕・腎圧痕・十二指腸圧痕
- カントリー線：大静脈溝と胆嚢窩を結ぶ線
- 肝臓の固定機構：肝鎌状間膜(解剖学的な左葉と右葉の境)・無漿膜野などで横隔膜・前腹壁に固定されている

2 肝臓の構造
- 肝小葉：径700μm、高さ2mmの6角柱状、肝小葉間の結合組織はグリソン鞘で、肝3つ組の小葉間動脈・小葉間静脈・小葉間胆管が走行
- 肝小葉の構成：肝細胞索・洞様毛細血管(類洞)(クッパー細胞が存在、マクロファージの一種)・ディッセ腔(洞様毛細血管内皮と肝細胞索間の狭い隙間、伊東細胞が存在)・中心静脈
- 肝臓内の血管系と胆道
    - 固有肝動脈→小葉間動脈→類洞→中心静脈→肝静脈
    - 門　　脈→小葉間静脈→類洞→中心静脈→肝静脈
    - 肝　　管←小葉間胆管←毛細胆管←肝細胞からの胆汁

3 胆嚢と胆汁の分泌経路
- 胆嚢は底・体・頸(ラセンヒダ)の3部、容積は30〜70ml P.234
- 胆道：肝管(左右)→総肝管→胆嚢管(ラセンヒダ)→胆嚢→胆嚢管→総胆管→大十二指腸乳頭→十二指腸 P.234

肝臓の構造

肝臓の位置

肝臓は、腹腔の右上部で横隔膜の下、右肋骨弓の後部にある

肝臓（前面）

- カントリー線
- 無漿膜野
- 線維付属
- 右葉
- 左葉
- 胆嚢
- 肝円索

肝臓（下面）

肝臓の下縁をもち上げて下面を見た場合

- カントリー線
- 胆嚢
- 方形葉
- 肝鎌状間膜
- 右葉
- 総胆管
- 下大静脈
- 肝動脈
- 門脈
- 左葉
- 無漿膜野
- 尾状葉
- 線維付属

肝小葉

- 中心静脈
- 肝細胞索
- 毛細胆管
- 洞様毛細血管
- 洞様毛細血管（類洞）
- 小葉間動脈
- 小葉間静脈
- 小葉間胆管

肝3つ組

- ●カントリー線は、機能的右葉・左葉の境である
- ●方形葉・尾状葉は、解剖的右葉に、機能的左葉に区別される

肝臓で生成された胆汁は胆嚢に運ばれる。胆嚢は胆汁を一時的に貯蔵し、水分を吸収して濃縮する

注 肝臓から出る肝静脈は、肝門を通らない

第6章 消化器系

消化器系 ▶ 膵臓

膵臓

◆膵臓は外分泌腺であり、内分泌腺でもある。外分泌腺として消化に必要な膵液、内分泌腺として血糖調節ホルモンを分泌する。

- 膵臓の位置：腹腔の後壁、十二指腸と脾臓の間、約70g、長さ15cm
- 外分泌腺：膵液を分泌、導管は（主・副）膵管（主膵管は総胆管と合流）→大・小十二指腸乳頭→十二指腸下行部
- 内分泌腺：膵島（ランゲルハンス島）、直径約200μm、膵尾に多い（膵尾＞膵体＞膵頭）、ホルモンを分泌 P.276
  - A（α）細胞：約20％、グルカゴンを分泌
  - B（β）細胞：約70％、インスリンを分泌
  - D（δ）細胞：約10％、ソマトスタチンを分泌

膵臓

- 肝鎌状間膜
- 左右肝管
- 胆嚢頸
- 総肝管
- 胆嚢体
- 胆嚢管
- 総胆管
- 胆嚢底
- 膵臓
- 小十二指腸乳頭
- 膵管
- オッディの括約筋
- 副膵管
- 大十二指腸乳頭
- 十二指腸
- 上腸間膜動・静脈

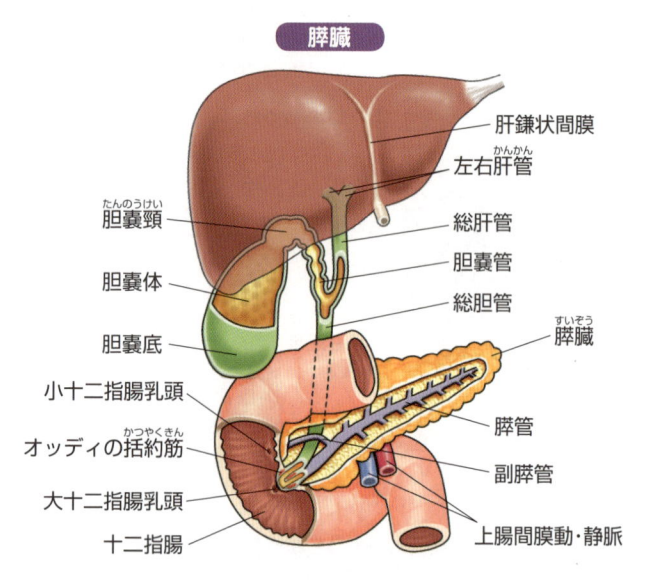

消化器系 ▶ 腹膜

腹膜

◆腹膜は漿膜で、臓側腹膜（臓器の表面）と壁側腹膜（腹壁の内面）に区分される。臓側腹膜と壁側腹膜の間は腹膜腔と呼ばれる。

- 腹膜によってできた構造物
  - 間膜：臓側腹膜から壁側腹膜への移行部で合わさって二重になっている腹膜、臓器と腹壁を結ぶ役割
  - 大網（小腸をおおっている）・小網（胃小弯と肝臓の間）
- 腹膜による腹部内臓の区分
  - 腹膜内器官：臓側腹膜で完全におおわれた間膜をもつ臓器、空腸・回腸・横行結腸・S状結腸・卵管・卵巣など
  - 腹膜後器官：腹膜の後側に位置する臓器、十二指腸・膵臓・腎臓・副腎・尿管・胸管・腹大動脈・下大静脈など
  - 半腹膜内器官：半分が腹膜でおおわれた臓器、肝臓（間膜をもつ）・直腸・子宮・膀胱・上行結腸・下行結腸など

- 間膜は臓器に分布する血管や神経、リンパ管が通る
- 腹膜腔の下部は、男性は直腸膀胱窩、女性は直腸子宮窩（ダグラス窩）・膀胱子宮窩で、血液や膿などがたまりやすい

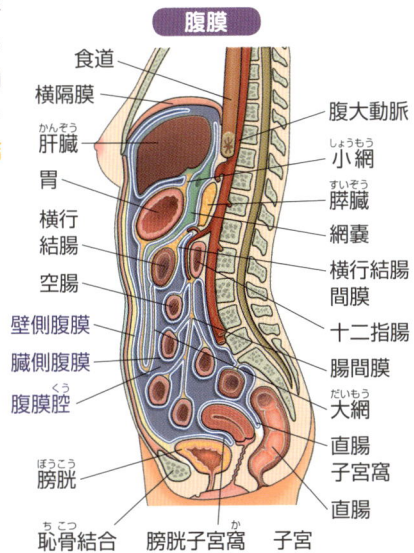

腹膜

食道、横隔膜、肝臓、胃、横行結腸、空腸、壁側腹膜、臓側腹膜、腹膜腔、膀胱、恥骨結合、膀胱子宮窩、子宮、直腸、直腸子宮窩、大網、腸間膜、十二指腸、横行結腸間膜、網嚢、膵臓、小網、腹大動脈

第6章 確認問題

選択問題：質問に適した答えを、1つまたは2つ選びなさい。

1. 軟口蓋の後部の遊離縁は何と呼ぶか。（❶口蓋縫線 ❷横口蓋ヒダ ❸口蓋帆 ❹口蓋垂 ❺口蓋舌弓）
2. 消化腺の開口部で誤っているのはどれか。（❶耳下腺―口腔前庭 ❷顎下腺―口腔前庭 ❸舌下腺―固有口腔 ❹肝臓―十二指腸 ❺膵臓―胃）
3. 咽頭と直接連絡しないのはどれか。（❶鼻腔 ❷口腔 ❸喉頭 ❹気管 ❺食道）
4. 歯根膜と直接接しているのはどれか。（❶象牙質 ❷エナメル質 ❸セメント質 ❹歯髄 ❺歯髄腔）
5. 食道について誤っているのはどれか。（❶長さは約25cm ❷C6～T11の高さ ❸三つの狭窄部 ❹第3狭窄部は横隔貫通部 ❺2層の平滑筋が内輪・外縦で全長にわたって存在）
6. 胃についての組み合わせで、正しいのはどれか。（❶噴門―解剖学的括約筋 ❷幽門―L2の高さ ❸角切痕―小弯側 ❹大弯―小網 ❺内面―粘膜ヒダ）
7. オッディの括約筋が存在するのはどれか。（❶幽門口 ❷大十二指腸乳頭 ❸十二指腸空腸曲 ❹回盲口 ❺肛門管）
8. 小腸にないのはどれか。（❶輪状ヒダ ❷半月ヒダ ❸腸絨毛 ❹腸間膜 ❺腹膜垂）
9. 横紋筋であるのはどれか。（❶オッディの括約筋 ❷トライツ靭帯 ❸幽門括約筋 ❹内肛門括約筋 ❺外肛門括約筋）
10. 肝臓の構造で、誤っている組み合わせはどれか。（❶門脈→小葉間静脈 ❷肝動脈→小葉間動脈 ❸肝静脈→中心静脈 ❹毛細胆管→小葉間胆管 ❺小葉間胆管→肝管）
11. 膵臓が分泌しないのはどれか。（❶胆汁 ❷膵液 ❸インスリン ❹グルカゴン ❺ソマトスタチン）
12. 間膜をもたないのはどれか。（❶肝臓 ❷十二指腸 ❸空腸 ❹横行結腸 ❺卵管）

解答は312ページ

第7章
呼吸器系

呼吸器系 ▶呼吸器系の基礎知識／鼻腔

呼吸器系の働きと構成

◆呼吸器は、酸素を外気から取り込み、その分解産物である二酸化炭素を外気中に排出する器官である。気道と肺からなる。

1 気道
- 鼻：上気道の起始部
  - 外鼻：鼻根・鼻背(ハナスジ)・鼻尖(ハナサキ)・鼻翼(こばな)
  - 鼻腔：外鼻孔→鼻腔(鼻前庭と鼻腔)→後鼻孔
    - 上・中・下鼻甲介、上・中・下鼻道、総鼻道
    - 上鼻道上壁の嗅上皮には、嗅細胞(嗅覚受容細胞)
  - 副鼻腔：鼻腔と交通している頭(ず)蓋骨の空洞
    - 前頭洞：有対性、中鼻道に開く
    - 篩骨洞：多数の小腔、中鼻道・上鼻道に開く
    - 蝶形骨洞：無対性、蝶形骨体内部、鼻腔上後部に開く
    - 上顎洞：有対性、最も大きな副鼻腔、中鼻道に開く、蓄膿症になりやすい
- 咽頭：気道と食物路の交差点 P.227
- 喉頭：下気道の起始部、C4〜C6の高さ P.227
- 気管：食道の腹側に位置、C6〜T4またはT5の高さ P.227
- 気管支：気管分岐部から肺門までの気道 P.243

2 肺
- 外形：肺尖(鎖骨より2cm上に達する)・肺底(下面)・肺門
- 外側面は肋骨面・内側面は縦隔面・下面は横隔面
- 肺門に出入りするもの：気管支・肺動脈・肺静脈・リンパ管・神経など、肺門にはリンパ節が豊富
- 左肺：500g、1,000mℓ、斜裂、上・下2葉
- 右肺：600g、1,200mℓ、水平裂、斜裂、上・中・下3葉
- 肺小葉：肺の機能単位となる小区画、径1cmほど

呼吸器

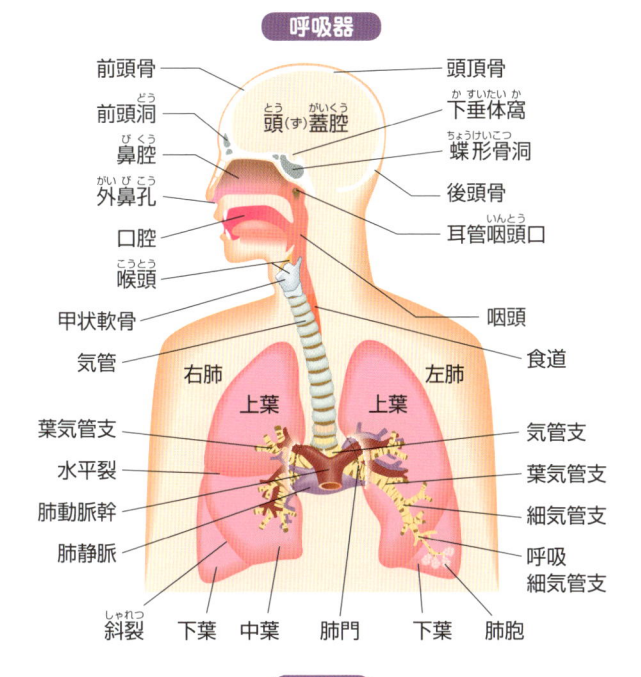

- 前頭骨
- 頭頂骨
- 前頭洞
- 頭蓋腔（とうがいくう）
- 下垂体窩（かすいたいか）
- 鼻腔（びくう）
- 蝶形骨洞（ちょうけいこつどう）
- 外鼻孔（がいびこう）
- 後頭骨
- 口腔
- 耳管咽頭口（じかんいんとうこう）
- 喉頭（こうとう）
- 甲状軟骨
- 咽頭
- 気管
- 右肺
- 左肺
- 上葉
- 上葉
- 食道
- 葉気管支
- 気管支
- 水平裂
- 葉気管支
- 肺動脈幹
- 細気管支
- 肺静脈
- 呼吸細気管支
- 斜裂（しゃれつ）
- 下葉
- 中葉
- 肺門
- 下葉
- 肺胞

鼻腔

鼻血は通常、キーゼルバッハ部位からの出血による。これは鼻中隔の前下部で、毛細血管が特に多いところである

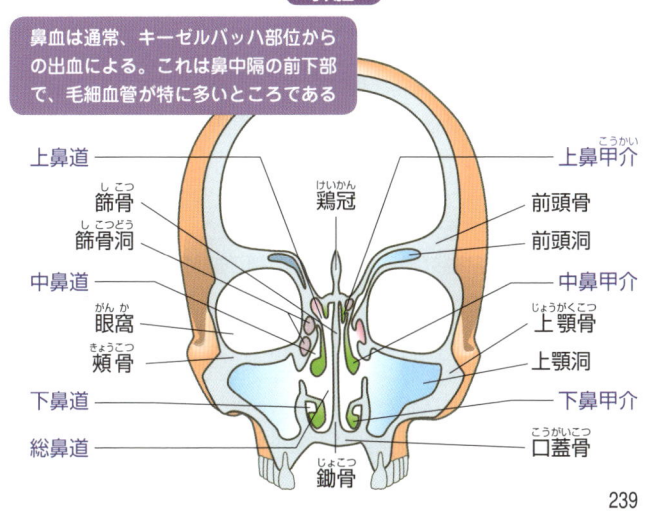

- 上鼻道
- 上鼻甲介（こうかい）
- 篩骨（しこつ）
- 鶏冠（けいかん）
- 篩骨洞（しこつどう）
- 前頭骨
- 前頭洞
- 中鼻道
- 中鼻甲介
- 眼窩（がんか）
- 上顎骨（じょうがくこつ）
- 頬骨（きょうこつ）
- 上顎洞
- 下鼻道
- 下鼻甲介
- 総鼻道
- 口蓋骨（こうがいこつ）
- 鋤骨（じょこつ）

第7章 呼吸器系

呼吸器系 ▶ 喉頭

喉頭

◆喉頭は咽頭喉頭部の前にある軟骨で囲まれた空間で、発声・呼吸・嚥下と密な関係をもつ。

1 喉頭の軟骨
- 甲状軟骨：上角は靱帯で舌骨と連なり、下角の先端内面は輪状軟骨と関節し、前面は喉頭隆起として触れる
- 輪状軟骨：両側の後部上縁は、左右の披裂軟骨と関節する
- 披裂軟骨（有対）：輪状軟骨の後部の上外側に乗る。声帯靱帯が付着する
- 喉頭蓋軟骨：喉頭蓋をつくる軟骨で、嚥下と呼吸の際に働く

2 喉頭の内腔 P.227上
- 室ヒダ（前庭ヒダ）・声帯ヒダ：喉頭腔側壁を走る上下のヒダ
- 喉頭前庭：室ヒダより上部
- 喉頭室：室ヒダと声帯ヒダの間
- 喉頭下腔：声帯ヒダより下部
- 声門裂：左右の声帯ヒダの間、声門裂＋声帯ヒダ＝声門

3 喉頭の筋と発声の調節
- 声帯を張る→高音：輪状甲状筋
- 声帯を緩める→低音：外側輪状披裂筋、甲状披裂筋など
- 声門裂を広げる→大声：後輪状披裂筋
- 声門裂を狭める→小声：外側輪状披裂筋、甲状披裂筋など
- 喉頭筋の神経支配：迷走神経の枝である上喉頭神経（輪状甲状筋）と下喉頭神経（反回神経）（その他の喉頭筋）

4 呼吸と嚥下の調節
- 呼吸時：軟口蓋は下に垂れ、喉頭蓋は上に向く
- 嚥下時：舌根が上がり、軟口蓋が上がって鼻腔にふたをし、気管に食塊が落ち込まないように喉頭蓋が倒れる。これと同時に声門が閉じ、呼吸運動が一時止まる（嚥下性無呼吸）

喉頭

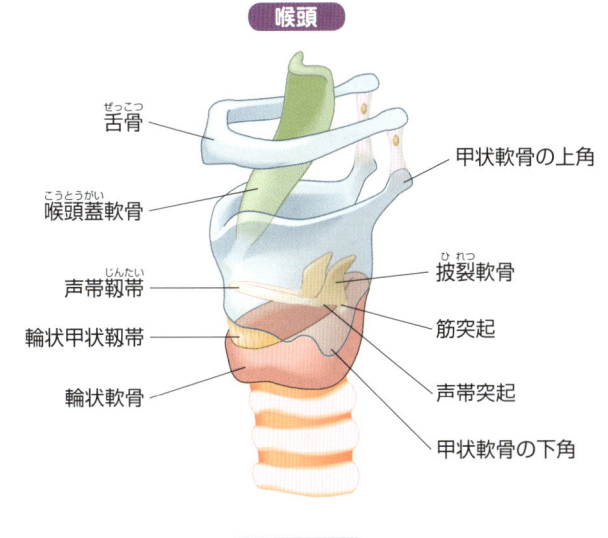

- 舌骨（ぜっこつ）
- 喉頭蓋軟骨（こうとうがい）
- 声帯靱帯（じんたい）
- 輪状甲状靱帯
- 輪状軟骨
- 甲状軟骨の上角
- 披裂軟骨（ひれつ）
- 筋突起
- 声帯突起
- 甲状軟骨の下角

声門（上方）

- 輪状軟骨
- 甲状軟骨上縁
- 輪状甲状靱帯
- 声帯靱帯
- 披裂軟骨
- 小角軟骨
- 声門裂
- 弾性円錐
- 輪状甲状関節

> 声帯ヒダの中には声帯靱帯と声帯筋があるが、これらは前後方向に走り、甲状軟骨の内面と披裂軟骨の間に張っている。声帯ヒダとその内部にある声帯靱帯・声帯筋をあわせて声帯と呼ぶ。声帯筋は、甲状披裂筋の内側部（内筋）のことである

気管・気管支・肺胞

◆気管・気管支は喉頭の続きで、肺までの気道。肺の実質である肺胞は空気を含む小さな袋で、血液と空気の間のガス交換の場所。

1 気管・気管支の構造
- 内側：粘膜、多列線毛上皮・杯細胞・気管腺・リンパ小節が多数
- 中層：気管軟骨(馬蹄形)または気管支軟骨・平滑筋(気管支平滑筋の病的痙攣が気管支喘息)
- 外側：外膜、線維性被膜(結合組織)

2 気管・気管支の分岐
- 気管：長さ10～13cm、直径約2cm、前壁・側壁はC字形(馬蹄形)軟骨、後壁は膜性壁
- 気管支：右側は太くて短い、急傾斜(垂直に近い、24°)(異物が入りやすい)、左側は長くて細い
- 葉気管支：右3本・左2本、分布域は右肺の3葉・左肺の2葉
- 区(域)気管支：右10本、左9本(左肺の7区は通常欠如)、これらはさらに分岐し、肺区域(結合組織で仕切られ、血管も独立しているため、肺葉の部分的切除の際に利用する)をつくる
- 小葉間細気管支(0.2～0.4mm)：ここから先は径1cmほどの多角形の肺小葉をつくる
- 終末細気管支：単層円柱上皮、肺胞なし(単なる気道部)
- 呼吸細気管支：扁平上皮が見られ、肺胞あり(呼吸部の始まり)
- 肺胞：肺胞管(肺胞のみ、管状)→肺胞嚢(肺胞のみ、盲管)

3 肺胞
- 数百万個、直径0.1～0.2mmの半球形の盲嚢、肺胞の周囲に毛細血管網、肺胞壁には弾性線維が多く、弾性に富む。
- 肺胞の上皮
  - 扁平肺胞上皮細胞(小肺胞上皮細胞)：95%、ガス交換
  - 大肺胞上皮細胞：5%、肺界面活性物質を分泌

肺区域・区域気管支

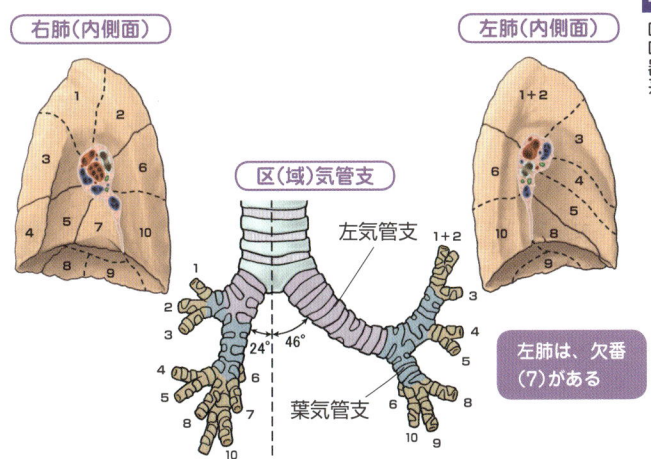

右肺（内側面）
左肺（内側面）

区(域)気管支

左気管支
葉気管支

左肺は、欠番（7）がある

区(域)気管支の番号と肺区域の番号は一致する

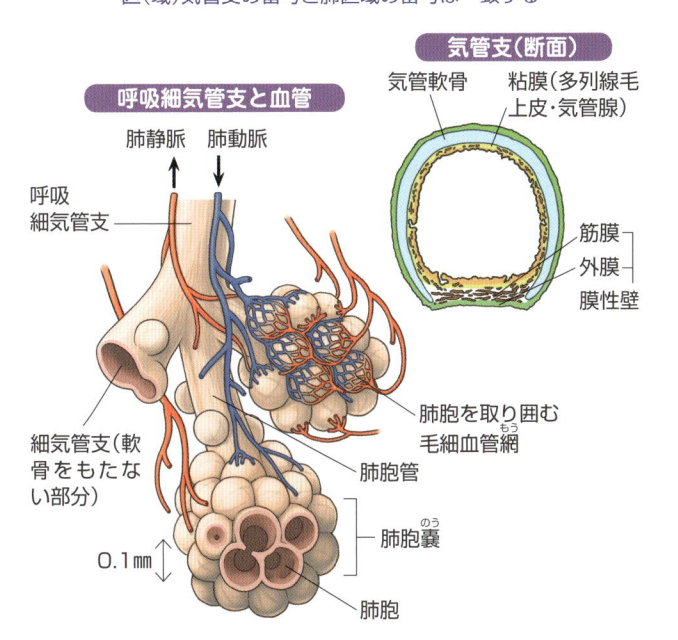

呼吸細気管支と血管

- 肺静脈
- 肺動脈
- 呼吸細気管支
- 細気管支（軟骨をもたない部分）
- 肺胞を取り囲む毛細血管網
- 肺胞管
- 肺胞嚢（のう）
- 肺胞
- 0.1mm

気管支（断面）

- 気管軟骨
- 粘膜（多列線毛上皮・気管腺）
- 筋膜
- 外膜
- 膜性壁

呼吸器系 ▶ 胸膜・縦隔

胸膜と縦隔

◆**胸膜**は肺の表面と胸腔の内面をおおう漿膜で、**縦隔**は胸腔の中央部で、左右の肺にはさまれた空間である。

1 胸膜
- 胸膜は漿膜 P.24
- 区分：胸膜は一続きの膜で、下記のように区分
  - 臓側胸膜＝肺胸膜：肺の被膜
  - 壁側胸膜＝肋骨胸膜＋横隔胸膜＋縦隔胸膜
    - 2葉の胸膜は肺門で折り返し、肺門には胸膜なし
    - 胸膜頂：肺尖部に相当、鎖骨より上方2.5cmに達する
- 胸膜腔：臓側胸膜と壁側胸膜の間の空間
  - 胸膜腔は外気圧よりも陰圧
  - 少量の漿液（胸膜液）を入れ、摩擦を防止
  - 肺の病変や外傷などで胸膜腔に滲出液・血液・膿または空気などが貯留すると、それぞれ水胸・血胸・膿胸・気胸を引き起こす→肺が圧迫される→呼吸困難
- 胸膜洞：肋骨縦隔洞・肋骨横隔洞

2 縦隔
- 左右の肺（厳密にいえば、左右の縦隔胸膜）の間の空間
- 境界：前は胸骨、後は胸椎、側方は縦隔胸膜（肺）、下方は横隔膜、上方は境がない（胸郭上口を経て、頸部につながる）
- 区分
  - 上部：心臓より上方
  - 下部：上部以外の部分
    - 前部・中部・後部に区分、心臓は中部に位置
- 縦隔に存在する器官：心臓、心臓に出入りする大血管、胸腺、気管・気管支、横隔神経、食道、迷走神経、胸大動脈、奇静脈、胸管、交感神経幹など

胸膜・縦隔

水平断面

- 心圧痕（あっこん）
- 肋骨縦隔洞（ろっこつじゅうかくどう）
- 壁側胸膜
- 臓側胸膜
- 胸膜腔（くう）
- 縦隔
- 第6胸椎（きょうつい）
- 肺根部

前頭断面

- 縦隔
- 胸膜頂
- 肋骨胸膜
- 縦隔胸膜
- 横隔胸膜
- 肺根部
- 壁側胸膜
- 臓側胸膜
- 横隔膜
- 胸膜腔
- 肋骨横隔洞
- 胸膜腔の吸引部位

左横断面

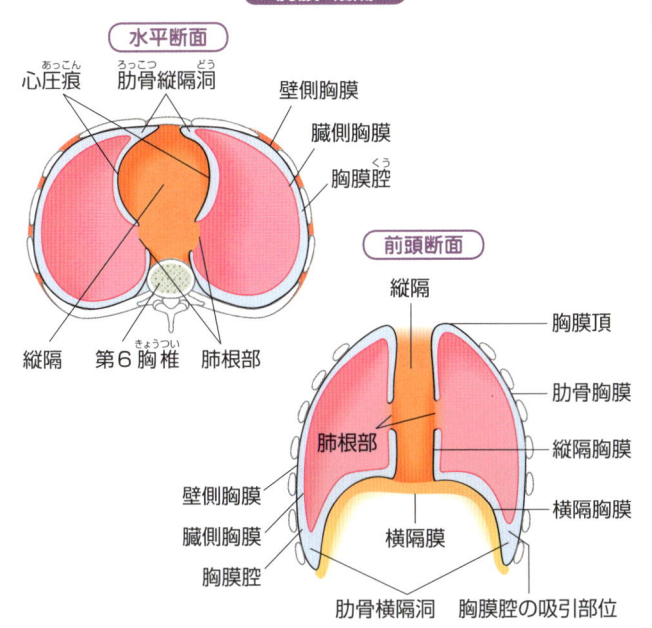

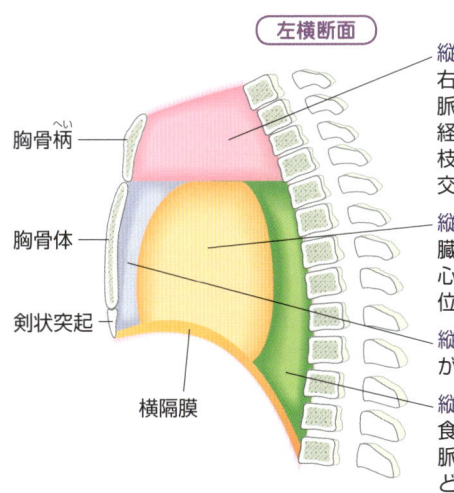

- 胸骨柄（へい）
- 胸骨体
- 剣状突起
- 横隔膜

縦隔の上部：胸腺・左右の腕頭静脈と上大静脈・横隔神経・迷走神経・大動脈弓とその分枝、気管・食道・胸管・交感神経幹などが位置

縦隔の中部：心臓・心臓に出入りする血管・心囊・横隔神経などが位置

縦隔の前部：胸腺などが位置

縦隔の後部：気管支・食道・胸大動脈・奇静脈・胸管・交感神経幹などが位置

第7章 呼吸器系

第7章 確認問題

選択問題：質問に適した答えを、1つまたは2つ選びなさい。

1. 気道と食物路が交叉する部位はどれか。（❶口腔 ❷鼻腔 ❸口峡 ❹咽頭 ❺喉頭）
2. 3つの鼻甲介と鼻中隔との間の空所を何と呼ぶか。（❶鼻前庭 ❷上鼻道 ❸中鼻道 ❹下鼻道 ❺総鼻道）
3. 喉頭隆起を形成するのはどれか。（❶舌骨 ❷甲状軟骨 ❸輪状軟骨 ❹披裂軟骨 ❺喉頭蓋軟骨）
4. 上顎洞について誤っているのはどれか。（❶有対性である ❷上顎骨の内部にある ❸副鼻腔の一種である ❹下鼻道に開く ❺蓄膿症になりやすい）
5. 声帯靱帯が付着する軟骨はどれか。（❶甲状軟骨 ❷輪状軟骨 ❸披裂軟骨 ❹後頭蓋軟骨 ❺小角軟骨）
6. 喉頭の内腔について誤っているのはどれか。（❶室ヒダ＝前庭ヒダ ❷室ヒダ—声帯ヒダより上方に位置 ❸喉頭室—声帯ヒダより下部の空所 ❹声門—左右の声帯ヒダの間 ❺声帯靱帯—声帯ヒダの内部）
7. 呼吸と嚥下についての記述で誤っているのはどれか。（❶呼吸時に喉頭蓋が上に向く ❷呼吸時に軟口蓋が下がる ❸嚥下時に声門が閉じる ❹嚥下時に喉頭が下制する ❺嚥下と呼吸が同時にできない）
8. 右気管支の特徴であるのはどれか。（❶太い ❷細い ❸長い ❹短い ❺走行が水平に近い）
9. 正しいのはどれか。（❶気管—食道の背側 ❷気管支分岐部—T3の高さ ❸肺尖—第1肋骨の高さ ❹肺動脈—肺胞を取り巻く毛細血管網を形成 ❺右肺—3葉）
10. 胸膜について正しいのはどれか。（❶肺胸膜—肺の全表面 ❷壁側胸膜—3部に区分 ❸胸膜腔—肋骨胸膜と縦隔胸膜の間の空間 ❹胸膜腔内圧—陰圧 ❺胸膜腔に空気の貯留—肺気腫）

解答は312ページ

第 8 章
泌尿器系

泌尿器系 ▶ 泌尿器系の基礎知識

泌尿器の働きと構成

◆血液中の廃棄物や不要物質を尿として排泄するための器官系。
腎臓（尿の生成）と尿路（尿管→膀胱→尿道）からなる。

1 腎臓
- 位置：脊柱の両側、左腎はT11〜L3の高さ、右腎は（上部に肝臓があるため）これより半分ないし1椎体低い
- 約100〜150g/個、10×5×3cmのそら豆形、腹膜後器官
- 区分：上端・下端・前面・後面・内側縁・外側縁
- 腎門：内側縁中央部のくぼんだところ、L1椎体の高さ、腎動脈・腎静脈・神経・リンパ管・尿管が出入りする
- 周囲の器官との位置関係
  - 上端：副腎
  - 後面：横隔膜・腰方形筋・腹横筋
  - 右腎前面：肝臓・十二指腸・結腸
  - 左腎前面：胃・膵臓・脾臓・結腸
- 被膜：3つの被膜（腎前面はさらに腹膜）におおわれる
  - 線維被膜：腎表面で腎実質をおおう、線維性結合組織
  - 脂肪被膜：線維被膜の外側、脂肪組織、副腎をも取り巻く
  - 腎筋膜：脂肪被膜を包む薄い膜（腎臓の位置の固定が弱い）

2 尿路
尿を腎臓から体外に誘導する管。
- 尿管：腎臓の腎盤（腎盂）と膀胱を結ぶ尿路
  - 生理的狭窄部3つ：起始部（腎盤から尿管への移行部、第1狭窄）・総腸骨動静脈との交叉部（尿管の腹部と骨盤部との移行部、第2狭窄）・膀胱壁貫通部（第3狭窄） P.253上
- 膀胱：尿を一時的に蓄積する嚢（ふくろ）状器官
- 尿道：内尿道口と外尿道口を結ぶ尿路、男女差あり

泌尿器

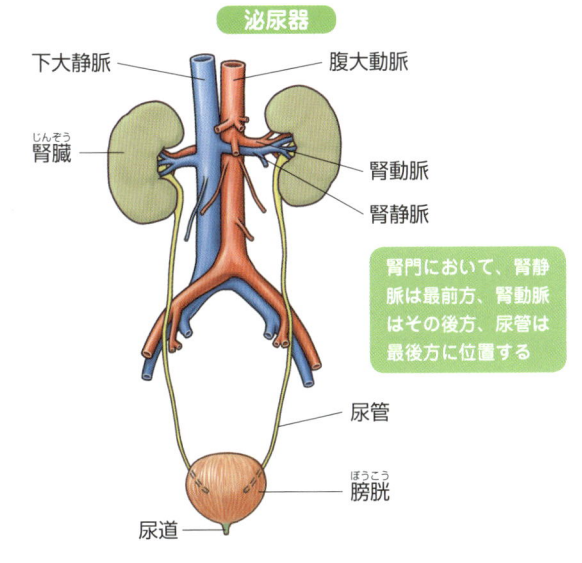

- 下大静脈
- 腹大動脈
- 腎臓
- 腎動脈
- 腎静脈
- 尿管
- 膀胱
- 尿道

> 腎門において、腎静脈は最前方、腎動脈はその後方、尿管は最後方に位置する

腹部内臓に対する位置

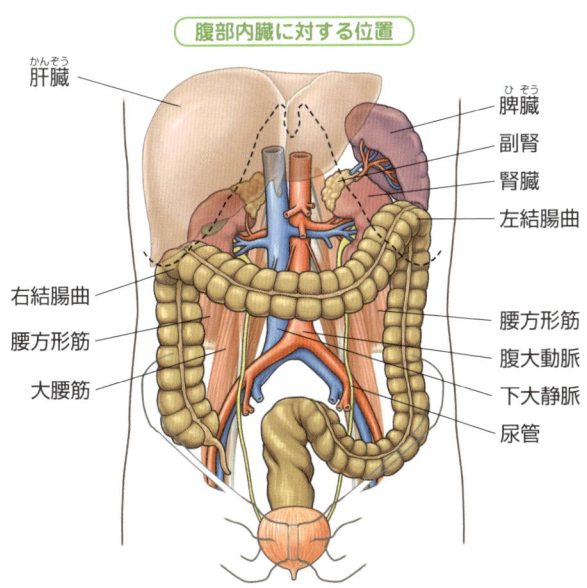

- 肝臓
- 脾臓
- 副腎
- 腎臓
- 左結腸曲
- 右結腸曲
- 腰方形筋
- 大腰筋
- 腰方形筋
- 腹大動脈
- 下大静脈
- 尿管

第8章 泌尿器系

泌尿器系 ▶ 腎臓

腎臓

◆ 腎臓の実質は表層の皮質と深層の髄質からなる。実質には血液をろ過する腎小体と、尿を流す細長い尿細管などがおさまる。

1 腎臓の構造
- 腎皮質：表層1/3、放線部・腎柱（錐体間、構造は皮質と共通）
- 腎髄質：深層2/3、腎錐体（10数個/1腎臓）
  - 腎葉：腎錐体および錐体を囲む表層の皮質（放線部）と腎柱
  - 腎乳頭：腎錐体の先端、尿の排出
- 腎杯：腎乳頭を包む杯状の管、腎乳頭から排出した尿を収集
- 腎盤（腎盂）：腎杯を集める空洞、腎門のところで尿管に移行
- 腎洞：腎臓で実質以外の部位、腎杯・腎盤・腎動静脈が存在

2 腎臓の微細構造
- 腎小体（マルピギー小体）：皮質に位置、血液から原尿を産生、直径約200μm、100〜200万個/1腎臓
  - 糸球体（糸球体毛細血管網）：血液をろ過
  - ボーマン嚢（糸球体嚢）：糸球体を包む嚢状の袋
    - 内葉（被蓋細胞）・外葉に区分
    - ボーマン腔：内葉と外葉の間の腔所、原尿を産生
    - 血管極（輸入・輸出細動脈）・尿管極（1本の尿細管）
- 尿細管：原尿を再吸収し、二次尿を形成する細い管
  - 構成と尿の流れ：近位曲尿細管→近位直尿細管→ヘンレループ（ヘンレのワナ）→遠位直尿細管→遠位曲尿細管
- 腎単位（ネフロン）＝腎小体＋（それに続く1本の）尿細管：腎臓の構造と機能上の基本単位、100〜200万個/1腎臓
  - 皮質ネフロン：皮質表面近くに存在、約85％を占める
  - 傍髄質ネフロン：皮質深部に存在、約15％を占める
- 集合管：複数の遠位曲尿細管を集めた管
- 乳頭管：複数集合管が集まり、乳頭管になり、腎乳頭に開口

腎臓（前頭断面）

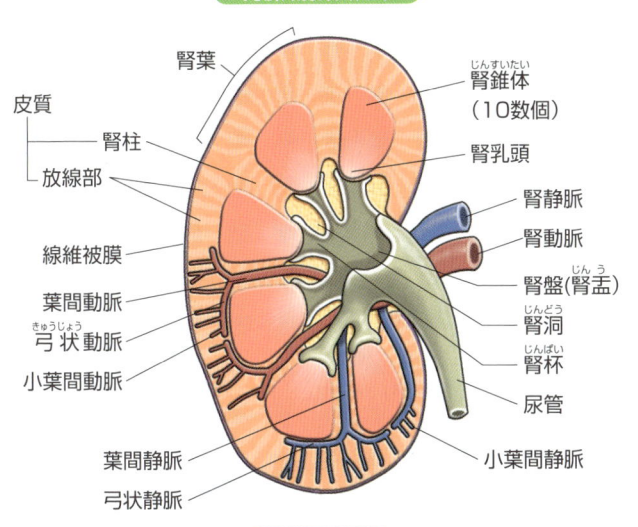

- 腎葉
- 皮質
- 腎柱
- 放線部
- 線維被膜
- 葉間動脈
- 弓状動脈
- 小葉間動脈
- 葉間静脈
- 弓状静脈
- 腎錐体(じんすいたい)（10数個）
- 腎乳頭
- 腎静脈
- 腎動脈
- 腎盤(じんう)（腎盂）
- 腎洞(じんどう)
- 腎杯(じんぱい)
- 尿管
- 小葉間静脈

微細構造

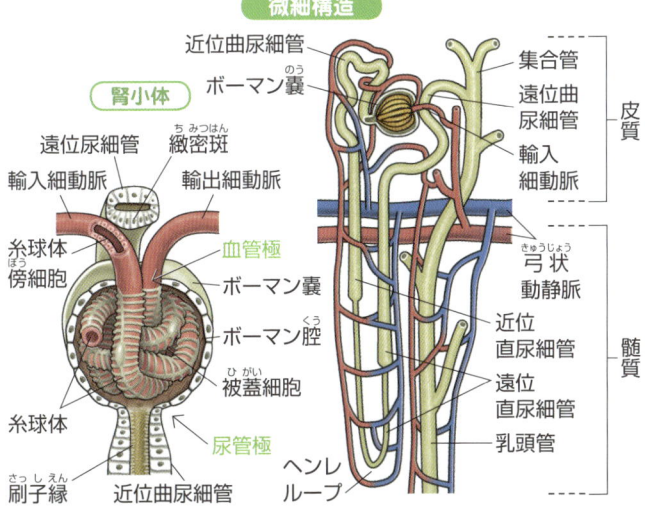

腎小体

- 近位曲尿細管
- ボーマン嚢(のう)
- 遠位尿細管
- 緻密斑(ちみつはん)
- 輸入細動脈
- 輸出細動脈
- 糸球体傍細胞(ぼう)
- 血管極
- ボーマン嚢
- ボーマン腔(くう)
- 被蓋細胞(ひがい)
- 糸球体
- 尿管極
- 刷子縁(さっしえん)
- 近位曲尿細管

- 集合管
- 遠位曲尿細管
- 輸入細動脈
- 弓状動静脈(きゅうじょう)
- 近位直尿細管
- 遠位直尿細管
- 乳頭管
- ヘンレループ

皮質 / 髄質

腎動脈→葉間動脈→弓状動脈→小葉間動脈→輸入細動脈→糸球体→輸出細動脈
腎静脈←葉間静脈←弓状静脈←小葉間静脈←・・・・尿細管周囲毛細血管←

第8章 泌尿器系

尿路

◆腎臓でつくられた尿を体外に排泄し、尿の通路となる部分。腎盤から始まる一連の中空性器官(尿管・膀胱・尿道)からなる。

1 尿管
- 区分:長さ約25〜30cm、上半部(腹部)は腹膜後器官、下半部(骨盤部)は骨盤内器官
- 狭窄3つ:起始部・総腸骨動静脈との交叉部・膀胱壁貫通部
- 構造:粘膜(ヒダがあり、移行上皮)・筋層(2層、平滑筋)・外膜

2 膀胱
- 骨盤内器官、容積約350〜500mL
- 区分:膀胱尖(前上部、前方を向く)・膀胱体(中間部)・膀胱底(後下部、膀胱三角部)
- 隣接器官:上部は腹膜におおわれ、後方には直腸(男性)・子宮と膣(女性)、下部は前立腺(男性)が位置
- 内景:粘膜ヒダ多数、尿管口(左右)、内尿道口、膀胱三角(左右の尿管口と内尿道口の間、常に平滑で粘膜ヒダなし)
- 構造:粘膜(移行上皮)・筋層(3層、平滑筋、排尿筋)・漿膜(腹膜)または外膜

3 尿道
- 長さ約16〜18cm(男性)、約3〜4cm(女性)
- 男性の尿道:内尿道口(壁内部、内尿道括約筋)→尿道前立腺部→尿道隔膜部(外尿道括約筋)→尿道海綿体部→外尿道口
- 女性の尿道:内尿道口(内尿道括約筋)→尿道隔膜部を貫通(外尿道括約筋)→外尿道口に開口(膣前庭に位置)

4 排尿にかかわる筋と神経支配
- 排尿筋:平滑筋、骨盤内臓神経(副交感神経)
- 内尿道括約筋(膀胱括約筋):平滑筋、下腹神経(交感神経)
- 外尿道括約筋:骨格筋(横紋筋)、陰部神経(体性神経)

第8章 泌尿器系

尿路

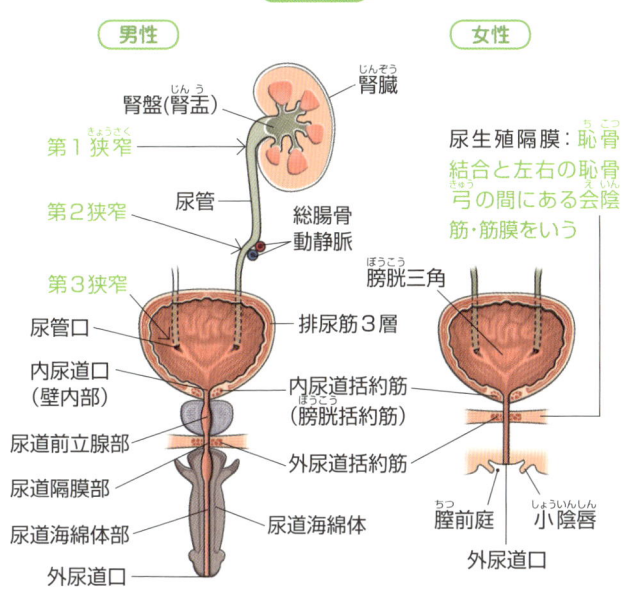

男性

- 腎盤(腎盂)
- 第1狭窄
- 尿管
- 第2狭窄
- 総腸骨動静脈
- 第3狭窄
- 尿管口
- 内尿道口(壁内部)
- 尿道前立腺部
- 尿道隔膜部
- 尿道海綿体部
- 外尿道口
- 腎臓
- 排尿筋3層
- 内尿道括約筋(膀胱括約筋)
- 外尿道括約筋
- 尿道海綿体

女性

尿生殖隔膜:恥骨結合と左右の恥骨弓の間にある会陰筋・筋膜をいう

- 膀胱三角
- 膣前庭
- 小陰唇
- 外尿道口

膀胱と前立腺

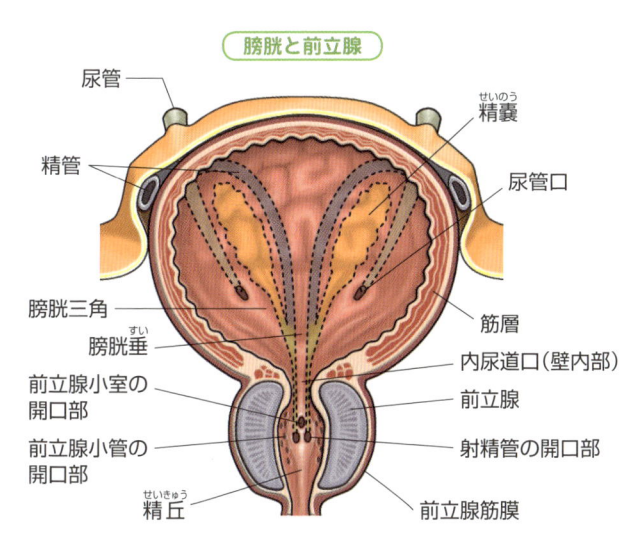

- 尿管
- 精管
- 膀胱三角
- 膀胱垂
- 前立腺小室の開口部
- 前立腺小管の開口部
- 精丘
- 精嚢
- 尿管口
- 筋層
- 内尿道口(壁内部)
- 前立腺
- 射精管の開口部
- 前立腺筋膜

第 8 章 確認問題

選択問題：質問に適した答えを、1つまたは2つ選びなさい。

1. 腎臓について誤っているのはどれか。（❶3つの被膜におおわれる ❷腹膜後器官 ❸右腎は左腎より低い ❹平均的な大きさは約15×10×5㎝ ❺重さは約200～250g/個）

2. 尿管の狭窄部でないのはどれか。（❶腎盤と尿管の移行部 ❷精巣動脈または卵巣動脈との交叉部 ❸小骨盤入り口部 ❹総腸骨動脈との交叉部 ❺膀胱壁貫通部）

3. 腎実質の表面は（❶線維被膜 ❷脂肪被膜 ❸腎筋膜 ❹粘膜 ❺腹膜）におおわれている。

4. 右腎に接していないのはどれか。（❶肝臓 ❷脾臓 ❸十二指腸 ❹結腸 ❺横隔膜）

5. 腎小体が存在するのはどれか。（❶皮質 ❷髄質 ❸皮質と髄質 ❹腎柱 ❺腎洞）

6. 腎単位に含まれないのはどれか。（❶ボーマン嚢 ❷糸球体 ❸曲尿細管 ❹直尿細管 ❺集合管）

7. 腎臓において、血液の流れる方向で誤っているのはどれか。（❶弓状動脈→小葉間動脈 ❷輸入細動脈→糸球体 ❸尿細管を取り巻く毛細血管→輸出細動脈 ❹小葉間静脈→弓状静脈 ❺葉間静脈→腎静脈）

8. 尿の流れる方向で誤っているのはどれか。（❶腎小体→近位曲尿細管 ❷遠位曲尿細管→遠位直尿細管 ❸集合管→乳頭管 ❹腎杯→腎盤 ❺尿道→膀胱）

9. 膀胱について誤っているのはどれか。（❶膀胱尖―膀胱の前上部 ❷膀胱底―膀胱の後下部 ❸膀胱三角―膀胱体に位置 ❹膀胱壁の平滑筋―排尿筋 ❺膀胱の背側―直腸♂または子宮♀）

10. 男性で外尿道括約筋が位置するのはどこか。（❶内尿道口 ❷尿道前立腺部 ❸尿道隔膜部 ❹尿道海綿体部 ❺外尿道口）

解答は 312 ページ

第9章
生殖器系

生殖器の働きと構成 男性の生殖器 ❶

◆ 生殖器は種を維持するための器官系。生殖細胞をおさめる<u>性腺</u>、生殖細胞を運ぶ<u>生殖路・付属生殖腺</u>、<u>外生殖器</u>からなる。

生殖器の構成

構成	男性生殖器	女性生殖器
性腺	精巣（精子の形成と男性ホルモンの分泌）	卵巣（卵子の形成と女性ホルモンの分泌）
生殖路	精巣上体・精管・精管膨大部	卵管・子宮・膣
付属生殖腺	精嚢・前立腺・尿道球腺	大前庭腺・小前庭腺
外生殖器（外陰部）	陰茎・陰嚢	陰核・小陰唇・大陰唇

1 精巣
- 精子をつくる実質性器官、約10g/1精巣、左右1対、陰嚢内
- 被膜：腹膜に由来の精巣鞘膜と線維性被膜の白膜に包まれる
- 精巣下降：胎生期7〜8か月に腹腔内→陰嚢内への精巣移動
- 精巣小葉：200〜300個、精巣の実質を構成 P.259
  - 曲精細管：生殖細胞（精祖細胞→精母細胞→精子細胞→精子）と支持細胞（セルトリ細胞）
  - 間質：曲精細管の間（疎性結合組織）、間細胞（ライディッヒ細胞）が存在、男性ホルモン（テストステロン）を分泌

2 精巣上体
- 男性生殖路のはじまり、頭部・体部・尾部の3部に区分
- 精巣輸出管（10数本）→精巣上体管（1本、全長約5m）が存在
- 働き
  - 精子に受精能力をもたせる
  - 成熟した精子を尾部にとどめる

男性生殖器(正中断面)

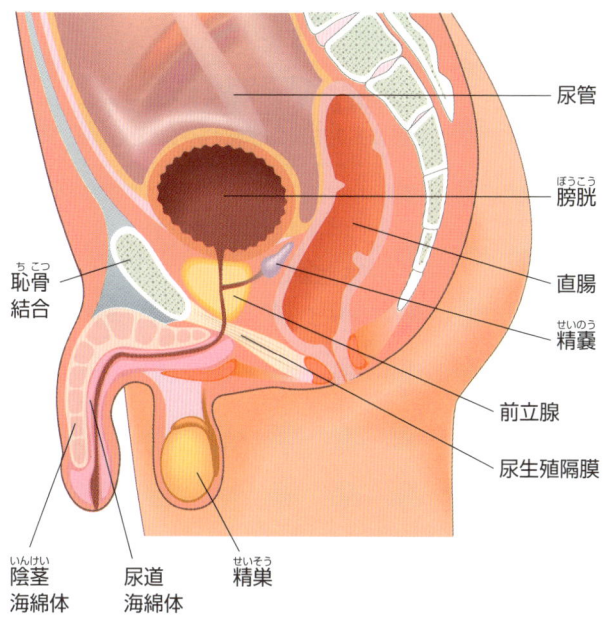

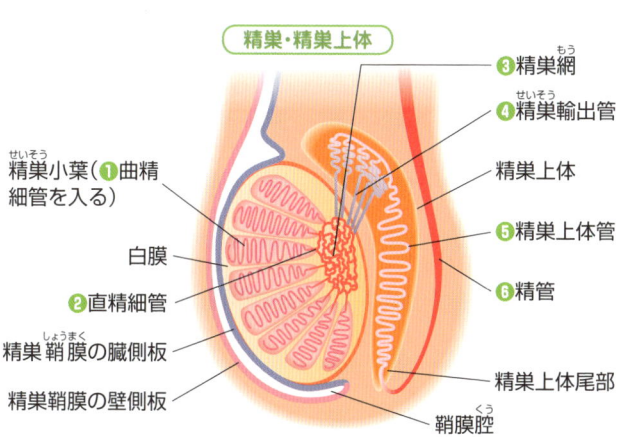

- 尿管
- 膀胱(ぼうこう)
- 直腸
- 精嚢(せいのう)
- 前立腺
- 尿生殖隔膜
- 恥骨結合(ちこつけつごう)
- 陰茎海綿体(いんけい かいめんたい)
- 尿道海綿体
- 精巣(せいそう)

精巣・精巣上体

- 精巣小葉(せいそう)(❶曲精細管を入る)
- 白膜
- ❷直精細管
- 精巣鞘膜の臓側板(しょうまく)
- 精巣鞘膜の壁側板
- ❸精巣網(もう)
- ❹精巣輸出管(せいそう)
- 精巣上体
- ❺精巣上体管(せいそう)
- ❻精管
- 精巣上体尾部
- 鞘膜腔(くう)

数字は、精子の産生と射精する際の精子の通路を表す

第9章 生殖器系

生殖器系 ▶ 男性生殖器

男性の生殖器❷

◆精管は精巣上体に続く生殖路。付属生殖腺が3種類あり、その分泌物が精液に加わる。外生殖器の陰茎は泌尿器でもある。

1 精管
- 精巣上体管に続き、精子を尿道に導く管
- 直径約2〜3mm、長さ約40〜50cm
- 走行：陰嚢内→鼠径部皮下の浅鼠径輪→鼠径管→腹壁内面の深鼠径輪→骨盤腔→膀胱の後下方→前立腺を貫通
- 精管膨大部：精管の末端部、精嚢と合流→射精管を形成
- 精索：(陰嚢内→深鼠径輪にいたるまでの)精管・精管動脈・精管静脈・神経・精巣挙筋を結合組織が包む索状の構造物

2 付属生殖腺
- 精嚢：膀胱の後下部に位置、長さ約3〜5cm、幅10mmの囊状器官、精液の一部をなすアルカリ性の液を分泌(果糖に富み、精子にエネルギーを供給)、精管の末端部に合流
- 前立腺：膀胱底と尿生殖隔膜の間に位置、栗の実ほどの大きさ、精液の一部をなすアルカリ性の液を分泌、精子に運動性を与え、保護する、尿道の前立腺部(精丘の両側)に開口
- 尿道球腺(カウパー腺)：前立腺の直下で尿生殖隔膜の中に存在、エンドウ豆大の1対の粘液腺、尿道の海綿体部に開口

3 男性の外陰部
- 陰茎：尿道海綿体1本と陰茎海綿体2本を含む勃起器官
- 陰嚢：精巣と精巣上体を入れる皮膚の囊、肉様膜が存在

4 精液と射精
- 精液：精巣上体尾部に貯蔵されていた精子、精管・精嚢・前立腺・尿道球腺からの分泌物(精漿)を含む乳白色の液
- 勃起：海綿体に血液が充満すること、副交感神経支配
- 射精：交感神経支配(下腹神経)、1回精液で2〜6mlの精液

精巣の組織像

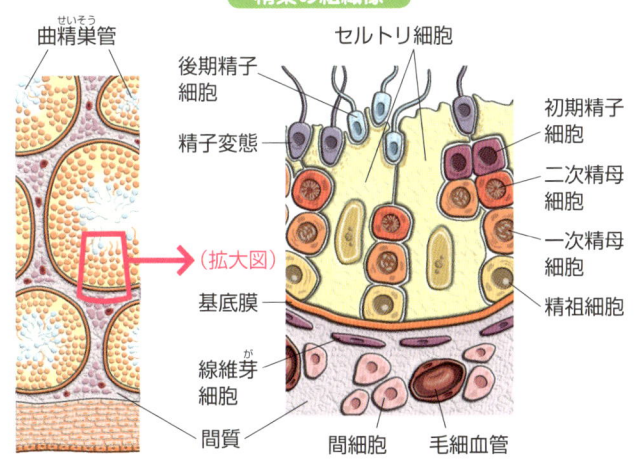

- 曲精巣管
- 後期精子細胞
- セルトリ細胞
- 初期精子細胞
- 精子変態
- 二次精母細胞
- 一次精母細胞
- 精祖細胞
- （拡大図）
- 基底膜
- 線維芽細胞
- 間質
- 間細胞
- 毛細血管

男性生殖器

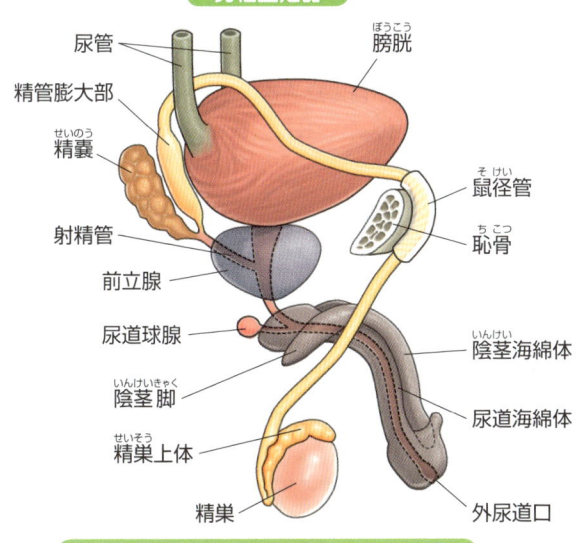

- 尿管
- 膀胱
- 精管膨大部
- 精嚢
- 鼠径管
- 射精管
- 恥骨
- 前立腺
- 尿道球腺
- 陰茎海綿体
- 陰茎脚
- 尿道海綿体
- 精巣上体
- 精巣
- 外尿道口

精子の通路：精巣→精巣上体→精管→射精管→尿道（前立腺部・隔膜部・海綿体部）→外尿道口

生殖器系 ▶ 女性生殖器

女性の生殖器❶

◆卵巣・卵管から膣までの生殖路と、付属生殖腺などからなる。そのうち、卵巣と子宮内膜には平均28日の周期で変化が起こる。

1 卵巣
- 有対の実質性器官、2.5×4cm、約6g、腹膜により包まれる
- 働き：卵子の産生と卵胞ホルモン・黄体ホルモンの分泌
- 構成：表層は皮質（種々の発育段階の卵胞や黄体、白体）・中心部は髄質（血管、リンパ、神経に富む）
- 卵胞＝卵母細胞＋卵胞上皮（卵細胞を囲む上皮）
- 卵胞の発育：原始卵胞→一次卵胞→二次卵胞→成熟卵胞（グラーフ卵胞）または卵胞閉鎖（発達の途中で退化したもの）、二次卵胞の卵胞膜からは卵胞ホルモン（エストロゲン）を分泌
- 排卵：卵胞が破れ、卵細胞を腹腔内に放出
  - 月経周期の14日目に起こる
- 赤体：排卵後の卵胞（出血体）、まもなく黄体になる
- 黄体：黄色の色素をもつルテイン細胞に満たされる、黄体ホルモン（プロゲステロン）と卵胞ホルモン（エストロゲン）を分泌
  - 受精した場合：妊娠黄体になる、妊娠初期の間に持続
  - 受精しない場合：月経黄体になる、排卵後2～3週で退縮
- 白体：退縮した黄体

2 卵管
- 排卵した卵子を取り込み、子宮へ運ぶ長さ約10～15cmの管、腹膜に包まれている（腹膜内器官、卵管間膜をもつ）
- 区分：卵管腹膜口→卵管漏斗（漏斗の先端は卵管采、卵子を卵管内に取り込む）→卵管膨大部（受精の場所）→卵管峡部→卵管子宮部 P.263
- 卵管の粘膜：ヒダ多い、単層円柱上皮（線毛細胞・分泌細胞）
- 卵管の筋：内輪・外縦2層の平滑筋

第9章 生殖器系

女性生殖器（正中断面）

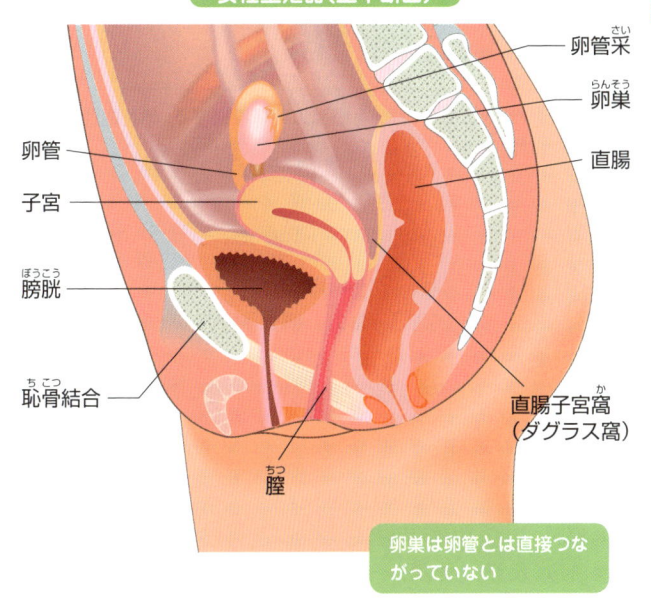

- 卵管采
- 卵巣（らんそう）
- 直腸
- 卵管
- 子宮
- 膀胱（ぼうこう）
- 恥骨結合（ちこつ）
- 直腸子宮窩（か）（ダグラス窩）
- 膣（ちつ）

卵巣は卵管とは直接つながっていない

卵胞の発育

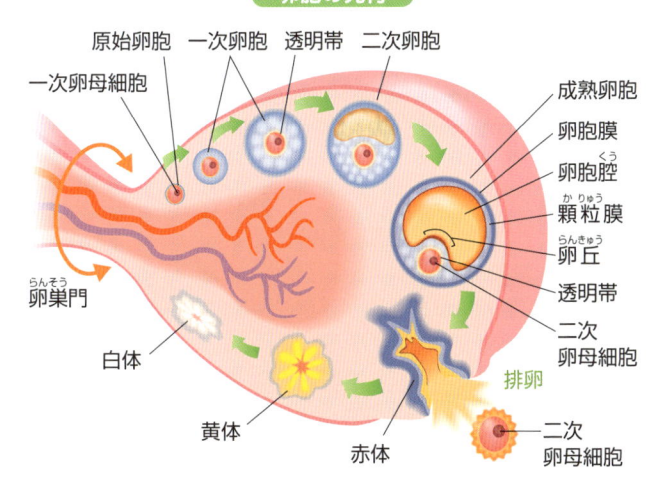

- 原始卵胞
- 一次卵胞
- 透明帯
- 二次卵胞
- 一次卵母細胞
- 成熟卵胞
- 卵胞膜
- 卵胞腔（くう）
- 顆粒膜（かりゅう）
- 卵丘（らんきゅう）
- 透明帯
- 二次卵母細胞
- 卵巣門（らんそう）
- 白体
- 黄体
- 赤体
- 排卵
- 二次卵母細胞

261

生殖器系 ▶ 女性生殖器

女性の生殖器 ❷

◆子宮は骨盤内にあり、膀胱と直腸の間に位置する。子宮内膜には、卵巣の周期的変化によって生じる周期的変化がみられる。

1 子宮
- 外形:扁平なナス状、7×4.5×3cm
- 区分:**子宮体**(上約2/3、体の上部は子宮底)・**子宮峡部**(体と頸の間のくびれ)・**子宮頸**(下約1/3)、子宮頸は腟内に突出
- 前傾前屈の状態:体は頸に対して前傾、頸は腟に対して前屈
- 子宮壁の構造
  - 内膜(粘膜):単層円柱上皮、粘膜固有層に子宮腺多数、表層の**機能層**と深層の**基底層**に区分
  - 筋層:内縦・中輪・外縦で、**3層の平滑筋**
  - 外膜(漿膜):**腹膜**の一部、子宮広間膜に移行
- 子宮内膜の周期的変化
  - **月経期**:2〜5日間、**黄体ホルモン**欠乏→ラセン動脈痙攣→血行障害→**機能層**壊死・脱落
  - **増殖期**:約10日間、機能層が基底層から再生
  - **分泌期**:約14日間、**子宮腺**の分泌が盛ん
- **子宮円索**:子宮⇔大陰唇の皮下、鼠径管を通る

2 外陰部
- 恥丘・陰核(男性の陰茎に相当)・大陰唇・小陰唇
- 腟前庭:**外尿道口**(前)と**腟口**(後)が開く

3 付属生殖腺
- 大前庭腺(**バルトリン腺**)・小前庭腺:腟前庭に開口

4 会陰
- 骨盤の出口、骨盤隔膜(骨格筋と筋膜)で閉鎖
- **尿生殖三角**:恥骨結合と左右の**坐骨結節**を結ぶ三角
- **肛門三角**:尾骨と左右の坐骨結節を結ぶ三角

子宮

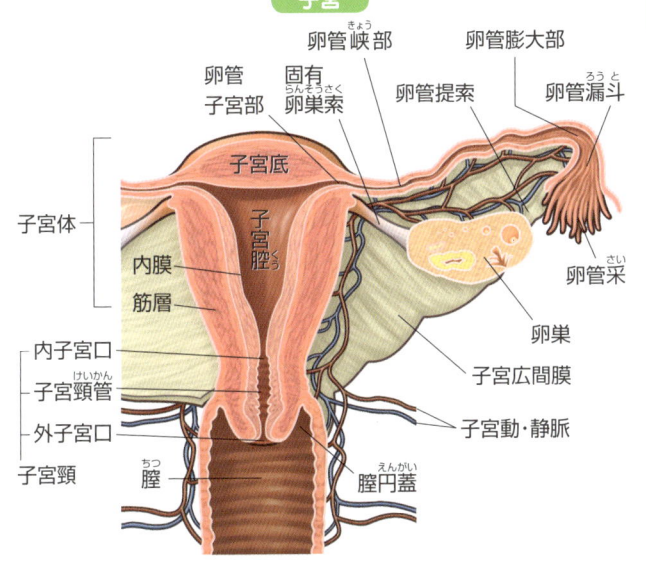

- 子宮体
  - 子宮底
  - 内膜
  - 筋層
- 子宮頸
  - 内子宮口
  - 子宮頸管
  - 外子宮口

- 卵管子宮部
- 固有卵巣索
- 卵管峡部
- 卵管提索
- 卵管膨大部
- 卵管漏斗
- 子宮腔
- 卵管采
- 卵巣
- 子宮広間膜
- 子宮動・静脈
- 膣
- 膣円蓋

外陰部

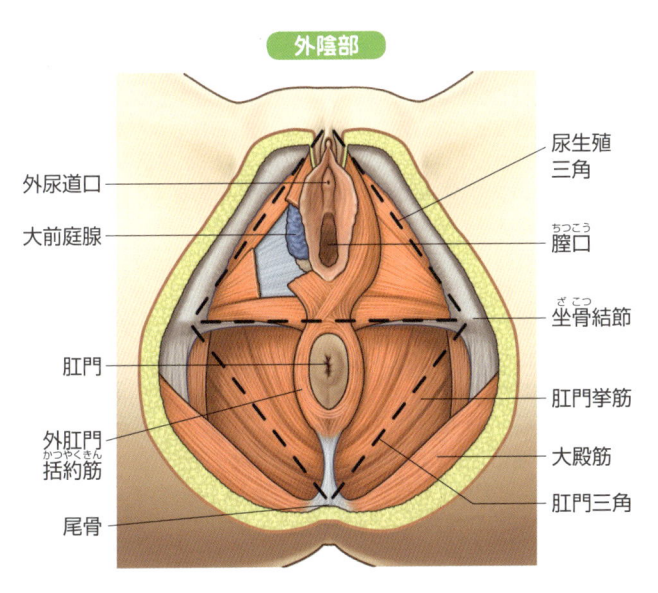

- 外尿道口
- 大前庭腺
- 肛門
- 外肛門括約筋
- 尾骨
- 尿生殖三角
- 膣口
- 坐骨結節
- 肛門挙筋
- 大殿筋
- 肛門三角

第 9 章 確認問題

選択問題：質問に適した答えを、1つまたは2つ選びなさい。

1. 精巣の働きであるのはどれか。（❶精子の生成 ❷精子の貯蔵 ❸テストステロンの分泌 ❹エストロゲンの分泌 ❺プロゲステロンの分泌）

2. 精索に含まれ、鼠径管を通るのはどれか。（❶精細管 ❷精巣上体管 ❸精管 ❹精嚢 ❺射精管）

3. 前立腺について正しいのはどれか。（❶内分泌腺である ❷膀胱の後部に位置する ❸直腸から指診できる ❹分泌物を精液に加える ❺尿道海綿体部に開口する）

4. 精子の成熟にかかわるのはどれか。（❶精管 ❷精索 ❸精嚢 ❹精巣上体 ❺前立腺）

5. テストステロンを分泌するのはどれか。（❶セルトリ細胞 ❷ライディッヒ細胞 ❸精祖細胞 ❹精母細胞 ❺精子細胞）

6. プロゲステロンを分泌するのはどれか。（❶赤体 ❷黄体 ❸白体 ❹卵胞 ❺胎盤）

7. 卵巣について誤っているのはどれか。（❶中腔性器官である ❷皮質と髄質からなる ❸卵胞は卵巣の中心部にある ❹女性ホルモンを分泌する ❺腹膜に包まれている）

8. 正常の場合、受精の場所はどれか。（❶卵管采 ❷卵管漏斗 ❸卵管膨大部 ❹卵管峡部 ❺卵管子宮部）

9. 卵管について正しいのはどれか。（❶長さは約15～25cmである ❷3層の筋層をもつ ❸直接卵巣とつながっている ❹腹膜後器官で卵管間膜を有する ❺粘膜にはヒダが多い）

10. 子宮について誤っているのはどれか。（❶形状—扁平なナス状 ❷子宮底—子宮の上部 ❸子宮頸—膣内に突出 ❹子宮筋層—周期的変化 ❺子宮の両側—卵巣とつながる）

11. 月経期について誤っているのはどれか。（❶子宮腺の分泌が盛ん ❷ラセン動脈が痙攣 ❸血行障害 ❹機能層が壊死 ❺基底層から機能層が再生）

解答は312ページ

第10章
感覚器系

感覚器系 ▶ 皮膚

外皮

◆ 外界からの刺激を受容するのが感覚系。**外皮**（皮膚）・**視覚器**（目）・**平衡聴覚器**（耳）・**嗅覚器**（鼻）・**味覚器**（舌）がある。

1 外皮の構成と皮膚の働き
- **皮膚**：成人で約1.5〜2㎡、各部の比率は「**9の法則**」
  - 9の法則：頭部9％、上肢各側9％、下肢各側18％、体幹前面18％、体幹後面18％、外陰部1％（合計100％）
- **付属器**：**角質器**（毛と爪）・**皮膚腺**（脂腺・汗腺・乳腺）
- 皮膚の働き：**感覚器**としての作用・体表の保護・**排泄**作用（汗）・**体温**調節（発汗と血管収縮）・**栄養分**の貯蔵（皮下脂肪）

2 皮膚の構造
- **表皮**：**重層扁平**上皮
  - 表層より角質層（剥離層）・淡明層・顆粒層・有棘層・基底細胞層（分裂増殖して表層へ移動）、深層の2層はあわせて胚芽層、胚芽層にはメラニン細胞が存在
  - 表皮には血管が分布しない
- **真皮**：**緻密性結合**組織
  - 真皮乳頭（毛細血管ループ・神経終末）・毛根・汗腺
- **皮下組織**（皮下脂肪）：**脂肪組織**（**疎性**結合組織の一種）
  - **皮静脈**・**皮神経**が存在

3 皮膚の神経終末
- 表皮と真皮の**自由神経終末**：痛覚・温度覚（温覚・冷覚）
- 真皮の**マイスネル小体**・**クラウゼ小体**：触覚
- 真皮の**ルフィニ小体**：圧覚
- 皮下組織の**パチニ小体**：圧覚
- 体の無毛部に分布する**メルケル触覚円板**：触覚

4 付属器
- **脂腺**：**皮脂**を分泌、**手掌**・**足底**を除く全身の真皮内に分布

皮膚の構造

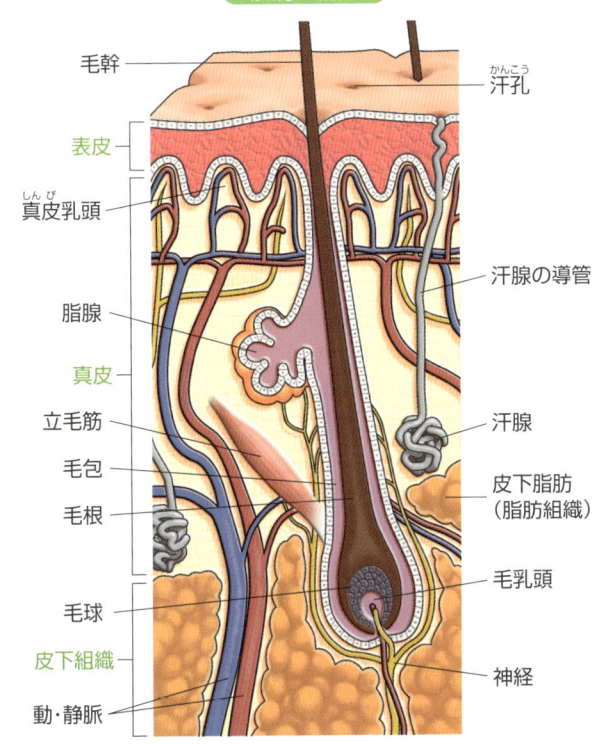

- 毛幹
- 表皮
- 真皮乳頭
- 脂腺
- 真皮
- 立毛筋
- 毛包
- 毛根
- 毛球
- 皮下組織
- 動・静脈
- 汗孔
- 汗腺の導管
- 汗腺
- 皮下脂肪（脂肪組織）
- 毛乳頭
- 神経

- **汗腺**：小汗腺（**エクリン腺**）・大汗腺（**アポクリン腺**）に区分
  - 小汗腺：**汗**を分泌、ほぼ全身の皮膚に分布、**体温**を調節
  - 大汗腺：分泌物には脂肪・蛋白質が豊富、**外耳道腺**・**腋窩腺**・**乳輪腺**・**肛門周囲腺**がある、体温調節とは無関係
- **乳腺**：特殊化した汗腺、**妊娠時**に発達、分娩後に乳汁を分泌
- 毛：**毛幹**・**毛根**（毛包で包まれる）・**毛球**（下端の膨大部、毛の成長点）に区分、**毛乳頭**には毛細血管と神経
  - 立毛筋：毛の付属器、**平滑筋**、**交感神経**支配
- 爪：**爪体**と**爪根**（皮膚に埋もれた）に区分、爪の下の皮膚面が**爪床**、爪根部の**爪床**から爪が新生

感覚器系 ▶ 視覚器

視覚器❶ 眼球壁

◆ 視覚器は**眼球壁**(外・中・内膜)・**眼球内容物**(眼房水・水晶体・硝子体)・**眼球付属器**(眼瞼・結膜・外眼筋・涙器)からなる。

● 眼球壁
- 外膜(**線維膜**)
  - **角膜**:前方1/6、黒目の部分に相当
    - **血管**を欠くが、**神経**に富み、**感覚**は鋭敏
  - **強膜**:後方5/6、白目の部分に相当
- 中膜(**血管膜・ブドウ膜**):メラニン色素・血管と神経に富む
  - **虹彩**:中には**瞳孔括約筋**(縮瞳、**動眼神経**支配)・**瞳孔散大筋**(散瞳、**交感神経**支配)、カメラの絞りに相当
  - **毛様体**:虹彩と脈絡膜の間の血管膜
    - **毛様体筋**:**平滑筋**、毛様体筋が収縮→**毛様体小帯**(チン小帯)が弛緩→**水晶体**は弾性で厚さが増す(近くを見るとき)
    - **毛様体小帯**:毛様体と水晶体を連結
  - **脈絡膜**:脈絡膜はカメラの暗箱に相当
- 内膜(**網膜**):鋸状縁で網膜盲部と網膜視部に区分
  - **網膜盲部**:視細胞(光受容細胞)なし P.271上
  - **網膜視部**:2種類の視細胞
    - **錐状体**(細胞)=外節(錐状)+内節、**色彩**に反応
    - **杆状体**(細胞)=外節(杆状)+内節、**明暗**に反応
  - **黄斑**:眼底の**耳側**にある黄色部、黄斑の中心部は**中心窩**、**錐状体**の分布密度が高く、**視力**の鋭いところ
  - **視神経乳頭**:眼底の鼻側、**視神経線維**が眼球を出る部位、視細胞をもたないため、視覚の**盲点**となる
  - **網膜内のニューロン**:**視細胞**→**双極細胞**→**視神経節細胞**、視神経節細胞の**軸索**は視神経線維

第10章 感覚器系

眼球壁

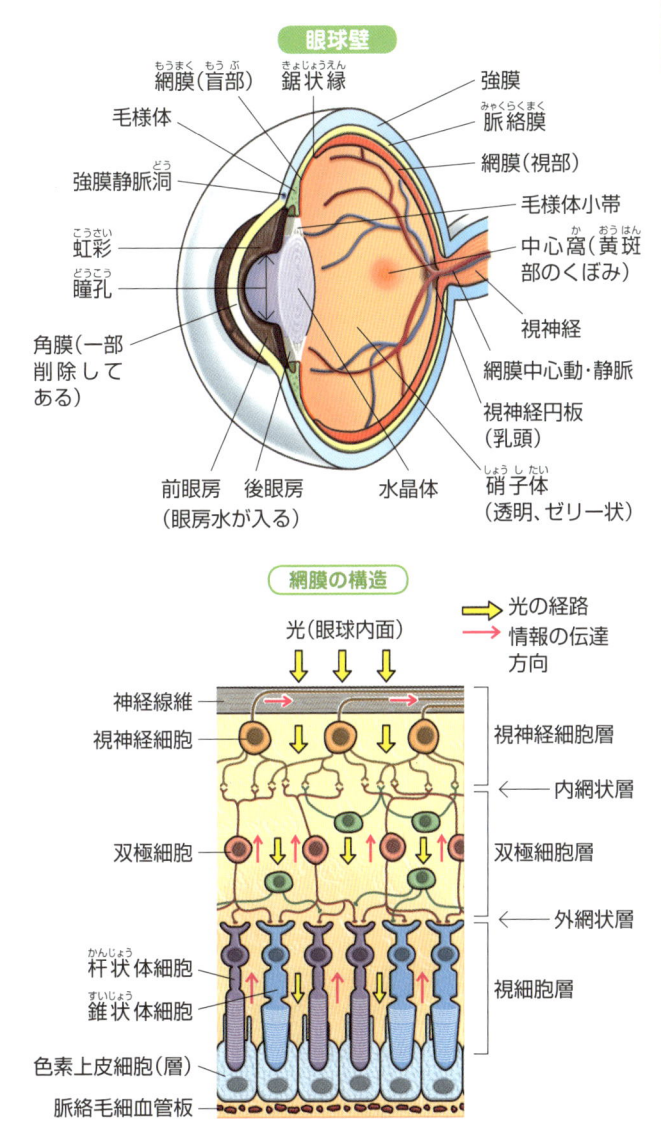

- 網膜(盲部)
- 鋸状縁
- 強膜
- 毛様体
- 脈絡膜
- 強膜静脈洞
- 網膜(視部)
- 毛様体小帯
- 虹彩
- 中心窩(黄斑部のくぼみ)
- 瞳孔
- 視神経
- 角膜(一部削除してある)
- 網膜中心動・静脈
- 視神経円板(乳頭)
- 前眼房
- 後眼房(眼房水が入る)
- 水晶体
- 硝子体(透明、ゼリー状)

網膜の構造

光(眼球内面)

⇒ 光の経路
→ 情報の伝達方向

- 神経線維
- 視神経細胞 — 視神経細胞層
- ← 内網状層
- 双極細胞 — 双極細胞層
- ← 外網状層
- 杆状体細胞
- 錐状体細胞 — 視細胞層
- 色素上皮細胞(層)
- 脈絡毛細血管板

注 瞳孔括約筋・瞳孔散大筋・毛様体筋をまとめて、内眼筋と呼ぶ。

感覚器系 ▶ 視覚器

視覚器❷ 眼球内容物と眼球付属器

◆眼球の内部には、眼房水・水晶体・硝子体という内容物がある。また、眼球には眼瞼・結膜・外眼筋・涙器が備わっている。

1 眼球内容物
- 眼房水：前眼房・後眼房に充満している一種のリンパ液
  - 働き：眼圧を維持、角膜と水晶体を栄養
  - 産生と流れ：毛様体から分泌→後眼房→瞳孔→前眼房→強膜静脈洞で吸収
  - 眼房水の生産過剰や吸収障害→眼圧上昇→緑内障
- 水晶体：直径1cmの凸レンズ状の透明体、弾性に富む、水晶体が白く濁ると白内障が起こる
- 硝子体：ゼリー状の透明体

2 眼球付属器
- 眼瞼(まぶた)：上眼瞼・下眼瞼に区分、中には瞼板腺、別名マイボーム腺(脂腺)
- 結膜：眼瞼の内面と強膜前面をおおう粘膜
  - 区分：眼球結膜・眼瞼結膜・結膜円蓋
- 外眼筋：眼球運動をつかさどる骨格筋
  - 内側直筋：内転、動眼神経(Ⅲ)支配
  - 外側直筋：外転、外転神経(Ⅵ)支配
  - 上直筋：上転・内転、動眼神経(Ⅲ)支配
  - 下直筋：下転・内転、動眼神経(Ⅲ)支配
  - 上斜筋：下転・外転、滑車神経(Ⅳ)支配
  - 下斜筋：上転・外転、動眼神経(Ⅲ)支配
  - 上眼瞼挙筋：開眼、動眼神経(Ⅲ)支配
- 涙器：
  - 涙腺：涙液を分泌、目に潤い・洗浄・殺菌作用
  - 涙道：涙点→涙小管→涙嚢→鼻涙管→下鼻道

眼球内容物と付属器

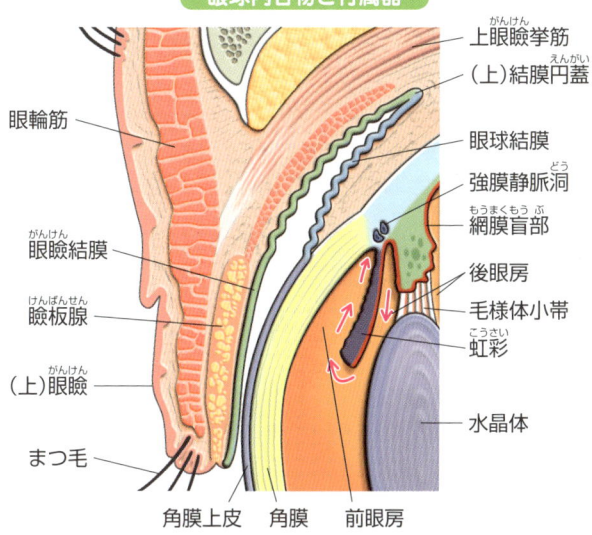

- 上眼瞼挙筋
- （上）結膜円蓋
- 眼輪筋
- 眼球結膜
- 強膜静脈洞
- 網膜盲部
- 眼瞼結膜
- 後眼房
- 瞼板腺
- 毛様体小帯
- 虹彩
- （上）眼瞼
- 水晶体
- まつ毛
- 角膜上皮　角膜　前眼房

外眼筋（左眼）

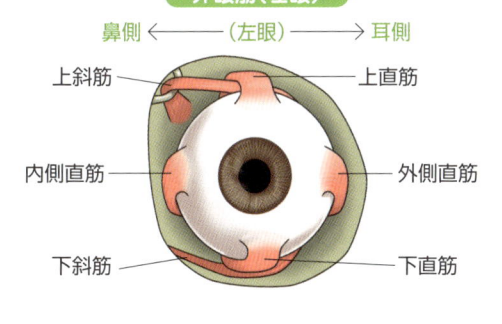

鼻側 ←――（左眼）――→ 耳側

- 上斜筋
- 上直筋
- 内側直筋
- 外側直筋
- 下斜筋
- 下直筋

外眼筋の作用

- 上直筋（Ⅲ）
- 下斜筋（Ⅲ）
- 内側直筋（Ⅲ）
- 外側直筋（Ⅵ）
- 下直筋（Ⅲ）
- 上斜筋（Ⅳ）

感覚器系 ▶ 聴覚器・味覚器・嗅覚器

平衡聴覚器・味覚器・嗅覚器

◆ 音を感知する聴覚器は、外耳・中耳・内耳からなる。内耳は、身体の姿勢・位置・運動を感知する平衡器をも含む。

1 外耳
- 耳介：内部には弾性軟骨
- 外耳道：外耳孔から鼓膜まで、長さ約3cm、直径約6mmの管
  - 表面の皮膚には耳道腺（アポクリン腺）が発達

2 中耳（鼓室＋耳管）
- 鼓膜：音（空気の振動）を受ける薄い膜
- 鼓室：鼓膜から前庭窓と蝸牛窓までの側頭骨内の小腔である
- 耳小骨：ツチ骨・キヌタ骨・アブミ骨、関節連結
  - 鼓膜張筋：ツチ骨に付着、三叉神経支配
  - アブミ骨筋：アブミ骨に付着、顔面神経支配
    - 両者の働き：伝音感度を下げる（異なる見解がある）
  - 伝音系：鼓膜→ツチ骨→キヌタ骨→アブミ骨→前庭窓
- 耳管：長さ約2.5cm、咽頭と交通する管

3 内耳
- 骨迷路：骨半規管・前庭・蝸牛に区分、下記の膜迷路を入れる
- 膜迷路：膜半規管・卵形嚢と球形嚢・蝸牛管に区分

4 平衡覚と聴覚の受容器
- 平衡覚受容器：前庭神経支配
  - 平衡斑（耳石・有毛細胞）：球形嚢と卵形嚢内にある球形嚢斑・卵形嚢斑、垂直・水平方向の加速度や傾きに反応
  - 膨大部稜（膨大部頂・有毛細胞）：膜半規管膨大部内にある、回転加速度に反応
- 聴覚受容器：蝸牛管内にあるコルチ（ラセン）器、音波に反応
  - 構成：基底板・有毛細胞・蓋膜
  - 感音系：蝸牛から脳までの経路、蝸牛と蝸牛神経を含む

第10章 感覚器系

平衡聴覚器

耳介／耳小骨／アブミ骨／キヌタ骨／ツチ骨／前庭窓／内耳神経／前庭神経／蝸牛神経／蝸牛／咽頭／外耳道／鼓膜／鼓室／蝸牛窓／耳管

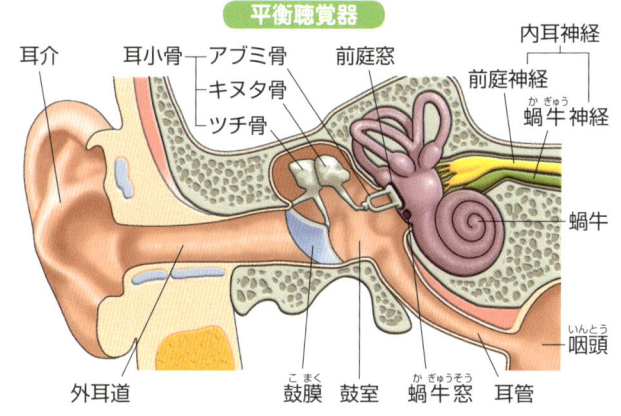

伝音系の語呂：つきあって（ツチ骨・キヌタ骨・アブミ骨・前庭窓）

前庭からは前庭神経（平衡覚に関与）が、蝸牛からは蝸牛神経（聴覚に関与）が出る。両神経は合わせて内耳神経となる

内耳

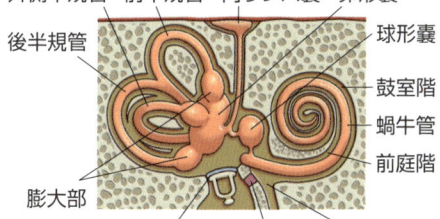

外側半規管／前半規管／内リンパ嚢／卵形嚢／後半規管／球形嚢／鼓室階／蝸牛管／前庭階／膨大部／アブミ骨・前庭窓／蝸牛窓／外リンパ管

膜迷路の中は内リンパ、骨迷路と膜迷路の間は外リンパで満たされている

5 味覚器
- 味覚器（味蕾）は舌乳頭（有郭乳頭・葉状乳頭・茸状（じじょう）乳頭）・口腔・咽頭粘膜に位置する
- 味蕾には味細胞という感覚細胞がある

6 嗅覚器
- 嗅覚器は鼻腔の嗅上皮にある
- 嗅上皮に嗅細胞がある、嗅細胞の軸索は嗅糸（嗅神経）

第10章 確認問題

選択問題：質問に適した答えを、1つまたは2つ選びなさい。

1. 皮膚の面積で大きいのはどれか。（❶頭部 ❷片上肢 ❸片下肢前面 ❹片下肢後面 ❺体幹の前面）
2. 誤っているのはどれか。（❶涙腺—外分泌腺 ❷耳道腺—アポクリン腺 ❸小汗腺—エクリン腺 ❹アポクリン腺—体温の調節 ❺乳腺—特殊化した皮膚腺）
3. 瞳孔括約筋が存在するのはどれか。（❶毛様体 ❷脈絡膜 ❸虹彩 ❹角膜 ❺強膜）
4. 近くを見るときに収縮するのはどれか。（❶上斜筋 ❷外転筋 ❸瞳孔括約筋 ❹瞳孔散大筋 ❺毛様体筋）
5. 筋とその支配神経で正しいのはどれか。（❶瞳孔括約筋—交感神経 ❷瞳孔散大筋—副交感神経 ❸毛様体筋—動眼神経 ❹鼓膜張筋—顔面神経 ❺立毛筋—交感神経）
6. 角膜について誤っているのはどれか。（❶透明である ❷血管を欠く ❸神経に富む ❹涙液から栄養を受ける ❺黒目の部分にあたる）
7. 眼球について誤っているのはどれか。（❶錐状体—明暗に反応 ❷毛様体筋—水晶体の厚さの調節 ❸中心窩—最も視力のよい部分 ❹虹彩—光量の調節 ❺視神経乳頭—眼底のやや鼻側に位置）
8. 感覚受容細胞でないのはどれか。（❶嗅細胞 ❷視神経細胞 ❸錐状体細胞 ❹有毛細胞 ❺味細胞）
9. 自由神経終末は何を感知するのか。（❶痛覚 ❷触覚 ❸圧覚 ❹平衡覚 ❺温度覚）
10. 頭の回転を感知するのはどれか。（❶蝸牛管 ❷膨大部稜 ❸平衡斑 ❹耳小骨 ❺コルチ器）
11. 平衡聴覚器について誤っているのはどれか。（❶鼓膜—内耳と中耳の間 ❷感音系—蝸牛と蝸牛神経 ❸蝸牛管の中—外リンパ ❹耳石—平衡斑 ❺中耳—咽頭と交通）

解答は312ページ

第11章
內分泌系

内分泌系 ▶ 内分泌系の基礎知識

内分泌系の働きと構成

◆内分泌系はホルモンを分泌する器官系で、自律神経系とともに、諸臓器・組織の機能を調節している。

1 ホルモンと標的器官
- ホルモン：内分泌器（内分泌腺）の分泌物、微量で効果が高い
- 標的器官・標的細胞：ホルモンが作用する器官や細胞
- 受容体（レセプター）：標的細胞の表面や内部にホルモンと特異的に結合する構造
- 運搬：腺から分泌されたホルモンは、近くの血管内に取り込まれて全身に運ばれる。
- 働き：代謝、発育、成長、生殖などの調節を体液的に行い、神経系とともに内部環境の維持や外部環境への適応に働く

2 内分泌系の器官
- 視床下部：間脳の一部、下垂体前葉ホルモンの分泌を調節
- 下垂体：蝶形骨のトルコ鞍（下垂体窩）に位置
- 松果体：メラトニンを分泌、概日リズムに関与（生体時計）、性腺の早期発育を抑制（発育不全は性早熟をきたす）、思春期ころから退化変性→脳砂となる
- 甲状腺と副甲状腺（上皮小体）：頸部に位置
- 胸腺：胸骨の直後面に位置、出生直後は12〜15g、思春期を過ぎるとしだいに退縮、成人では脂肪組織に変性、皮質と髄質に区別、サイモシンを分泌、Tリンパ球の産生を誘導
- 副腎：腎臓の上に位置
- 膵臓ランゲルハンス島：膵尾側に多い、分泌細胞に分泌顆粒
    - A（α）細胞：20％、グルカゴンを分泌、血糖値を上げる
    - B（β）細胞：70％、インスリンを分泌、血糖値を下げる
    - D（δ）細胞：10％、ソマトスタチンを分泌、グルカゴンとインスリンの分泌を抑制する

内分泌腺

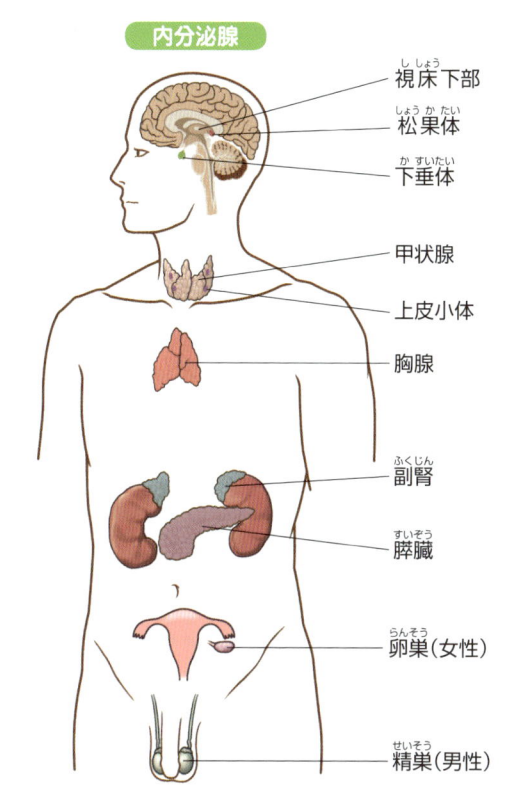

- 視床下部
- 松果体
- 下垂体
- 甲状腺
- 上皮小体
- 胸腺
- 副腎
- 膵臓
- 卵巣(女性)
- 精巣(男性)

- 精巣(男性の性腺)：**男性ホルモン**(アンドロゲン)分泌、分泌細胞は間細胞(**ライディッヒ細胞**)、男性生殖器の発育促進、**蛋白質**合成促進、(両性)性欲亢進
- 卵巣(女性の性腺)
  - **卵胞ホルモン**(エストロゲン)：二次卵胞と黄体が分泌
    - 作用：**卵胞**発育、**子宮内膜**増殖、女性**二次性徴**発現
  - **黄体ホルモン**(プロゲステロン)：黄体が分泌
    - 作用：**妊娠**の成立維持、**乳腺**の発育
- その他：視床下部、心臓、腎臓、肝臓、消化管、胎盤に存在する**内分泌**細胞

内分泌系 ▶ 視床下部・下垂体

視床下部ホルモンと下垂体

◆視床下部は、神経分泌に関係する神経核を多く含む。視床下部ホルモンは、下垂体前葉ホルモンの分泌を調節している。

1 視床下部ホルモン
- 甲状腺刺激ホルモン放出ホルモン：下記①⑤⑥の分泌促進
- 性腺刺激ホルモン放出ホルモン：下記②と③の分泌促進
- 副腎皮質刺激ホルモン放出ホルモン：下記④の分泌促進
- 成長ホルモン放出ホルモン：下記⑤の分泌促進
- 成長ホルモン抑制ホルモン（ソマトスタチン）：⑤の分泌抑制
- 乳腺刺激ホルモン抑制ホルモン：下記⑥の分泌抑制

2 下垂体前葉ホルモン
- 甲状腺刺激ホルモン①（TSH）：甲状腺の分泌機能を促進、過剰→甲状腺機能亢進症（バセドウ病）、低下→クレチン病
- 性腺刺激ホルモン
  - 卵胞刺激ホルモン②（FSH）：女性では卵胞の成熟を促進、男性では精子の成熟と精細管の発育を促進
  - 黄体形成（黄体化）ホルモン③（LH）：女性では排卵および黄体形成を促進、男性では男性ホルモンの生成を促進
- 副腎皮質刺激ホルモン④（ACTH）：副腎皮質ホルモンの分泌を促進
- 成長ホルモン⑤（GH）：骨端軟骨に作用し、骨の成長を促進、過剰→巨人症（成長期）か末端肥大症（成人）、不足→小人症
- 乳腺刺激ホルモン⑥（プロラクチン、PRL）：乳腺の発達と乳汁の分泌を促進、（卵巣にある）黄体の退縮を防止

3 下垂体後葉ホルモン
- オキシトシン（子宮収縮ホルモン）：視床下部の室傍核に由来、平滑筋の感受性を高め、子宮の陣痛および射乳を誘発
- バソプレシン（抗利尿ホルモン）：視床下部の視索上核に由来、

視床下部・下垂体

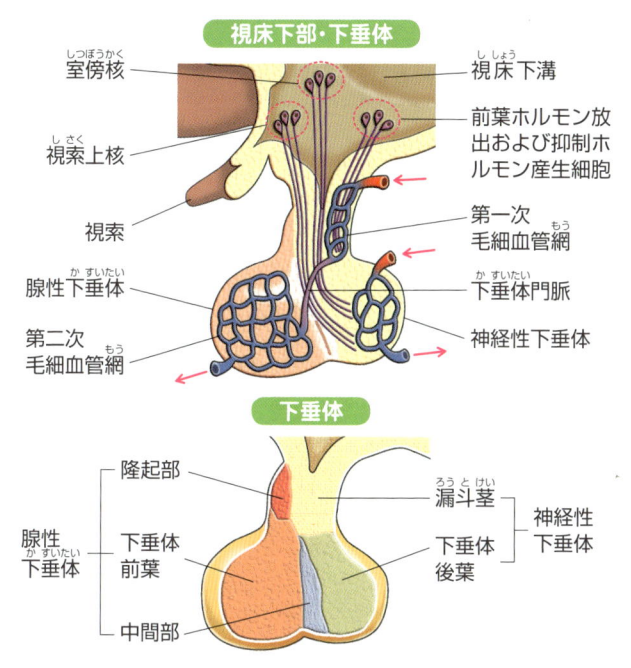

- 室傍核
- 視索上核
- 視索
- 腺性下垂体
- 第二次毛細血管網
- 視床下溝
- 前葉ホルモン放出および抑制ホルモン産生細胞
- 第一次毛細血管網
- 下垂体門脈
- 神経性下垂体

下垂体

- 隆起部
- 下垂体前葉
- 中間部
- 腺性下垂体
- 漏斗茎
- 下垂体後葉
- 神経性下垂体

腎の集合管に作用し、水の再吸収を促進（抗利尿作用）、不足→尿崩症

4 視床下部に由来するホルモンの分泌経路

- **視床下部漏斗系**：視床下部隆起核などの神経細胞（体）→軸索→放出されたホルモンは第一次毛細血管網で吸収される
- **下垂体門脈系**：（内頸動脈→）第一次毛細血管網に吸収された視床下部ホルモンは、下垂体門脈を経て、第二次毛細血管網から放出されて、下垂体前葉細胞に達する
- **視床下部下垂体系**：視床下部の視索上核、室傍核の神経細胞（体）→軸索→後葉ホルモンは下垂体後葉で放出され、後葉の毛細血管網から吸収される

注 性腺刺激ホルモン放出ホルモンは、黄体化ホルモン放出ホルモンとも呼ばれる

内分泌系 ▶ 甲状腺・副甲状腺

甲状腺・副甲状腺

◆甲状腺は左葉・右葉と峡部(きょう)からなり、その左葉・右葉の後面に副甲状腺が位置する。

1 甲状腺

甲状腺の実質はろ胞＝ろ胞上皮細胞(分泌)＋コロイド(貯蔵)

- ろ胞上皮細胞：甲状腺ホルモンを分泌、標的器官は全身のほとんどの組織で、基礎代謝を亢進、発育を促進する作用
- 機能亢進→バセドウ病、機能低下→クレチン病・粘液水腫(ねんきすいしゅ)
- 傍ろ胞細胞：カルシトニンを分泌
  - 骨と腎臓に作用し、血中カルシウム濃度を低下させる
  - 上皮小体ホルモン(パラトルモン)の作用と拮抗する

2 副甲状腺(上皮小体)

- パラトルモンを分泌、骨に作用して破骨細胞(はこつ)の活性↑・腎臓に作用してCa^{2+}の再吸収↑→血中Ca^{2+}濃度を上昇させる
- 機能亢進→骨がもろくなる、機能低下→筋肉痙攣(けいれん)(テタニー)

甲状腺

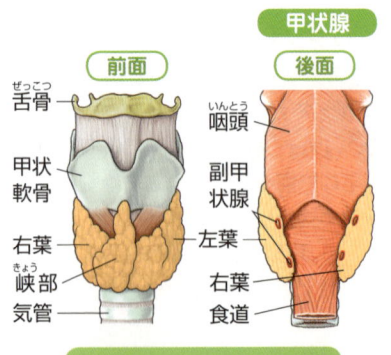

前面
- 舌骨(ぜっこつ)
- 甲状軟骨
- 右葉
- 峡部(きょうぶ)
- 気管

後面
- 咽頭(いんとう)
- 副甲状腺
- 左葉
- 右葉
- 食道

組織像
- ろ胞(小胞)
- ろ胞上皮細胞(ホルモンの分泌)
- コロイド(ホルモンの貯蔵)
- 傍ろ胞細胞(ぼう)
- 毛細血管

カルシトニンは甲状腺により分泌されるが、一般的には甲状腺ホルモンとは呼ばない

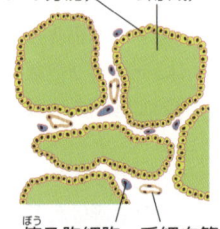

内分泌系 ▶ 副腎

副腎

◆副腎は腎臓の上にかぶさっている。表層の皮質と深層の髄質からなる。皮質は中胚葉に由来し、髄質は外胚葉に由来する。

1 皮質
- 球状帯：電解質コルチコイド分泌→(腎に作用して)血中のNa⁺とK⁺の平衡維持に作用
- 束状帯：糖質コルチコイドを分泌、蛋白から糖の形成を促進、(免疫反応の抑制で)抗炎症作用
- 網状帯：性ホルモンを分泌 (男性ホルモンのほかに、少量の黄体ホルモン、卵胞ホルモンを含む)

2 髄質
- 交感神経節と同等の組織で、交感神経節前線維が進入
- アドレナリンとノルアドレナリンを分泌、血圧と血糖の上昇、心臓拍動の促進、末梢血管の収縮、立毛筋の収縮などを引き起こす(交感神経緊張状態と同じ)

副腎(断面)

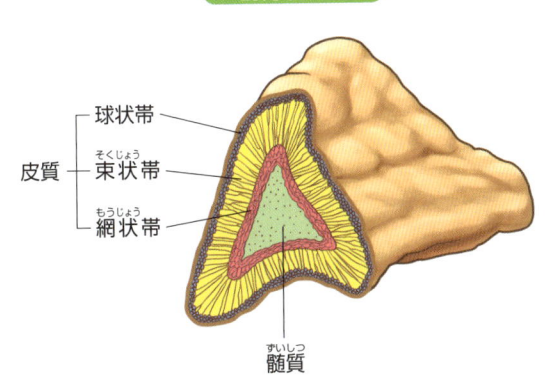

- 皮質
  - 球状帯
  - 束状帯
  - 網状帯
- 髄質

第11章 確認問題

選択問題：質問に適した答えを、1つまたは2つ選びなさい。

1. 腺とその存在部位について誤っているのはどれか。(❶松果体―中脳 ❷下垂体―トルコ鞍 ❸甲状腺―頚部前面 ❹ランゲルハンス島―膵臓内部 ❺副腎―腎臓上部)

2. 下垂体で神経分泌を行うのはどれか。(❶前葉 ❷後葉 ❸中間部 ❹隆起部 ❺漏斗茎)

3. 血中カルシウム濃度を低下させるのはどれか。(❶甲状腺ホルモン ❷カルシトニン ❸パラトルモン ❹電解質コルチコイド ❺バソプレシン)

4. 下垂体前葉ホルモンの標的器官でないのはどれか。(❶副腎皮質 ❷乳腺 ❸肝臓 ❹卵巣 ❺精巣)

5. 骨成長を促すのはどれか。(❶甲状腺ホルモン ❷副甲状腺ホルモン ❸副腎皮質ホルモン ❹副腎髄質ホルモン ❺成長ホルモン)

6. 下垂体門脈系の第二次毛細血管網が存在する部位はどれか。(❶視床 ❷視床下部 ❸下垂体前葉 ❹下垂体漏斗茎 ❺下垂体後葉)

7. 黄体化ホルモンから直接の影響を受けないのはどれか。(❶精子の成熟 ❷男性ホルモンの生成 ❸射精 ❹排卵 ❺黄体の形成)

8. 卵胞刺激ホルモンにより促進されるのはどれか。(❶卵胞の成熟 ❷精子の成熟 ❸排卵 ❹黄体の形成 ❺男性ホルモンの分泌)

9. 副腎皮質から分泌されないのはどれか。(❶電解質コルチコイド ❷糖質コルチコイド ❸性ホルモン ❹アドレナリン ❺ノルアドレナリン)

10. 概日リズムにかかわるのはどれか。(❶メラトニン ❷サイモシン ❸メラニン ❹プロラクチン ❺ソマトスタチン)

解答は312ページ

第12章
ふろく

筋の起始・停止・支配神経

体幹の筋

頭部の筋

頭部浅層の筋（表情筋）（主なもの8筋）

筋名	起始	停止	作用	神経支配
前頭筋（ぜんとうきん）	前頭部の皮膚	帽状腱膜（ぼうじょうけんまく）	額にしわをつくる	顔面神経
眼輪筋（がんりんきん）	眼裂の周囲を取り巻く薄い筋	眼瞼（がんけん）を閉じる		顔面神経
鼻根筋（びこんきん）	鼻骨（鼻根部）	前頭（眉間部）（みけん）の皮膚	眉間（みけん）に横じわをつくる	顔面神経
鼻筋（びきん）	上顎骨（じょうがくこつ）（歯槽突起）（しそう）	鼻背・鼻翼（びよく）・鼻孔後縁（びこう）	鼻翼を動かす	顔面神経
大頬骨筋（だいきょうこつきん）	頬骨・頬骨側頭縫合（ほうごう）の近く	上唇（じょうしん）・口角	口角を引き上げる	顔面神経
小頬骨筋（しょうきょうこつきん）	頬骨・頬骨上顎縫合の近く	上唇	上唇を引き上げる	顔面神経
笑筋（しょうきん）	耳下腺筋膜・咬筋筋膜（こうきん）	口角と付近の皮膚	口角を外方に引いてくぼをつくる	顔面神経
口輪筋（こうりんきん）	口裂を取り巻く筋で口唇の中にある	口を閉じる、口を尖（とが）らせる		顔面神経

頭部深層の筋（咀嚼筋）（4筋）

筋名	起始	停止	作用	神経支配
咬筋（こうきん）	浅部：頬骨弓（きょうこつきゅう）の前部から中部	下顎角（かがくかく）の外面（咬筋粗面）（きんそめん）	下顎骨の挙上（口を閉じる、歯を噛（か）み合わせる）	三叉神経の第3枝（下顎神経）（さんさ）（し）
	深部：頬骨弓の中部から後部			

筋名	起始	停止	作用	神経支配
側頭筋	側頭鱗の外面および側頭筋膜の内面	下顎骨の筋突起	下顎骨の挙上、後方移動	三叉神経の第3枝(下顎神経)
外側翼突筋	蝶形骨翼状突起の外側板の外側面	下顎頚にある翼突筋窩	下顎骨の前方移動。両側が働くと両側の下顎頭が前方に動いて口を開く。片側は顎を左右に動かす(すりつぶし動作)	三叉神経(下顎神経の外側翼突筋枝)
内側翼突筋	蝶形骨翼状突起の後面の翼突窩	下顎角内面の翼突筋粗面	下顎骨の挙上(口を閉じる)。片側は顎を左右に動かす(すりつぶし動作)	三叉神経(下顎神経の内側翼突筋枝)

体幹の筋

頸部の筋

頸部浅層の筋(2筋)

筋名	起始	停止	作用	神経支配
広頸筋	下顎底・耳下腺筋膜	鎖骨下方の皮膚	頸部および鎖骨下方の皮膚を上に引いて筋膜を緊張させる	顔面神経
胸鎖乳突筋	胸骨頭:胸骨柄の上縁	側頭骨乳様突起・後頭骨上項線	頭部を反対側に斜めに回旋、頭を後屈・前下方に引く、胸骨と鎖骨を挙上	副神経・頸神経叢(C2〜3)
	鎖骨頭:鎖骨内方の1/3			

舌骨上筋（4筋）

筋名	起始	停止	作用	神経支配
顎二腹筋	前腹：下顎骨前部後面の二腹筋窩	中間腱	下顎骨の固定時は舌骨を引き上げる、舌骨の固定時は下顎骨を引き下げる	前腹：三叉神経第3枝（下顎神経）
	後腹：側頭骨乳突切痕			後腹：顔面神経
茎突舌骨筋	茎状突起	舌骨体	舌骨を後上方に引く	顔面神経（茎突舌骨筋枝）
顎舌骨筋	下顎骨内面の顎舌骨筋線	舌骨体	舌骨を挙上する、舌骨の固定時は下顎骨を引き下げる	三叉神経第3枝（下顎神経）
オトガイ舌骨筋	下顎骨正中部後面のオトガイ舌骨筋棘	舌骨体の前面	舌骨を上方に引く、舌骨の固定時は下顎骨を引き下げる	頸神経（C1～2）

舌骨下筋（4筋）

筋名	起始	停止	作用	神経支配
胸骨舌骨筋	胸骨柄・第1肋骨の軟骨部の後面	舌骨体	舌骨を下方に引く	頸神経叢（C1～2）
甲状舌骨筋	甲状軟骨	舌骨体	舌骨を引き下げる。舌骨の固定時は甲状軟骨を引き上げる	頸神経叢（C1）
胸骨甲状筋	胸骨柄・第1肋骨の軟骨部の後面	甲状軟骨	甲状軟骨を下方に引く	頸神経叢（C1～2）
肩甲舌骨筋	肩甲骨の上縁	舌骨体	舌骨を下後方に引く、頸筋膜を張る	頸神経叢（C1～3）

斜角筋（3筋）

筋名	起始	停止	作用	神経支配
前斜角筋	C3〜6の横突起前結節	第1肋骨の前斜角筋結節（リスフラン結節）	第1肋骨の挙上、肋骨の固定時は頸椎の前屈・側屈	頸神経叢および腕神経叢（C5〜7）
中斜角筋	C2〜7の横突起後結節	第1肋骨鎖骨下動脈溝の後方の隆起	第1肋骨の挙上、肋骨の固定時は頸椎の前屈・側屈	頸神経叢および腕神経叢（C2〜8）
後斜角筋	C4〜6の横突起後結節	第2肋骨の外側面	第2肋骨の挙上。肋骨の固定時は頸椎の前屈・側屈	腕神経叢（C6〜8）

椎前筋（4筋）

筋名	起始	停止	作用	神経支配
頸長筋	上斜部：C3〜5の横突起 下斜部：T1〜3の椎体 垂直部：C5〜7およびT1〜3の椎体	上斜部：C1（環椎）の前結節 下斜部：C5〜6横突起の前結節 垂直部：C2〜4の椎体	頸椎の前屈・側屈	頸神経叢（C2〜6）
頭長筋	C3〜6の横突起前結節	後頭骨底部の下面	頭部の前屈・側屈・回旋	頸神経叢（C1〜4）
前頭直筋	C1（環椎）外側塊	後頭骨底部	頭部の屈曲・側屈・回旋	第1・2頸神経（C1〜2）
外側頭直筋	C1（環椎）の横突起	後頭顆外側部	頭部の側屈	第1・2頸神経（C1〜2）

体幹の筋

胸部の筋

浅胸筋（4筋）

筋名	起始	停止	作用	神経支配
大胸筋 (だいきょうきん)	鎖骨の内側半 胸骨前面、第5～7肋軟骨 腹直筋鞘の前葉	上腕骨の大結節稜	肩関節の内転・内旋・屈曲・水平屈曲、吸気を補助	内側および外側胸筋神経 （C6～T1）
小胸筋 (しょうきょうきん)	第2(3)～5肋骨	肩甲骨の烏口突起	肩甲骨の引き下げ・下方回旋、肩甲骨の固定時は肋骨の挙上	内側および外側胸筋神経 （C7～T1）
鎖骨下筋 (さこつかきん)	第1肋骨の胸骨端	鎖骨下面の外側	鎖骨が外方に引っ張られるのを防ぎ、胸鎖関節の安定・保護	鎖骨下筋神経 （C5〈6〉）
前鋸筋 (ぜんきょきん)	第1～8(9)肋骨（前外側面）	肩甲骨の内側縁（上角・下角を含む）	肩甲骨の前進（外転）、上部は下方回旋、下部は上方回旋、肩甲骨の固定時は肋骨の挙上	長胸神経 （C5～7〈8〉）

深胸筋（主なもの2筋）

筋名	起始	停止	作用	神経支配
外肋間筋 (がいろっかんきん)	上位肋骨の下縁・肋軟骨	下位肋骨の上縁・肋軟骨	肋骨を挙上、胸郭の拡大（胸式吸気）	肋間神経 （T1～11）
内肋間筋 (ないろっかんきん)	下位肋骨の上縁	上位肋骨の下縁	肋骨を下制、胸郭を狭める（強制呼気）	肋間神経 （T1～11）

横隔膜

筋名	起始	停止	作用	神経支配
横隔膜	胸骨部：剣状突起の後面	腱中心	吸息の主要筋（腹式吸気）	横隔神経と副横隔神経（C3～5〈6〉）
	肋骨部：第7～12肋骨（肋骨弓など）の内面			
	腰椎部：外側脚とL1～4にかけての内側脚			

体幹の筋

腹部の筋

腹部の筋（主なもの5筋）

筋名	起始	停止	作用	神経支配
腹直筋	恥骨の恥骨稜、恥骨結合前面	第5～7肋軟骨、剣状突起	胸郭前壁の引き下げ、体幹の屈曲・腹腔内圧拡大	肋間神経（T5～12）腸骨下腹神経（L1）
外腹斜筋	第5～12肋骨の外面	腸骨稜の鼠径靭帯、腹直筋鞘前葉（白線に達する）	体幹（脊柱）の前屈・側屈（同側）、体幹反対側回旋、胸郭引き下げ、腹腔内圧拡大	肋間神経（T5～12）腸骨下腹神経（L1〈L2〉）
内腹斜筋	鼠径靭帯、腸骨稜、胸腰筋膜深葉	第10～12肋骨の下縁、腹直筋鞘	体幹の屈曲、側屈、同側回旋、腹腔内圧拡大	肋間神経（T5～12）腸骨下腹神経（T12～L1）腸骨鼠径神経（L1～2）

	起始	停止	作用	神経支配
腹横筋 (ふくおうきん)	第6〜12肋軟骨、胸腰筋膜深葉、鼠径靭帯、腸骨稜	剣状突起、白線、恥骨、腹直筋鞘	下位肋骨を下に引き、腹腔内圧拡大	肋間神経(T7〜12) 腸骨下腹神経(T12〜L1) 腸骨鼠径神経(L1)
腰方形筋 (ようほうけいきん)	腸骨稜、腸腰靭帯	第12肋骨、L1〜4の肋骨突起	腰椎の伸展・側屈、第12肋骨の下制	腰神経叢(T12〜L3)

体幹の筋

背部の筋

背部浅層の筋（5筋）

筋名		起始	停止	作用	神経支配
浅背筋第1層	僧帽筋	上部線維：後頭骨上項線・外後頭隆起・項靭帯を介して頸椎の棘突起	鎖骨外側1/3	肩甲骨の後退(内転)・挙上・上方回旋、頭頸部の伸展	副神経(外枝)、頸神経叢の筋枝(C2〜4)
		中部線維：T1〜6の棘突起、棘上靭帯	肩甲骨の肩峰、肩甲棘	肩甲骨の後退(内転)	
		下部線維：T7〜12の棘突起、棘上靭帯		肩甲骨の後退(内転)・下制・上方回旋	
	広背筋	T6(7)〜L5の棘突起(胸腰筋膜を介して)、正中仙骨稜、腸骨稜の後方、第9〜12肋骨、肩甲骨下角	上腕骨の小結節稜	肩関節の伸展(後方挙上)・内転・内旋	胸背神経(C6〜8)

	筋名	起始	停止	作用	神経支配
浅背筋第２層	肩甲挙筋	Ｃ１～４の横突起	肩甲骨の上角・内側縁上部	肩甲骨の挙上・下方回旋	肩甲背神経(C2～5)
	小菱形筋	Ｃ６・７またはＣ７・Ｔ１の棘突起	肩甲骨の内側縁上部	肩甲骨の後退(内転)・挙上・下方回旋	肩甲背神経(C4～6)
	大菱形筋	Ｔ１～４またはＴ２～５の棘突起	肩甲骨の内側縁下部	肩甲骨の後退(内転)・挙上・下方回旋	肩甲背神経(C4～6)

深背筋第１層（後鋸筋）（２筋）

筋名	起始	停止	作用	神経支配
上後鋸筋	Ｃ６～Ｔ２の棘突起および項靭帯	第２～５肋骨の肋骨角外側	第２～５肋骨を挙上、吸気補助	肋間神経(T1～4)
下後鋸筋	Ｔ11～Ｌ２の棘突起	第９～(11)12肋骨の外側部下縁	第９～12肋骨を内側下方へ引く、強制呼気の補助	肋間神経(T9～12)

深背筋第２層（固有背筋）（主なもの６筋）

	筋名	起始	停止	作用	神経支配
板状筋	頭板状筋	Ｃ３～Ｔ３椎骨の棘突起・項靭帯	側頭骨の乳様突起、後頭骨の上項線の外側部	頭部の伸展・側屈・回旋	脊髄神経の後枝(C1～5)
	頸板状筋	Ｔ３～６(５)椎骨の棘突起	Ｃ１～３椎骨の横突起後結節	頸部の伸展・側屈・回旋	脊髄神経の後枝(C1～5)

		起始	停止	作用	神経支配
腸肋筋	腰腸肋筋	腸骨稜、仙骨、下位腰椎の棘突起、胸腰筋膜	第12肋骨、第11〜4肋骨角	腰椎の伸展・側屈	脊髄神経の後枝(C8〜L1)
	胸腸肋筋	第12〜7肋骨(肋骨角の内側)	第6〜1肋骨の肋骨角	胸椎の伸展・側屈	脊髄神経の後枝(C8〜L1)
	頸腸肋筋	第7〜3肋骨(肋骨角より内側)	C6〜4椎骨の横突起	頸椎の伸展・側屈	脊髄神経の後枝(C8〜L1)
最長筋	胸最長筋	腰腸肋筋とともに起こる。仙骨の後面、腰椎の棘突起、第2第1腰椎の乳頭突起、第12〜6胸椎の横突起	(内側腱列)第5腰椎の乳頭突起、第4〜1腰椎の副突起、胸椎の横突起、(外側腱列)第4〜1腰椎の横突起、第12〜1肋骨(肋骨角より内側)	脊椎の伸展・側屈	脊髄神経の後枝(C1〜L5)
	頸最長筋	T5〜1椎骨の横突起	C6〜2椎骨の横突起	頸椎の伸展・側屈	脊髄神経の後枝(C1〜L5)
	頭最長筋	C3〜T3椎骨の横突起	側頭骨の乳様突起	頭部の伸展・側屈・回旋	脊髄神経の後枝(C1〜L5)
棘筋	頸棘筋	T3(4)〜C6椎骨の棘突起	C5〜2椎骨の棘突起	脊椎の伸展・側屈	脊髄神経の後枝(C2〜T10)
	胸棘筋	L2(3)〜T10椎骨の棘突起	T9(10)〜T2椎骨の棘突起	脊椎の伸展・側屈	脊髄神経の後枝(C2〜T10)

	筋名	起始	停止	作用	神経支配
半棘筋	頭半棘筋	T7(8)〜C3椎骨の横突起	後頭骨の上項線と下項線の間	頭部の伸展・回旋(対側)・側屈(同側)	脊髄神経の後枝(C1〜T7)
	頸半棘筋	T6(7)〜C7椎骨の横突起	C6〜2椎骨の棘突起	頸椎の伸展・回旋(対側)・側屈(同側)	脊髄神経の後枝(C1〜T7)
	胸半棘筋	T11(12)〜T(6)7椎骨の横突起	T3(4)〜C6椎骨の棘突起	脊椎の伸展・回旋(対側)・側屈(同側)	脊髄神経の後枝(C1〜T7)
肋骨挙筋		C7頸椎とT1〜T11胸椎の横突起	下位の肋骨の肋骨結節と肋骨角の間	第2〜5肋骨を挙上	脊髄神経の後枝(C8〜T11)

後頭下筋(4筋)

筋名	起始	停止	作用	神経支配
大後頭直筋	C2(軸椎)の棘突起	後頭骨の下項線の外側部	頭部の伸展・側屈・回旋	第1頸神経(C1後枝)
小後頭直筋	C1(環椎)の後結節	後頭骨の下項線の内側部	頭部の伸展・側屈	第1頸神経(C1後枝)
上頭斜筋	C1(環椎)の横突起	後頭骨の下項線の外方	頭部の伸展・側屈・回旋	第1頸神経(C1後枝)
下頭斜筋	C2(軸椎)の棘突起	C1(環椎)の横突起	頭部の伸展・側屈・回旋、軸椎の固定時は環椎を回旋	第1頸神経(C1〜2後枝)

上肢の筋

上肢帯の筋（6筋）

筋名	起始	停止	作用	神経支配
三角筋	鎖骨部：①鎖骨の外側1/3の前縁	上腕骨の三角筋粗面	肩関節の屈曲・内旋・外転・水平屈曲	腋窩神経（C5～6）
	肩峰部：②肩甲骨の肩峰		肩関節の外転	
	肩甲棘部：③肩甲骨の肩甲棘下縁		肩関節の伸展・外旋・外転・水平伸展	
棘上筋	肩甲骨の棘上窩	上腕骨の大結節上部、肩関節包	肩関節の外転（三角筋の協力筋）	肩甲上神経（C5～6）
			上腕骨を関節窩に引き寄せて、肩関節を安定させる	
棘下筋	肩甲骨の棘下窩	上腕骨の大結節後中部、肩関節包	（上部）肩関節の外転・外旋	肩甲上神経（C5～6）
			（下部）肩関節の内転・外旋	
小円筋	肩甲骨の外側縁	上腕骨の大結節下部、肩関節包	肩関節の伸展、内転・外旋	腋窩神経（C5～6）
大円筋	肩甲骨の外側縁と下角	上腕骨の小結節稜	肩関節の伸展、内転・内旋	肩甲下神経（C5・6・〈7〉）
肩甲下筋	肩甲骨前面（肋骨面）（肩甲下窩）	上腕骨の小結節、肩関節包	肩関節の内転・内旋	肩甲下神経（C5～7）

上腕の屈筋（3筋）

筋名	起始	停止	作用	神経支配
上腕二頭筋	短頭：肩甲骨の烏口突起先端	橈骨粗面、上腕二頭筋腱膜を介して前腕筋膜	肘関節の屈曲、前腕の回外、肩関節の外転（長頭）・内転（短頭）	筋皮神経（C5～6）
	長頭：肩甲骨の関節上結節			
烏口腕筋	肩甲骨の烏口突起	上腕骨（内側縁）中央	肩関節の内転、屈曲の補助、水平屈曲	筋皮神経（C5～6）
上腕筋	上腕骨（遠位2/3の前面）	尺骨の尺骨粗面・肘関節包	肘関節の屈曲	筋皮神経（C5～6）、しばしば橈骨神経からも

上腕の伸筋（2筋）

筋名	起始	停止	作用	神経支配
上腕三頭筋	長頭：肩甲骨の関節下結節	尺骨の肘頭	肘関節の伸展、肩関節の固定にも（長頭：上腕内転に著しい）	橈骨神経（C7～8）
	内側頭：上腕骨後面（橈骨神経溝より内側）			
	外側頭：上腕骨後面（橈骨神経溝より外側）			
肘筋	上腕骨の外側上顆のやや後面、肘関節包	尺骨の肘頭外側面	肘関節の伸展（上腕三頭筋の補助）、肘関節包を張る	橈骨神経（C7～8）

前腕の屈筋（8筋）

筋名	起始	停止	作用	神経支配
円回内筋（えんかいないきん）	上腕頭：内側上顆・内側上腕筋間中隔 尺骨頭（しゃっこつとう）：鈎状突起（こうじょうとっき）内側	橈骨（とうこつ）外側面の中央部	肘関節（ちゅうかんせつ）の屈曲、前腕の回内	正中神経 （C6～7）
橈側手根屈筋（とうそくしゅこんくっきん）	上腕骨の内側上顆（じょうか）（共通屈筋起始部）	第2または第3中手骨底の掌側面	前腕の回内、手関節の掌屈（しょうくつ）・橈屈（くつ）	正中神経 （C6～7〈8〉）
長掌筋（ちょうしょうきん）	上腕骨の内側上顆（共通屈筋起始部）前腕筋膜	手掌腱膜（しゅしょうけんまく）	手関節の掌屈	正中神経 （C7～T1）
尺側手根屈筋（しゃくそくしゅこんくっきん）	上腕頭：上腕骨の内側上顆 尺骨頭：尺骨の肘頭（ちゅうとう）と後面上部	豆状骨（とうじょうこつ）、豆中手靭帯（ちゅうしゅじんたい）、第5中手骨底	手関節の掌屈（しょうくつ）・尺屈	尺骨神経 （C〈7〉8～T1）
浅指屈筋（せんしくっきん）	上腕尺骨頭：上腕骨内側上顆、尺骨粗面（そめん） 橈骨頭：橈骨の上方前面	第2～5指中節骨底の掌側	第2～5指PIP関節屈曲、手関節掌屈	正中神経 （C7～T1）
深指屈筋（しんしくっきん）	尺骨前面、前腕骨間膜前面	第2～5指末節骨底の掌側	第2～5指PIP・DIP関節の屈曲、手関節の掌屈	第2・3指：正中神経 （C7～T1） 第4・5指：尺骨神経 （C8～T1）
長母指屈筋（ちょうぼしくっきん）	橈骨前面、前腕骨間膜前面	母指末節骨底の掌側	母指のMP・IP関節の屈曲（主にIP関節）	正中神経 （C6～8）

筋名	起始	停止	作用	神経支配
方形回内筋	尺骨遠位端1/4の前面	橈骨遠位端1/4の前面	前腕の回内	正中神経（C7〜T1）

前腕の伸筋（11筋）

筋名	起始	停止	作用	神経支配
腕橈骨筋	上腕骨外側下部	橈骨の茎状突起	肘関節の屈曲、前腕の回内（回外位から中間位に回旋）・回外（回内位から中間位に回旋）	橈骨神経（C5〜6）
長橈側手根伸筋	上腕骨の外側上顆（共通伸筋起始部）	第2中手骨底の背側面	手関節の伸展・橈屈	橈骨神経（C6〜7）
短橈側手根伸筋	上腕骨の外側上顆、輪状靭帯	第3中手骨底の背側面	手関節の伸展・橈屈	橈骨神経（C6〜7）
総指伸筋	上腕骨の外側上顆、前腕筋膜（共通伸筋起始部）	中央は中節骨底、両側は合して末節骨底	第2〜5指 MP・PIP・DIP関節伸展、手関節の背屈	橈骨神経（C6〜8）
小指伸筋	上腕骨外側上顆	小指の中節骨底・指背腱膜	小指の伸展・手関節の背屈	橈骨神経（C6〜8）
尺側手根伸筋	上腕頭：上腕骨の外側上顆 尺骨頭：尺骨の斜線と後縁	第5中手骨底の背側面	手関節の伸展・尺屈	橈骨神経（C6〜8）
回外筋	上腕骨の外側上顆、肘関節の外側側副靭帯、上橈尺関節の橈骨輪状靭帯、尺骨の回外筋稜	橈骨の近位外側面	前腕の回外	橈骨神経（C5〜7）

筋名	起始	停止	作用	神経支配
長母指外転筋	橈骨・尺骨の中部背側面、前腕骨間膜背側面	第1中手骨底の外側	母指の外転、手関節の橈屈	橈骨神経(C6〜8)
短母指伸筋	橈骨中部後面、前腕骨間膜背側面	母指の基節骨底の背側	母指のMP関節の伸展、CM関節の橈側外転	橈骨神経(C6〜8)
長母指伸筋	尺骨体中部背側面、前腕骨間膜背側面	母指の末節骨底の背側	母指のIP・MP関節の伸展、CM関節の橈側外転	橈骨神経(C6〜8)
示指伸筋	尺骨の遠位背側面、前腕骨間膜背側面	示指の中節骨底・指背腱膜	示指の伸展、手関節の背屈	橈骨神経(C6〜8)

母指球の筋(4筋)

筋名	起始	停止	作用	神経支配
短母指外転筋	舟状骨結節、屈筋支帯の橈側端	橈側種子骨、母指の基節骨底	母指の外転	正中神経(C8〜T1)
短母指屈筋	浅頭：屈筋支帯の橈骨部	橈側種子骨、母指の基節骨底	母指MP屈曲	正中神経(C8〜T1)
	深頭：大・小菱形骨			尺骨神経(C8〜T1)
母指対立筋	大菱形骨結節、屈筋支帯	第1中手骨体の橈側縁	母指対立、CMの屈曲	正中神経(C8〜T1)
母指内転筋	横頭：第3中手骨の掌側面	尺側種子骨、母指の基節骨底、一部は指背腱膜	母指内転	尺骨神経(C8〈T1〉)
	斜頭：有頭骨を中心とした手根骨、第2・3中手骨底の掌側			

中手の筋（3筋）

筋名	起始	停止	作用	神経支配
虫様筋	橈側2筋：第2・3指に至る深指屈筋腱の橈側	指背腱膜	第2〜5指のMP関節屈曲、第2〜5指PIP・DIP関節伸展	橈側：正中神経（C8〜T1）尺側：尺骨神経（C8〜T1）
	尺側2筋：第3〜5指に至る深指屈筋腱の相対する面（それぞれ2頭をもつ）			
掌側骨間筋	第2中手骨の尺側	第2基節骨底の尺側、第4・5基節骨底の橈側、指背腱膜	第2・4・5指のMP関節内転・屈曲、PIP・DIP関節の伸展	尺骨神経（C8〜T1）
	第4・5中手骨の橈側			
背側骨間筋	第1〜5中手骨の相対する面	橈側：第2指基節骨底橈側と指背腱膜	第2・4指MP関節外転、第3指MP関節橈側・尺側外転、第2・3・4指MP関節屈曲、DIP・PIP関節伸展	尺骨神経（C8〜T1）
		中央の2個：第3指基節骨底両側と指背腱膜		
		尺側：第4指基節骨底の尺側と指背腱膜		

小指球の筋(4筋)

筋名	起始	停止	作用	神経支配
短掌筋	手掌腱膜の内側縁	小指球の皮膚	小指球の皮膚を引っ張る	尺骨神経(C8〜T1)
小指外転筋	豆状骨・豆鈎靭帯・屈筋支帯	小指の基節骨底尺側、(一部)指背腱膜	小指外転(MP関節)	尺骨神経(C8〜T1)
短小指屈筋	有鈎骨鈎、屈筋支帯	小指の基節骨底	小指MP屈曲	尺骨神経(C8〜T1)
小指対立筋	有鈎骨鈎、屈筋支帯	第5中手骨の尺側面	小指対立(小指を母指側へ移動)	尺骨神経(C8〜T1)

下肢の筋

下肢帯の筋(内寛骨筋)(3筋)

筋名	起始	停止	作用	神経支配
大腰筋	浅頭:第12胸椎〜第4腰椎までの椎体および椎間円板 深頭:全腰椎の肋骨突起	大腿骨の小転子	股関節の屈曲、わずかな外旋	腰神経叢と大腿神経の枝(L1〜4)
小腰筋	T12およびL1の椎体外側面	腸恥隆起とその付近の筋膜	腰椎の側屈、腸骨筋膜を張ることにより股関節の屈曲を補助	腰神経叢の枝(L1〜2)
腸骨筋	腸骨内面の腸骨窩	大腿骨の小転子	股関節の屈曲・外旋	腰神経叢と大腿神経の枝(L1〜4)

下肢帯の筋（外寛骨筋）（9筋）

筋名	起始	停止	作用	神経支配
大殿筋	腸骨翼の殿筋面（後殿筋線より後方）、仙骨・尾骨の外側縁、仙結節靭帯、胸腰筋膜	浅層：大腿筋膜の外側部で腸脛靭帯に移る 深層：大腿骨の殿筋粗面	股関節の伸展（特に屈曲位からの伸展）・外旋、膝関節の伸展	下殿神経（L4〜S2）
中殿筋	腸骨翼の殿筋面（前殿筋線と後殿筋線の間）、腸骨稜の外唇・殿筋筋膜	大転子の尖端と外側面	股関節の外転、（前部）内旋、（後部）外旋	上殿神経（L4〜S1）
小殿筋	腸骨翼の殿筋面（前殿筋線と下殿筋線との間）	大転子の前面	股関節の外転、わずかな内旋	上殿神経（L4〜S1）
梨状筋	仙骨の前面で第2〜4前仙骨孔の間とその外側	大転子の尖端の後上縁	股関節の外旋	仙骨神経叢（S1〜S2）
上双子筋	坐骨棘	転子窩・内閉鎖筋の腱	股関節の外旋	仙骨神経叢（L4〜S2）
内閉鎖筋	閉鎖膜内面とそのまわり	転子窩	股関節の外旋	仙骨神経叢（L4〜S2）
下双子筋	坐骨結節	転子窩・内閉鎖筋の腱	股関節の外旋	仙骨神経叢（L4〜S2）
大腿方形筋	坐骨結節	大腿骨の転子間稜	股関節の外旋	仙骨神経叢（L4〜S2）
大腿筋膜張筋	上前腸骨棘、大腿筋膜の内面	腸脛靭帯を介して脛骨外側顆の前面の粗面	股関節の外転・屈曲・内旋、膝関節の伸展、大腿筋膜の緊張	上殿神経（L4〜S1）

大腿の伸筋（6筋）

筋名		起始	停止	作用	神経支配
縫工筋		上前腸骨棘	脛骨粗面の内側（鵞足を形成）	股関節の屈曲・外転・外旋、膝関節の屈曲・内旋	大腿神経（L2〜3）
大腿四頭筋	大腿直筋	腸骨の下前腸骨棘、寛骨臼上縁	膝蓋靱帯となり、脛骨粗面に付着	膝関節の伸展、股関節の屈曲	大腿神経（L2〜4）
	外側広筋	大腿骨の大転子の基部、粗線外側唇	膝蓋骨の外側もしくは上縁、脛骨粗面	膝関節の伸展	大腿神経（L3〜4）
	中間広筋	大腿骨体の上部前面	膝蓋骨底、脛骨粗面	膝関節の伸展	大腿神経（L2〜4）
	内側広筋	大腿骨転子間線の下部および大腿骨粗線内側唇	膝蓋骨の上縁および内側縁、脛骨粗面	膝関節の伸展（わずかに内旋）	大腿神経（L2〜3）
膝関節筋		大腿骨体の前面下部	膝関節包	膝関節包を張る	大腿神経（L2〜4）

大腿の内転筋（6筋）

筋名	起始	停止	作用	神経支配
恥骨筋	恥骨上枝（恥骨櫛）	大腿骨（恥骨筋線）	股関節の内転・屈曲・外旋	大腿神経（L2〜4）閉鎖神経（L2〜3）
長内転筋	恥骨結節の下方	大腿骨の後面中央（内側唇の中部1/3）	股関節の内転・屈曲	閉鎖神経（L2〜3）

筋名	起始	停止	作用	神経支配
短内転筋	恥骨下枝の下部	大腿骨粗線の内側唇上部1/3	股関節の内転・屈曲・外旋	閉鎖神経（L2〜4）
大内転筋	恥骨下枝、坐骨枝、坐骨結節	大腿骨粗線の内側唇・内側上顆（内転筋結節）	股関節の内転・（前部）屈曲・（後部）伸展	閉鎖神経（L3〜4）脛骨神経（L4〜5）
薄筋	恥骨結合の外側縁	脛骨の内側面（鵞足を形成）	股関節の内転、膝関節の屈曲、下腿の内旋	閉鎖神経（L2〜4）
外閉鎖筋	閉鎖膜外面とそのまわり	大腿骨の転子窩	股関節の外旋	閉鎖神経（L3〜4）

大腿の屈筋（3筋）

筋名	起始	停止	作用	神経支配
大腿二頭筋	長頭：坐骨結節 短頭：大腿骨の粗線外側唇下方1/2	腓骨頭、下腿筋膜	膝関節の屈曲、膝屈曲時に下腿を外旋、股関節の伸展	長頭：脛骨神経（L5〜S2） 短頭：総腓骨神経（L4〜S2）
半腱様筋	坐骨結節の内側面	脛骨粗面の内側（鵞足を形成）	膝関節の屈曲、膝屈曲時に下腿を内旋、股関節の伸展	脛骨神経（L4〜S2）
半膜様筋	坐骨結節	脛骨内側顆の下方	膝関節の屈曲、膝屈曲時に下腿を内旋、股関節の伸展	脛骨神経（L4〜S2）

下腿の伸筋（4筋）

筋名	起始	停止	作用	神経支配
前脛骨筋	脛骨の外側面、下腿骨間膜	内側楔状骨、第1中足骨底	足関節の背屈、足の内反、足底のアーチの維持	深腓骨神経（L4〜S1）
長指伸筋	脛骨上端外側面、腓骨前縁、下腿骨間膜、下腿筋膜	第2〜5指の中・末節骨の背側面（指背腱膜）	足関節の背屈、足の外反、第2〜5指の伸展（MP・PIP・DIP関節）	深腓骨神経（L4〜S1）
第3腓骨筋	腓骨の下前面	第5指の中足骨底の背側	足関節の背屈、足の外反の補助	深腓骨神経（L4〜S1）
長母指伸筋	腓骨体前面中央および下腿骨間膜の前面	母指の末節骨底	足関節の背屈、足の内反、母指の伸展（IP関節）	深腓骨神経（L4〜S1）

下腿の屈筋（7筋）

筋名		起始	停止	作用	神経支配
下腿三頭筋	腓腹筋	内側頭：大腿骨の内側上顆	踵骨隆起（停止腱はアキレス腱〈踵骨腱〉）	足関節の底屈、膝関節の屈曲	脛骨神経（L4〜S2）
		外側頭：大腿骨の外側上顆			
	ヒラメ筋	腓骨頭、腓骨と脛骨の間のヒラメ筋腱弓、脛骨後面のヒラメ筋線と内側縁		足関節の底屈	脛骨神経（L4〜S2）
足底筋		大腿骨の外側上顆	踵骨隆起	足関節の底屈	脛骨神経（L4〜S1）
膝窩筋		大腿骨の外側上顆	脛骨の上部後面	膝関節の屈曲、膝屈曲時に下腿を内旋	脛骨神経（L4〜S1）

筋名	起始	停止	作用	神経支配
後脛骨筋 (こうけいこつきん)	下腿骨間膜、脛骨後面と腓骨内側面	舟状骨(しゅうじょうこつ)、全楔状骨(ぜんけつじょうこつ)、立方骨、第2〜3(4)中足骨底	足関節の底屈、足の内反	脛骨神経(L5〜S2)
長指屈筋 (ちょうしくっきん)	脛骨の後面中央部	第2〜5指骨の末節骨底	足関節の底屈、足の内反、第2〜5指の屈曲(MP・PIP・DIP関節)	脛骨神経(L5〜S2)
長母指屈筋 (ちょうぼしくっきん)	腓骨体後面の下方2/3、下腿骨間膜の後面	母指の末節骨底	足関節の屈曲、足の内反、母指の屈曲(IP関節)	脛骨神経(L5〜S2)

腓骨筋（2筋）

筋名	起始	停止	作用	神経支配
長腓骨筋 (ちょうひこつきん)	腓骨頭、腓骨外側面(近位2/3)	内側楔状骨(ないそくけつじょうこつ)、第1中足骨底	足関節の底屈、足の外反	浅腓骨神経(L5〜S1)
短腓骨筋 (たんひこつきん)	腓骨の外側面(遠位1/2)	第5中足骨粗面	足関節の底屈、足の外反	浅腓骨神経(L5〜S1)

足背の筋（2筋）

筋名	起始	停止	作用	神経支配
短母指伸筋 (たんぼししんきん)	踵骨(しょうこつ)の前部背側面	母指の基節骨底	母指の伸展(MP関節)	深腓骨神経(しんひこつしんけい)(L4〜S1)
短指伸筋 (たんししんきん)	踵骨の前部背側面	長指伸筋膜(腱)	第2〜4指の伸展(第5指に存在する場合あり)	深腓骨神経(L4〜S1)

母指球の筋（3筋）

筋名	起始	停止	作用	神経支配
母指外転筋	踵骨隆起の内側部、屈筋支帯、足底腱膜、舟状骨粗面	母指基節骨底の内側	母指の屈曲（MP関節）、外転	内側足底神経（L5～S1）
短母指屈筋	長足底靭帯、楔状骨	母指基節骨底の両側	母指の屈曲（MP関節）	内側足底神経（L5～S1）外側足底神経（S1～2）
母指内転筋	斜頭：長足底靭帯、立方骨、外側楔状骨、第2・3中足骨 横頭：第3～5指中足指節関節の関節包	母指基節骨底の外側	母指の内転	外側足底神経（S1～2）

中足の筋（5筋）

筋名	起始	停止	作用	神経支配
短指屈筋	踵骨隆起下面および足底腱膜	第2～5指骨の中節骨底	第2～5指の屈曲（MP・PIP関節）	内側足底神経（L5～S1）
足底方形筋	踵骨の内側突起、外側突起	長指屈筋指腱の外側縁	長指屈筋の補助	外側足底神経（S1～2〈3〉）
虫様筋	長指屈筋腱	第2～5指の基節骨内側、指背腱膜に放散	第2～5指の屈曲（MP関節）、PIP・DIP関節の伸展	内側足底神経（L5～S1）外側足底神経（S1～2）
底側骨間筋	第3～5中足骨の内側面	第3～5指骨の基節骨底の内側	第3～5指の内転、基節骨の屈曲（MP関節）	外側足底神経（S1～2）

背側 骨間筋	中足骨の相対する面	第1背側骨間筋は第2基節骨底内側 第2～4背側骨間筋は第2～4基節骨底の外側	第2～4指の外転、基節骨の屈曲	外側足底神経 (S1～2)

小指球の筋（3筋）

筋名	起始	停止	作用	神経支配
小指 外転筋	踵骨隆起、踵骨外側面	小指の基節骨底外側	小指の外転と屈曲（MP関節）	外側足底神経 (S1～2)
短小指 屈筋	第5中足骨の骨底および長足底靱帯	第5指の基節骨底の外側	小指の屈曲 （MP関節）	外側足底神経 (S1～2)
小指 対立筋	第5中足骨の骨底および長足底靱帯	第5中足骨の前方端の外側	小指の底屈と内転	外側足底神経 (S1～2)

運動用語

体幹

関節名 (部位名)	運動用語	運動	関与筋
頭頸部	屈曲・伸展 (前屈・後屈)		屈曲：胸鎖乳突筋・椎前筋群・斜角筋 伸展：板状筋群・後頭下筋群・脊柱起立筋
	側屈 (左屈・右屈)		同側の胸鎖乳突筋・椎前筋群・斜角筋・板状筋群・後頭下筋群・脊柱起立筋・横突棘筋
	回旋 (左旋・右旋)		同側回旋：板状筋群・後頭下筋群・脊柱起立筋 反対側回旋：胸鎖乳突筋・横突棘筋
胸腰部	屈曲・伸展 (前屈・後屈)		屈曲：腹直筋・外腹斜筋 伸展：脊柱起立筋・半棘筋・多裂筋
	側屈 (左屈・右屈)		同側の脊柱起立筋・外腹斜筋・内腹斜筋・腰方形筋
	回旋 (左旋・右旋)		同側回旋：脊柱起立筋・内腹斜筋 反対側回旋：横突棘筋・外腹斜筋

上肢

関節名 (部位名)	運動用語	運動	関与筋
上肢帯	屈曲・伸展		屈曲：前鋸筋・小胸筋 伸展：大菱形筋・小菱形筋・僧帽筋

	挙上・下制		挙上：僧帽筋上部・菱形筋・肩甲挙筋（けんこうきょきん） 下制：僧帽筋下部・小胸筋・鎖骨下筋
肩関節（けん）	屈曲・伸展		屈曲：三角筋前部・大胸筋鎖骨部（さこつ）・烏口腕筋（こうわんきん） 伸展：広背筋・三角筋後部・大円筋
	内転・外転		内転：広背筋・大円筋・大胸筋 外転：三角筋・棘上筋（きょくじょうきん）
	内旋・外旋		内旋：肩甲下筋・広背筋・大円筋 外旋：棘下筋・小円筋
	水平屈曲・水平伸展（水平内転・水平外転）		水平屈曲：三角筋前部・大胸筋・烏口腕筋 水平伸展：三角筋後部・棘下筋・小円筋
肘関節（ちゅう）	屈曲・伸展		屈曲：上腕二頭筋・上腕筋・腕橈骨筋（わんとうこつきん） 伸展：上腕三頭筋・肘筋（ちゅうきん）
前腕	回内・回外		回内：円回内筋・方形回内筋 回外：回外筋・上腕二頭筋
手根	屈曲・伸展（掌屈・背屈）		屈曲：橈側手根屈筋・尺側手根屈筋（しゃくそくしゅこんくっきん）・長掌筋（ちょうしょうきん） 伸展：(長・短)橈側手根伸筋・尺側手根伸筋
	内転・外転（尺屈・橈屈）		内転：尺側手根伸筋・尺側手根屈筋 外転：(長・短)橈側手根伸筋・橈側手根屈筋
母指	CM関節	屈曲・伸展	屈曲：長母指屈筋・短母指屈筋 伸展：長母指伸筋・短母指伸筋

		内転・外転		内転：母指内転筋 外転：長母指外転筋・短母指外転筋
	MP関節	屈曲・伸展		屈曲：長母指屈筋・短母指屈筋 伸展：長母指伸筋・短母指伸筋
	IP関節	屈曲・伸展		屈曲：長母指屈筋 伸展：長母指伸筋
	対立運動（親指でほかの指を触る運動）			母指対立筋・(長・短)母指屈筋・母指内転筋
指	MP関節	屈曲・伸展		屈曲：浅指屈筋・深指屈筋 伸展：総指伸筋・(示指には)示指伸筋・(小指には)小指伸筋
	PIP関節	屈曲・伸展		屈曲：浅指屈筋・深指屈筋 伸展：総指伸筋・骨間筋・虫様筋
	DIP関節	屈曲・伸展		屈曲：深指屈筋 伸展：総指伸筋・骨間筋・虫様筋
	内転・外転			外転：背側骨間筋・(長・短)母指外転筋 内転：掌側骨間筋

下肢

関節名（部位名）	運動用語	運動	関与筋
股関節	屈曲・伸展		屈曲：腸骨筋・大腰筋・大腿直筋 伸展：大殿筋・大腿二頭筋・半腱様筋・半膜様筋

	内転・外転		内転:大内転筋・長内転筋・短内転筋 外転:中殿筋・小殿筋・大腿筋膜張筋	
	内旋・外旋		内旋:中殿筋前部・小殿筋 外旋:外旋6筋・大殿筋	
膝関節	屈曲・伸展		屈曲:大腿二頭筋・半腱様筋・半膜様筋 伸展:大腿四頭筋・大腿筋膜張筋	
下腿	内旋・外旋		内旋:半腱様筋・半膜様筋・膝窩筋 外旋:大腿二頭筋	
足根	屈曲・伸展 (底屈・背屈)		屈曲:下腿三頭筋・後脛骨筋・長母指屈筋・長指屈筋 伸展:前脛骨筋・長母指伸筋・長指伸筋	
足部	内返し・外返し(内反・外反)		内返し:前脛骨筋・後脛骨筋・長母指屈筋・長指伸筋 外返し:長腓骨筋・短腓骨筋・第3腓骨筋	
母指	MP関節	屈曲・伸展		屈曲:長母指屈筋・短母指屈筋 伸展:長母指伸筋・短母指伸筋
	IP関節	屈曲・伸展		屈曲:長母指屈筋 伸展:長母指伸筋・短指伸筋
足指	MP関節	屈曲・伸展		屈曲:長指屈筋・短指屈筋・骨間筋・虫様筋 伸展:長指伸筋・短指伸筋
	PIP関節	屈曲・伸展		屈曲:長指屈筋・短指屈筋 伸展:長指伸筋・短指伸筋・虫様筋
	DIP関節	屈曲・伸展		屈曲:長指屈筋 伸展:長指伸筋・虫様筋

確認問題 解答

第1章 1 ③　2 ②　3 ①　4 ③④　5 ③④　6 ④⑤　7 ②⑤　8 ①④　9 ①　10 ④　11 ④　12 ②　13 ④

第2章 1 ①②　2 ②　3 ①③　4 ⑤　5 ②③　6 ①②　7 ⑤　8 ④　9 ④⑤　10 ②⑤　11 ①②

第3章 1 ②③　2 ①④　3 ①　4 ④　5 ⑤　6 ①③　7 ②④　8 ①⑤　9 ⑤　10 ①⑤　11 ④　12 ①④

第4章 1 ②　2 ④⑤　3 ①　4 ①　5 ③　6 ③④　7 ②　8 ④　9 ③　10 ④　11 ④　12 ④

第5章 1 ①④　2 ③　3 ③④　4 ③⑤　5 ②　6 ②④　7 ②⑤　8 ②　9 ④⑤　10 ③④　11 ①　12 ⑤

第6章 1 ③　2 ②⑤　3 ④　4 ③　5 ⑤　6 ③⑤　7 ②　8 ②⑤　9 ⑤　10 ③　11 ①　12 ②

第7章 1 ④　2 ⑤　3 ②　4 ④　5 ①③　6 ③④　7 ④　8 ①④　9 ④⑤　10 ②④

第8章 1 ⑤　2 ②　3 ①　4 ②　5 ①　6 ⑤　7 ③　8 ②⑤　9 ③　10 ③

第9章 1 ①③　2 ③　3 ③④　4 ④　5 ②　6 ②⑤　7 ①③　8 ③　9 ⑤　10 ④⑤　11 ①⑤

第10章 1 ⑤　2 ④　3 ③　4 ④⑤　5 ③⑤　6 ④　7 ①　8 ②　9 ①⑤　10 ②　11 ①③

第11章 1 ①　2 ②　3 ②　4 ③　5 ①⑤　6 ③　7 ①③　8 ①②　9 ④⑤　10 ①

さくいん

あ

- アクチンフィラメント······128
- 足の関節······120
- 足の筋······154
- 足の骨······45, 110
- 内分泌腺······277
- 鞍(くら)関節······56
- 胃······226, 230
- 移行上皮······23
- 一軸性関節······56
- 一次脳胞······163
- 咽頭······226, 238
- ウイリスの動脈輪······214
- 羽状筋······125
- 運動器系······33, 124
- 運動軸······56
- 運動神経······160
- 運動用語······10, 308
- 栄養血管(心臓)······212
- 会陰······262
- 腋窩神経······190
- 腋窩線······14
- 腋窩動脈······216
- 遠位······12
- 嚥下······240
- 延髄······172, 176

- 横隔膜······136
- 横突起······71
- 横突肋骨窩······72
- 横紋筋······30, 128
- 温覚······196
- 温度覚······196

か

- 外陰部······258, 262
- 回外······10, 309
- 外眼筋······270
- 外寛骨筋······148
- 外耳······272
- 外生殖器······256
- 回旋······10, 308
- 外旋······10, 309, 311
- 外側······12
- 外側足底動脈······217
- 外側翼突筋······130
- 外腸骨動脈······217
- 外転···10, 308, 309, 310, 311
- 外頭蓋底······64
- 回内······10, 309
- 灰白質······180
- 外反······10, 311
- 外皮······266
- 外分泌腺······24

解剖学	8
解剖学的姿勢	8
解剖学用語	10, 12, 14
下顎骨(かがく)	68
下関節突起	71
下丘(かきゅう)	172, 174
顎下三角(がくか)	134
顎関節	84
下行性伝導路	196, 200
下行大動脈	214
下肢(骨)(かし)	45, 102, 104, 106, 108, 110, 112, 114, 116, 118, 120
下肢帯	45, 102
下肢帯の筋	148
下肢の静脈	220
下肢の動脈	217
顆状関節(かじょう)	56
下垂体(かすいたい)	172, 278
下垂体後葉ホルモン	278
下垂体前葉ホルモン	278
下制	8, 309
下腿外側の腓骨筋群(かたい)	153
下腿後面の屈筋群	152
下腿骨	118
下腿三頭筋	153
下大静脈	218
下腿前面の伸筋群(かたい)	152
下腿の筋	152
下腿の骨	108
下腸間膜静脈	220

括約	11
可動性関節	52
滑膜性関節(かつまく)	52, 54, 56
下鼻甲介(かびこうかい)	238
下鼻道	238
下肋骨窩(ろっこつか)	72
感覚器系	33
眼窩(がんか)	60
含気骨(がんき)	48
眼球内容物	268, 270
眼球付属器	268, 270
眼球壁	268
眼瞼(がんけん)	270
寛骨(かんこつ)	45, 102, 104, 114
がん細胞	20
冠状静脈洞(かんじょうどう)	218
肝小葉(かんしょう)	232
関節	52, 54
関節円板	54
関節腔(くう)	54
関節唇	54
関節軟骨	54
関節半月	54
関節包	54
関節面	54, 56, 96
肝臓(かんぞう)	226, 232
環椎(かんつい)	70
カントリー線	232
間脳	172
顔面頭蓋(とうがい)	58
顔面部の動脈	214

関連痛	202
器官	16
器官形成期	39
気管	238, 242
気管支	238, 242
奇静脈系	218
偽単極性ニューロン	158
気道	33, 238
嗅覚器	272
嗅覚路	182, 199
球関節	56
臼状関節	56
橋	172, 174
胸郭	45, 75, 76, 82
胸筋群	136
胸腔	47
胸骨	75
胸骨結合	82
胸骨線	14
胸鎖関節	94
胸神経	192
胸神経前枝	192
胸髄	180
胸腺	222
胸大動脈	214
胸椎	72, 79, 80
胸部の筋	136, 138
胸膜	244
胸肋関節	82
鋸筋	125
棘突起	71

距骨	112
挙上	10, 309
鋸状縫合	52
距腿関節	120
近位	12
筋滑車	126
筋間中隔	126
筋系	33
筋細胞	128
筋三角	134
筋周膜	129
筋上膜	129
筋線維	128
筋組織	22, 30
筋内膜	128
筋の起始	124, 284
筋の支配神経	284
筋の停止	124, 284
筋皮神経	190
筋膜	126, 129
区域気管支	242
腔所	47
屈曲	10, 308, 309, 310, 311
クモ膜	164
グリア細胞	158
脛骨	45, 108 118
頸神経叢	188
脛側	12
頸椎	70, 80
系統	8, 16, 33
頸動脈三角	134

頸部の筋	132, 136	好中球	28
頸部の動脈	214	喉頭	238, 240
頸膨大	180	頭蓋窩	66
血液	28	喉頭蓋軟骨	240
血液循環	211	後頭下筋群	140
血管	210	後頭葉	166
血管系	33, 210	硬膜	164
血球	28, 32	硬膜静脈洞	218
血球成分	29, 32	股関節	116
結合組織	22, 26, 28, 30	呼吸	240
血漿	28	呼吸器系	33, 238
血小板	28	呼吸細気管支	242
結膜	270	個体	16
腱	126	骨格	44
肩関節	95, 96	骨格筋	30, 124, 128
肩甲骨	45, 86, 94	骨格系	33, 44
肩甲線	14	骨結合	52
肩鎖関節	94	骨質	46
腱鞘	126	骨髄	46
顕微鏡解剖学	8	骨組織	48
後腋窩線	14	骨端軟骨	50
好塩基球	28	骨盤	45, 104, 114
効果器(標的器官)	206	骨盤腔	47
交感神経	204, 206, 212	骨膜	46, 50
咬筋	130		
口腔	226	**さ**	
後頸三角	134	臍静脈	221
好酸球	28	臍帯	41
甲状腺	280	臍動脈	221
甲状軟骨	240	細胞	16, 17, 18, 20
後正中線	14	細胞核	18

細胞質	18
細胞周期	20
細胞分裂	20
細胞膜	18
鎖骨	45, 86
坐骨	102
鎖骨下動脈	216
坐骨神経	194
鎖骨中線	14
三軸性関節	56
3層性胚盤	38
散大	11
視覚器	266, 268, 270
視覚路	198
子宮	262
四丘体	174
軸椎	70
刺激伝導系	212
指骨	45, 92
自律神経系	204, 206
視床下部	172, 278
視床下部ホルモン	278
矢状面	12
歯槽部	229
舌	228
支帯	126
舌の神経	185
膝蓋骨	45, 106
膝窩動脈	217
膝関節	118
シナプス	160
斜角筋群	134
斜角筋隙	76
尺側	12
車軸関節	56
射精	258
尺骨	45, 90 98
尺骨神経	190
尺骨動脈	216
縦隔	244
集合管	250
自由上肢骨	45, 86, 88, 90, 92, 96, 98, 100
重層扁平上皮	23
終脳	166, 168, 170
手根骨	45, 92
手根の関節	100
種子骨	48
手指の関節	100
受精	36
受容体	276
循環器系	210
消化管	33, 226, 228
消化器系	33, 226
上顎骨	60
消化腺	33, 226
上関節突起	71
上丘	172, 174
上行性伝導路	196, 198
踵骨	112
上肢(骨)	45, 86, 88, 90, 92, 94, 96, 98, 100

小指球筋	146	上腕の筋	142
上肢帯	45, 86, 94	上腕の屈筋	142
上肢帯の筋	142	上腕の伸筋	143
硝子(ガラス)軟骨	30, 46	食道	226
硝子軟骨結合	52	女性生殖器	256, 260, 262
上肢の筋	142, 144, 146	女性生殖器系	33
上肢の静脈	218	自律神経	204
上肢の動脈	216	自律神経系	204
小循環	210	自律神経の走行	206
常染色体	34	腎盂	250
掌側	12	深胸筋群	136
上大静脈	218	心筋	30
上大静脈	218	神経管	162
上腸間膜静脈	220	深頚筋群	132, 134
上跳躍関節	120	神経系	
小腸	226, 230		33, 158, 160, 162, 164
小脳	178	神経溝	163
小脳脚	172, 178	神経膠細胞	158
上鼻甲介	238	神経細胞	158
上皮小体	280	神経線維	160
上皮組織	22, 24	神経束(腕神経叢)	190
上皮組織の分類	23	神経組織	22
上鼻道	238	神経堤	162
小伏在静脈	221	腎小体	250
静脈管	221	深掌動脈弓	216
静脈系	218	腎静脈	248
小葉間静脈	232	腎髄質	250
小葉間胆管	232	心臓	210, 212
小葉間動脈	232	腎臓	248, 250
上肋骨窩	72	靱帯	54, 78, 95, 96
上腕骨	45, 88, 98	靱帯結合	52

腎単位	250
伸展	8, 308, 309, 310, 311
腎洞	250
腎動脈	248
腎杯	250
深背筋	140
腎盤	250
真皮	266
腎皮質	250
深部感覚	197
心膜	210
腎門	248
随意筋	30
髄核	78
髄質(副腎)	281
髄質リンパ洞	223
膵臓	226, 234
錐体外路	200
錐体路	200
垂直面	12
水平面	12
髄膜	164
精液	258
精管	258
性決定	34
精子	36
生殖器	256
生殖器系	33
生殖路	256
生殖細胞	36
性腺	256
性染色体	34
精巣	256, 259
精巣上体	256, 259
声帯	241
正中矢状面	12
正中神経	190
正中面	12
脊髄	180
脊髄神経	186
脊柱	45, 70, 72, 74, 80
脊柱管	47, 180, 186
赤血球	28
節後線維	204, 206
舌骨	64
舌骨筋群	132, 135
節前線維	204, 206
腺	24
線維性結合	52
線維軟骨	30
線維輪	78
浅胸筋群	136
浅頸筋	132
前脛骨動脈	217
仙骨	45, 74, 104
仙骨神経叢	192
精細触圧覚	197
浅掌動脈弓	216
染色体	34
前正中線	14
仙腸関節	104, 114
仙椎	74

前頭蓋窩(とうがいか)··············66	組織············
前頭面··············12	16, 22, 24, 26, 28, 30, 32
前頭葉··············166	組織学··············8
浅背筋··············140	咀嚼筋(そしゃく)··············130
前立腺··············253	疎性結合組織(そせい)··············26
前腕後面の伸筋群··············144	粗大触圧覚(そだい)··············197
前腕骨··············98	
前腕前面の屈筋群··············144	**た**
前腕の筋··············144	第1頸椎(けいつい)··············70
前腕の骨··············90	第1ニューロン······204, 206
双極性ニューロン··············158	第1肋骨(ろっこつ)··············76
造血··············32	体幹の静脈··············218
臓側腹膜··············235	体循環··············210
総腸骨動脈··············217	大循環··············210
総鼻道··············238	胎児循環··············221
足円蓋(えんがい)··············110	体静脈系··············220
足関節··············120	体性感覚··············196
側頸筋(けい)··············132	胎生期··············40
足根間関節··············120	大腿後面の屈筋群(だいたい)··············150
足指の関節··············120	大腿骨··············45, 106, 119
足底筋の層··············154	大腿前面の伸筋群··············150
足底動脈弓(きゅう)··············217	大腿内側の内転筋群··············150
足底の筋··············154	大腿の筋··············150
側頭下顎関節(かがく)··············84	大腸··············226, 230
側頭筋··············130	大動脈··············214
側頭骨··············62, 67	大動脈弓(きゅう)··············214
側頭葉··············166	大動脈の分枝(ぶんし)··············214
足背動脈··············217	第7頸椎(けいつい)··············70
足背の筋··············154	第2頸椎··············70
鼠径管(そけい)··············138	第2ニューロン······204, 206
鼠径靭帯(じんたい)··············114	大脳··············166, 168, 170

大脳基底核	170	恥骨結合	104, 114
大脳脚	172, 174	緻密質	48
大脳髄質	170	中腋窩線	14
大脳動脈輪	214	肘関節	98
大脳半球	166	中耳	272
胎盤	41	中手筋	146
大伏在静脈	221	中手骨	45, 92
対立(運動)	11, 310	中手の関節	100
第6胸椎	73	中心後回(知覚)	169
唾液腺	226	中心前回(運動)	169
楕円関節	56	中枢神経系	
多極性ニューロン	158	33, 158, 160, 166, 168, 170,	
多軸性関節	56	172, 174, 176, 178, 180	
大脳皮質	166, 168	中足の関節	120
大脳皮質の機能局在	168	中頭蓋窩	66
多腹筋	125	中脳蓋	174
多列円柱上皮	23	中脳	172, 174
単関節	56	中鼻甲介	238
単球	28	中鼻道	238
単極性ニューロン	158	聴覚	272
短骨	48	聴覚路	184, 199
胆汁	232	蝶形骨	66
男性生殖器	256, 258	長骨	48, 50
男性生殖器系	33	腸骨	102
弾性軟骨	30	腸骨動脈	217
単層円柱上皮	23	蝶番関節	56
単層扁平上皮	23	直線縫合	52
単層立方上皮	23	椎間円板	78, 80
胆囊	232	椎間関節	78, 80
知覚神経	160	椎弓	70
恥骨	102	椎孔	70

椎骨	70, 78		
椎骨傍線	14		
椎前筋群	134		
椎体	70		
痛覚	196		
釘植	52		
底側	12		
手の関節	100		
手の(内在)筋	146		
手の皮神経	191		
手の骨	45, 92		
デルマトーム	195		
伝導路	196, 198, 200, 202, 204		
島	166		
頭蓋冠	58		
頭蓋腔	47		
頭蓋骨	45, 58, 60, 62, 64, 66, 68		
頭蓋泉門	58		
頭関節	84		
橈骨	45, 90, 98		
橈骨神経	190		
橈骨動脈	216		
橈側	12		
頭頂葉	166		
頭方	12		
動脈管	221		
動脈系	214		
特殊感覚	198		
特殊心筋	212		

な

内寛骨筋	148
内耳	272
内旋	8, 309, 311
内側	12
内側足底動脈	217
内側翼突筋	130
内腸骨動脈	217
内転	8, 308, 309, 310, 311
内転筋腱裂孔	217
内転筋管	217
内頭蓋底	66
内反	8, 311
内分泌(器)系	33, 276
内分泌腺	24
軟骨結合	52
軟骨質	46
軟骨性骨発生	50
軟骨組織	30
軟膜	164
肉眼解剖学	8
二軸性関節	56
二次脳胞	163
二重神経支配筋	190
2層性胚盤	36
二頭筋	125
二腹筋	125
乳頭管	250
乳頭線	14
ニューロン	158

尿管	248, 252	発生	34, 36, 38, 40, 41
尿細管	250	発声	240
尿道	248, 252	発生学	8
尿路	248, 252	鼻	238
妊娠期間	36	半羽状筋	125
妊娠月	40	半関節	56
ネフロン	250	反射	200
脳幹	172, 179	反射弓	202
脳室系	162, 165	反射路	202
脳神経核	182	被蓋	174
脳神経	182	皮下組織	266
脳脊髄液	164	鼻腔	60, 68
脳頭蓋	58	腓骨	45, 108, 118
		尾骨	45, 74, 104

は

歯	228	皮質（副腎）	281
肺	33, 238	皮質延髄路	200
胚芽	38	皮質脊髄路	200
肺区域	242	脾静脈	220
胚子	36, 38	皮節	195
胚子期	38	脾臓	222
胚子前期	36	腓側	12
肺循環	210	尾椎	74
肺小葉	238	泌尿器	248
背側	12	泌尿器系	33, 248
排尿	252	皮膚	266
背部の筋	140	腓腹筋	153
肺胞	242	尾方	12
胚葉	38	ヒューター三角	99
白質	180	ヒューター線	99
白血球	28	表情筋	130
		標的器官	276

標的細胞	276
表皮	266
表面筋	130
披裂軟骨	240
不規則骨	48
複関節	56
腹腔	47
副交感神経	204, 207, 212
副甲状腺	280
副腎	281
腹側	12
腹大動脈	214, 217
副鼻腔	68
腹部消化管	230
腹部の筋	138
腹壁	139
腹膜	235
腹膜腔	235
不随意筋	30
付属器（皮膚）	266
付属生殖腺	256, 258, 262
不動性関節	52
ブロードマン野	166
分化	20
分裂	20
平滑筋	30
平衡覚	198, 272
平衡聴覚器	266, 272
平面関節	56
壁側腹膜	235
弁（心臓）	212
辺縁葉	166
辺縁リンパ洞	223
扁平骨	48, 76
膀胱	248, 252
紡錘状筋	125
胞胚	36
母指球筋	146
ホルモン	276

ま

膜	24
末梢神経系	33, 158, 160, 182, 186, 188, 190, 192, 194, 195
ミオシンフィラメント	128
味覚器	266, 272
味覚路	199
密性結合組織	27
脈管系	33
目の神経	185
盲腸	231
網膜	268
門脈	220
門脈系	220

や

輸出リンパ管	223
輸入リンパ管	223
腰神経叢	192
腰椎	72, 80
腰膨大	180

ら

ラセン関節	56
卵円孔(こう)	221
卵割	36
卵管	260
卵子	36
卵巣(らんそう)	260
卵胞	260
隆椎(りゅうつい)	70
輪状軟骨	240
鱗状縫合(りんじょうほうごう)	52
リンパ	28
リンパ液	222
リンパ管	222
リンパ管系	33, 222
リンパ球	28
リンパ性器官	222
リンパ節	222
涙器(るいき)	270
冷覚	196
連結	78, 80, 82, 84, 94, 96, 98, 100, 114, 116, 118, 120
連結様式	52
連合野	168
肋横突関節(ろく)	72
肋硬骨	76
肋椎関節(つい)	82
肋軟骨	76
肋骨	45, 76
肋骨窩(か)	72
肋骨頭関節	72

わ

腕神経叢(そう)	188, 190

- イラスト　HOPBOX
- 編集協力　㈱文研ユニオン
- 編集担当　山路和彦(ナツメ出版企画)

● **参考文献**

『分担解剖学1　総説・骨学・靱帯学・筋学　改訂第11版』(森於菟、金原出版)
『分担解剖学2　脈管学・神経系　改訂第11版』(平沢興、金原出版)
『分担解剖学3　感覚器学・内臓学　改訂第11版』(小川鼎三、金原出版)
『日本人体解剖学　上巻・下巻』(金子丑之助、南山堂)
『図説人体解剖学第1巻　頭部・頚部・上肢　第5版』(岡本道雄監訳、医学書院)
『図説人体解剖学第2巻　胸部・腹部・骨盤部・下肢　第5版』(岡本道雄監訳、医学書院)
『ネッター解剖学アトラス　第4版』(相磯貞和訳、南江堂)
『解剖学講義』(伊藤隆、南山堂)
『医学大辞典　第1版』(伊藤正男・井村裕夫・高久史麿総編集、医学書院)
『ガイトン臨床生理学　第1版第5刷』(早川弘一監訳、医学書院)
『最新カラー組織学』(石村和敬・井上貴央監訳、西村書店)
『コ・メディカルのための解剖学サブノート　改補版』(野首和人、犀書房)
『系統看護学講座　専門基礎分野　解剖生理学　人体の構造と機能[1]　第8版』(坂井建雄ほか、医学書院)
『標準理学療法学・作業療法学第2版』(野村嶬編、医学書院)
『理学療法士・作業療法士・言語聴覚士のための解剖学　第3版』(渡辺正仁監修、廣川書店)
『解剖学　第2版』(社団法人東洋療法学校協会編、河野邦雄・伊藤隆造著、医歯薬出版)
『解剖学　第2版』(社団法人全国柔道整復学校協会監修、岸清・石塚寛編、医歯薬出版)
『筋肉のしくみ・はたらき事典』(左明・山口典孝、西東社)

● 監修者

吉田　篤
よし だ　あつし

1956年生まれ。大阪大学教授(大学院歯学研究科高次脳口腔機能学講座口腔解剖学第二教室)、専門は、解剖学、組織学、神経解剖学、脳科学
1984年広島大学歯学部歯学科卒業、歯科医、1987年広島大学大学院歯学研究科歯学基礎系修了、歯学博士
[学歴]
1987年広島大学助手歯学部、1988年～1989年カナダ政府MRC特別奨励研究員、1991年大阪大学講師歯学部、1994年大阪大学助教授歯学部、2002年大阪大学教授大学院歯学研究科、現在に至る
[加入学会]
歯科基礎医学会、日本解剖学会、Society for Neuroscience(北米神経科学学会)、日本神経科学学会、日本疼痛学会、日本咀嚼学会、日本口腔科学会、日本歯科医学教育学会、日本顎機能学会、全日本鍼灸学会

● 著者

左　明
さ　めい

大阪滋慶学園講師、看護師の解剖生理学、理学療法士・作業療法士・鍼灸師・柔道整復師・スポーツトレーナーの解剖学の講義と実習を担当。

1964年中国出身。1986年中国国立包頭医学院(医科大学)医学部卒業。医学の教育現場にたって9年。1995年留学のため来日。
2000年神戸大学医学研究科社会医学専攻修了、医学博士。2003年～2006年大阪大学大学院歯学研究科受託研究員として在籍、コメディカルの解剖教育に役立つ教育方法を研究。日本解剖学会に所属。著書にはベストセラー本の『筋肉のしくみ・はたらき事典』(西東社)

本書に関するお問い合わせは、書名・発行日・該当ページを明記の上、下記のいずれかの方法にてお送りください。電話でのお問い合わせはお受けしておりません。
・ナツメ社webサイトの問い合わせフォーム
　https://www.natsume.co.jp/contact
・FAX（03-3291-1305）
・郵送（下記、ナツメ出版企画株式会社宛て）
なお、回答までに日にちをいただく場合があります。正誤のお問い合わせ以外の書籍内容に関する解説・個別の相談は行っておりません。あらかじめご了承ください。

ナツメ社Webサイト
https://www.natsume.co.jp
書籍の最新情報（正誤情報を含む）は
ナツメ社Webサイトをご覧ください。

早わかり 解剖学ハンドブック

2011年　2月10日　初版発行
2024年　2月10日　第11刷発行

監修者	吉田　篤	Yoshida Atsushi, 2011
著　者	左　明	©Sa Mei, 2011
発行者	田村正隆	
発行所	株式会社ナツメ社 東京都千代田区神田神保町1-52　ナツメ社ビル１F（〒101-0051） 電話　03(3291)1257（代表）　　FAX　03(3291)5761 振替　00130-1-58661	
制　作	ナツメ出版企画株式会社 東京都千代田区神田神保町1-52　ナツメ社ビル３F（〒101-0051） 電話　03(3295)3921（代表）	
印刷所	ラン印刷社	

ISBN978-4-8163-4978-2　　　　　　　　　　　　　　　　Printed in Japan
〈定価はカバーに表示してあります〉
〈落丁・乱丁本はお取り替えします〉